古代インド仏教と現代脳科学における

心の発見

複雑系理論に基づく先端的意識理論と仏教教義の共通性

浅野孝雄

産業図書

はじめに

仏教の本質について渡辺照宏氏は、「仏教は理屈ではなくて生活である。誤った理屈を矯正するためには理屈も必要であった。道理に迷っている者には道理を説いて聞かせることも必要であった。そこで仏教は教理を用いた。しかし教理のための教理は戯論《けろん》であり、仏教では採らないところである」と述べられている(1)。それは熱心な門徒であった母に、「知者学者救い難し」と言い聞かせられながら育った著者が今も深く肝に銘じているところである。しかし成人後、脳科学者の端くれとして、生きている脳と毎日向かい合ってきた著者は、脳と心がいかなる関係を有するのかという疑問に捉えられた。考える手がかりを得るために関連する科学書や哲学書を読み漁っている内に、この問題が仏教と密接な関係を有していることに気付き、さらに仏教教理が、現代脳科学における独創的な意識理論であるフリーマン理論(2)と、哲学的・心理学的な側面においてよく似ていることを知った。二千年以上も前の古代インドと現代米国における先端的な脳理論が、大きな時空の隔たりにも拘わらずこれ程の共通性を有しているということは、著者にとって実に大きな驚きであった。そのことが一体何を意味するのか考えあぐねている内に偶々出会ったのが、竹村牧男氏の著書『仏教は本当に意味があるのか(3)』

である。

竹村氏は、現代にあって仏教はどのような意味を持ちうるのかという問題意識に基づいて上書を著された。氏によると、仏教の根本原理として言われるものは、無我・空・縁起などの概念であり、それは実体という観念を徹底して否定していく思想として、現代思想を先取りしている。しかし宗教にせよ科学にせよ、実体がないと説明することが、本当に現代人の貪欲や愛着の苦しみの鎮静に役立つのかは疑問である。現代という時代にあっては、およそ仮構の存在が身の回りを囲んでおり、我々は、それらが虚構であることは十分承知して生活している。そうした中で、この世には一切実体的存在はあり得ない、一切は空である、と説いたとしても、我々の苦しみの根源の執著が解け、止むとはあまり思えない。そこで氏は、「このように見てくると、仏教が根本真理として掲げる無我や空や縁起は、現代において極めて有効な思想とは言い難いことになる。仏教という宗教のその権威に頼って、その説くところの真剣な吟味・検討を怠ることは知の怠慢である。我々は仏教をも徹底的に吟味・検討して、新たな時代の思想を展望すべきであろう」、と述べられている。勿論、氏は現代の日本仏教を批判するだけではなく、それに対する答えも用意されているのであるが、それは「自己・人間の主体性」とは何かという人間の生き方に関わることである。

著者を本書の執筆へと駆り立てたのは、実に竹村氏が提起された、「我々は仏教をも徹底的に吟味・検討して、新たな時代の思想を展望すべきであろう」、という問題意識である。仏教教理を吟味・検討するといっても、その論理的整合性の追究や歴史的考証は、すでに学僧や仏教学者らによって徹底的に為されてきたことである。しかし竹村氏が提言されているのは、仏教思想をその内部から批判することではなくて、仏教思想をその外部に存在する現代思想と突き合わせて吟味するということである。現代思想の発展に対して主導的な役割を果たしているのが脳科学であり、その先端的な意識理論がフリーマン理論である。したがってフリーマン理論と仏教思想の類似性・共通性について深く分析することは、少なくとも竹村氏が提起された問題意識に合致していると考えられる。またそれは、現代に生きる我々日本人の心の奥底に潜んでいる東洋的・日本的・仏教的なるものを、現代の思想・科学の場に引きずり出して吟味することともなろう。

かつてフリッチョフ・カプラは、ニューサイエンスの旗印の下、現代量子力学的世界観と仏教、特に華厳宗の一切即一の思想が合致することを主張して、世界的に大きな反響を巻き起こした(4)。しかし彼の立論には、脳と心の関係という最も重要な問題についての考察が欠落している。それは、仏教と科学の両立を認める多くの仏教研究者および科学者についても、共通して言えることである。著者が考えるところ、脳と心の関係を抜きにして仏教と現代思想との関係を論じることは、蝋細工のサンプルを見て料理の良し悪しを判断するようなものである。仏教と突き合わせるべき現代思想は、先ず脳科学でなければならない。現代脳科学と仏教は、ともに巨大な知の体系であるから、それらを比較するためには、それなりの条件を整えなければならない。フリーマン理論とは実験的研究に基づいた脳と心の関係についての科学的認識であり、一方仏教は、徹頭徹尾、心についての内省的認識である。両者に共通するのは、それらが共に、「心」、正確には「現象的な心」を分析の対象としていることである。「心の現象学」という土俵を先ず設定した上で、両者をそこに上らせるためにはどのような準備が必要であろうか?

先ず仏教について言えば、心についての認識に際して、超自然的な存在や非合理的な思考を排除するのがブッダの基本的態度であった。しかし仏教は、中国伝来の前後において大きく変質した。ブッダがバラモン教と訣別したそもそもの理由は、合理的な思考を尊重し、我（アートマン）の存在や死後の生（後生と輪廻）などの非合理的・超自然的観念を否定したことにあるのだから、中国および日本で発展した極楽・浄土信仰は、ブッダの教説とは異なる宗教であると考えなければならない。子供のころ、「諸々の雑行雑修自力の心を振り棄てて一心に阿弥陀如来を頼み参らする、云々」と、毎朝毎晩、正信念仏偈を唱えさせられていた著者にとって、極楽浄土信仰に立脚する日本仏教全般、特に阿弥陀仏の超自然的救済力（本願）を信じ、凡夫における罪の意識を強調する浄土真宗は、むしろキリスト教に近い宗教であると思われる。だからと言ってそれを否定するつもりは毛頭ないのであるが、超自然的存在や非合理的思考を排除する点において現代科学と多少とも共通の基盤を有するのは、古代インドの仏教（原始仏教・アビダルマ・中観派・唯識派）に限定される。中国および日本を含む極東においては、ブッダ本来の思想（原始仏教）を知ることができるパーリ語やサンスクリット語で書かれた原典を入手することができず、初期漢訳仏典のみに基づいて仏教が理解された。そのことから、日本仏教が現在のような形であることを止むを得ないこととして認めてしまう立場もあるが[5]、日本の仏教がブッダ本来の教説とあまりに異なることを厳しく批判する論者も存在する[6]。

次に科学について考えれば、近代以後の自然科学は唯物論的一元論、あるいはデカルト的二元論の桎梏を脱し得なかったために、心をあるがままの姿で認識することができなかった。それは心と脳の関係を古典物理学的・直線的因果関係において規定しようとしたためであり、その限界を超えて両者を循環的因果関係、あるいは関係性において見ようとするフリーマン理論の出現によって、はじめて心と脳を包括的且つ一元的に理解することが可能となったのである。さらにフリーマン理論は、人類の文化・思想を全体的に捉える広汎な哲学的基盤に立脚している。したがって、仏教教理を吟味するためのリフェレンス・基準としての「新たな時代の思想」は、フリーマン理論を措いて他にないと考えられる。ただしフリーマンの上掲書[2]において、情動の重要性は強調されているものの、そのメカニズムについては詳しく述べられていないので、それを補うために、本書の最終章においてはヤーク・パンクセップの情動理論[7]を援用し、唯識・五位百法の全体的理解を目指した。本書でははじめにフリーマン理論の骨子を紹介するが、脳科学におけるその歴史的意義や、それを理解するための基礎知識については、既に拙著『プシューケーの脳科学』[8]や、フリーマンが一般読者向けに著した『脳はいかにして心を創るのか』[2]で述べたので、ご参照いただければ幸いである。

フリーマン理論と仏教教理を同一平面に置いて吟味することは、そのいずれか、あるいは両者を絶対的な真理としてドグマ化する立場においては成し得ない。フリーマンは、「私は不可知論者ですが、その意味は、私は人間の知識の限界を快く認めて、現存する宗教の教条化された信仰のいずれにも頼らないということです」と述べており、自分の学説はあくまでも科学的仮説であるから、今後のさらなる検証と発展を必要としていると考えている。それはフリーマン理論が一つの科学理論である以上当然のことである。では仏教の方はどうであろうか。仏教教理は、少なくともその端緒は一人一人の僧の主観的な思念にあるが、僧団内部での討論において、また経典の編纂・流布においてその真実性が多くの人によって認められた、客観性を有する知的構築物である。長い歴史的検証を経た仏教教理が仏教徒によって神聖不可侵なるドグマとして崇められていることは事実である。しかし「諸行無常」、すなわち現象世界における全存在が常に消滅変化していることを仏教の根本原理としたブッダは、その教理はなんら絶対的なものではなく、人を救済へと導くための「方便（筏）」に過ぎない、というプラグマティックな態度を鮮明にしている。つまり、仏教教義とフリーマン理論は、その方法こそ異なるものの、共に心の構造と働きについての言説――モデル――として構想されたものであるから、両者を互いに照らし合わせてその共通点を探ることは可能であると考えられる。

このように、仏教教義を現代思想の観点から合理的に理解しようとする発想は、日本においては、「空」の観念を「関係性」として理解する中村元氏の『龍樹』[9]、および竹村牧男氏の上掲書[3]などにその萌芽が見られるが、英国の著名な仏教学者であるリチャード・ゴンブリッチは、その著『How Buddhism Began』[10]において、「ブッダは十二支縁起を通じて全ての有情（生き物）が〈ダイナミック・プロセス dynamic processes〉であることを説いた」と明確に述べている。ゴンブリッチは、「ダイナミック・プロセス」とは何かについて詳しく述べていないが、その語は、人間・自然・世界・宇宙を巨大な複雑有機体として捉える現代の統一的世界観（それは哲学的には「プロセスの存在論」である）を、その背景として有している。したがって、脳の働きを複雑系のダイナミズムとして捉えるフリーマン理論に立脚して仏教教義を理解しようとすることは、彼の着想の自然な発展であり、それが仏教思想を現代思想に照らし合わせて吟味するということにほかならないのである。

このような試みは、心の言葉の科学の言葉への翻訳、すなわちブッダの思想の現代思想への体系的な移し換えを意味するが、それが、かつてサンスクリット文字で書かれた経典が中国語に翻訳された時と同じような、あるいはそれよりもさらに困難な問題にぶつかることは当然予期されるところである。しかし人類は、そのような壁を乗り越えながら文化における共通点、すなわちホモ・サピエンスにおける心の同一性を見出し、それを拡大し続けてきた。認知考古学者であるスティーヴン・ミズンは、人類の脳は、その進化の最終段階即ち現生人類において、特化した知能によって生成された思考と知識が心の中を自由に流れることができる「認知的流動性」を獲得したと考えている。(11) 科学が狭隘で固定的な自然観に閉じこもろうとするのでない限り、このような試みを端から不可能と見なすべき理由は存在しない。しかし心脳問題は元々が西欧思想の必然的産物であるから、それを本書において東洋的観点から考察するに当たっては、西欧における議論の最近の動向を無視することはできない。フランスの哲学者ポール・リクールと分子生物学者ジャン＝ポール・シャンジューの対話録である『脳と心』(12) は、近年多数出版されている同種書籍中の白眉であるが、そこに示された彼らの問題意識には著者のそれと共通するところが少なくない。その「訳者あとがき」の一節を引用する。

「シャンジューは本書での対話の狙いを、神経生物学的言説と哲学的言説の間の〈共通の言説〉を築くことに求めている。〈共通の言説〉とはいえ、断層や隔たりを浮き彫りにすることが重視されていることを銘記しなければならないが、この言説は〈第三の言説〉とも云いかえられ、さらにそこに〈かつてスピノザが予感していたもの〉という情報が付されている。これを受けてリクールは、そのためにはまず〈意味論的混淆〉――例えば〈脳が思考する〉といった表現に見られる――を解体しなければならないと指摘するとともに、この解体によって生まれる二つの展望について、〈互いに異質的な、言い換えるなら、一方を他方に還元することも、一方から他方を派生させることもできない〉と言っている。ただ、リクールも、この〈混淆〉がこう言って良ければ〈良き混淆〉である可能性を認めていないわけではなかった。いわく、《心的対象という概念は、二つの言説がそこで一致するような一つの実体を定義しています。スピノザの語彙を使って言いますと、二つの〈相：アスペクト〉のもとに思い描かれた一つの実体があるのです》。さまざまな点で対立するリクールとシャンジューではあるが、少なくともスピノザを重視する点では、立場を同じくしていた」。

この「訳者あとがき」の末尾に、スピノザと同時代の哲学者であるパスカルの『パンセ』から、次の一節が引用されている。

「人間は、彼自身にとって、自然のなかでのもっとも不思議な対象である。なぜなら、人間は身体が何であるかを考えることができない。同様に、精神が何であるかを考えることもできない。そして、身体がいかにして精神と一つに結ばれうるかというようなことは、とうてい理解することができない。そこに彼の困難の頂点がある。しかし、それこそまさに、彼自身の存在である。《いかにして精神が身体と結合されるかを、人間は理解することができない。しかしそれが人間である》（アウグスティヌス『神の国』二一巻一〇章）』。

この「訳者あとがき」が示すように、リクールとシャンジューは、アウグスティヌス、スピノザ、パスカル等に代表される西洋哲学・科学の伝統の延長線上において、「脳と心」について議論している。現代日本においても、まさに彼らと同じ土俵の上で議論が展開されている。しかし、このような西欧の文化的伝統を基にした議論においては、そもそも何らかの結論に到達することが期待されているのであろうか？　アウグスティヌスやパスカルが断言しているように、キリスト教的発想において、脳と心は決して交わることのない平行線である。最初から結論が得られないことが分かっている議論は、単なる「頭の体操」か、あるいはブッダが言うところの「戯論」に過ぎない。著者がこのように考えるのは、東洋には精神と身体を一つのものと見なす思想的伝統が存在するからである。古代インド人は、「いかにして精神が身体と結合されるか」という問題を、宇宙と自己・身体との関係として徹底的に追究した。こうして古代インドにおいて到達された「梵我一如」の思想は、後に東洋で生まれた全ての思想の揺籃となった。西洋人はそれを東洋的神秘思想と呼んできたが、それは本当に非合理的・神秘的な思想なのであろうか？　それを「非合理的」とする理由は、精神と身体の関係についての西欧的（キリスト教的）な見方自体に問題があるためではないのだろうか？

その問題はさておき、中国および日本で発展した仏教が非合理的な要素を多々含んでいることは否定できない。しかし、ブッダ自身の教説、また唯識教理が合理的な心の現象学であることは広く認められている。したがって、ニューロダイナミクスという画期的な脳理論が出現し、それが少なくとも表面的には唯識教義との類似性を有している以上、それがどれほど本質的なものであるのかをさらに深く検討することは、「人間とは何か」という全人類的な問題に対する一つの取り組みであると考えられる。シャンジューの言葉を借りるならば、その目的は「第三の言説」の発見にあると言ってもよいであろう。本書では、このような構想に従って仏教教義とフリーマン理論との照合を進めていくが、この問題は、東西の伝統的文化・思想の対立という何重もの硬くて厚い外皮に包まれている。心などというものは存在しないとする消去的唯物論を振りかざして一刀両断にしてしまえばそれで話は終わりであるが、心というものがともかく存在し、それが人間にとって何よりも重要であるという観点に立つならば、それを見出すためには、我々は玉ねぎの皮を剥くように、東西の思想が入り混じった外皮を一枚ずつ丹念に剥がして行かなければならない。ひょっとすると、この玉ねぎには元々芯など無いのかもしれないが、皮剥き作業をひと通り終えた現在、著者はその芯が存在することを確信している。

二〇世紀初頭、英国の大作家、ラディヤード・キップリングは、東洋と西洋という二人の巨人の邂逅を夢見た。

Oh, East is East, and West is West, and never the twain shall meet,
Till Earth and Sky stand presently at God's gread Judgement Seat;
But there is neither East nor West, Border, nor Breed, nor Birth,
When two strong men stand face to face, though they come from the ends of earth!
あゝ、東は東、西は西、両者が出会うことなし、
大地と空が神の偉大なる審判の席に並ぶまでは。
だが東も西も、国境も人種も生まれもない、
この二人の巨人が地の果てから来たりて向かい合うときは。

ラディヤード・キップリング、『東と西のバラード』

現代世界におけるグローバリゼーションは、科学・経済の領域では苛烈なまでに進行しているが、心の領域では逆に人種・民族・文化間の溝が深まっている。本書は、東西の二人の巨人をして心について語らしめ、彼らの心の共通点を見出そうとするものである。

目次

第1章　フリーマン理論とは何か

A　なぜフリーマン理論でなければならないのか？

本書は、仏教思想を現代思想と突き合わせて吟味することを目的とする。仏教思想と何らかの対応を見出せるような現代思想は極めて限定されるが、それが現代という一つの時代における文化・思想の核心をなすものでなければ、そもそも比較する意味がない。それ以前の時代と比較して、近・現代思想を特徴付けるものは、何と言っても自然科学の発達がもたらした唯物論的世界観・人間観である。現代文明が「物質文明」と言われる所以であるが、それは現在、数々の重要な問題を引き起こしている。物質的な面では自然環境の破壊がその最たるものであるが、精神的な面においても、人間の心・精神の破壊が進行している。

「はじめに」で述べたように、心と物との関係は、およそ人類が哲学的に物事を考え始めて以来、最大の問題であった。デカルトは、心と物とが異なる「実体」であるとする二元論（それはプラトンの霊肉二元論を復活させたものである）によって、心の領域を脳という物の領域から切り離し、温存することに努めたのであるが、脳についての科学的研究が進むにつれて、心の働きが脳における物質的メカニズムに全面的に依存していることが明らかとなってきた。そこから、かつての心身問題は、心脳問題へと呼び名を変え、脳科学・認知科学・心理学・哲学の各領域において懸命の追求が続けられている。

近年における心脳問題に関する議論の推移については多くの成書があり、また著者も前著『プシューケーの脳科学』(8)で自身の見解を述べたのでここでは省略するが、例えばジェグオン・キム(13)が述べているように、物理主義を支持しながら心的因果（端的に言えば、心が脳と身体の働きを支配すること）の存在を立証することがいかに困難な試みであるかということは広く認識されている。問題をさらに複雑にしているのが、「人工知能artificial intelligence: AI」という観念の普及である。コンピュータが極めて有用であり、現代における我々の物質的生活および精神的活動にはかり知れない恩恵を与えていることは言うまでもないが、その力があまりにも巨大であるために、脳は極めて精緻な生物学的コンピュータであり、我々の心も結局のところ、脳というコンピュータの働きにすぎないとする考えが、世界中に広まってしまった。しかしコンピュータは、脳に似た情報処理能力を持っているとしても、あくまでも物・金属・半導体の塊である。したがって、我々の脳がコンピュータと本質的に同じものであるとすれば、我々は心を持たないロボットにすぎない。ロボットに善も悪もない。それは本能、あるいはプログラムによって設定された自己保存本能にしたがって行動するだけである。

このような人間観を、現代に生きる人々のどれほど多くが抱いているであろうか？　特定の宗教を信じているかなり多くの人々を除くほとんどの人が、心の奥底ではそう考えている、あるいはその疑いを払拭しきれないでいるのではないだろうか？　現代科学がそのような人間観（消去的唯物論）を否定する根拠を示し得ていない以上、それは如何ともしがたいことである。しかし、そのような現代文明の状況が、人間の心の荒廃、したがって社会の荒廃を仮借なく進行させていることは事実である。そのような傾向は、仏教の影響力が急速に衰えつつある現代日本において、特に顕著に表れている。

しかし、現代科学にも大きな変化が生じている。古典物理学的な決定論的世界観は、量子力学的な不確定性によって訂正を迫られたが、それはプランク定数が定める極微の世界における出来事である。我々が感覚し得る世界における出来事についての新たな認識は、二〇世紀におけるカオスの数学理論の発展と自然界における様々なカオスの発見によってもたらされた[14-17]。レーザーにおける自己組織化を理論的に発見したドイツの数学・物理学者、ヘルマン・ハーケンは、自然・宇宙の混沌・カオスから秩序・形が生成する原理の探究を「シナジェティクス Synergetics」[18]と名付けた。ベルギーの物理学者、イリヤ・プリゴジンは、画期的な非平衡理論である「散逸構造論」でノーベル賞を受賞した。その理論のエッセンスはプリゴジンとスタンジェールの著書『混沌からの秩序』[19]で知ることができる。このような方向の研究は、現在では「複雑系の科学」と総称されている。複雑系の典型例がカオスやその結合系であるが、人工生命、進化、生態系、免疫系、代謝系、脳神経系、コンピューターの平行処理など多くの主題が複雑系の良い例として研究されている。カオスは自然界において普遍的な現象であるが、その数理科学的概念は極めて難解である。脳の働きにおいてカオスが果たしている役割については、既に津田一郎氏が、『カオス的脳観――脳の新しいモデルをめざして』[20]や、『ダイナミックな脳――カオス的解釈』[21]において、数理科学的な見地から解説されている。また生命システム全般に関しては、金子邦彦氏が、『生命とは何か――複雑系生命論序説』[22]において、「自己組織化 self-organization」という概念[23-25]を中心とする生物学への新しい視点を提示されている。このように、複雑系の科学が現代における先端的な思想であることは明らかであるが、それが意識を整合的・体系的に説明する脳理論として、さらには哲学的見地における人間論としても構築されているのでなければ仏教思想と対比することはできない。しかし幸いなことに、そのような脳理論が、米国の脳科学者であるウォルター・J・フリーマンによって既に提示されている。

〔註1〕自己組織化とシナジェティクス

『岩波哲学・思想辞典』における大澤真幸氏の解説[23]によれば、自己組織化（self-organization）とは、システムが、その状態を規定する自己の構造を自ら選択していることである。自己組織化の能力を持つと見なしうるシステムを、自己組織システムと呼び、それは自律的に生成したり進化したりするシステムである。様々な生命体（細胞、個体等）、人格システム、社会システム等が自己組織システムに属する。自己組織化の概念は、エントロピーの不可逆的増大を予測する熱力学第二法則に矛盾しているように見える、またそれが自己言及のパラドックスをふくまざるを得なくなるという理論上の困難を抱えている。しかし、平衡から遠く隔たったシステムでは、秩序が生成されたとしても、熱力学第二法則に必ずしも矛盾しない。プリゴジンは、非平衡システムはミクロな状態の揺らぎに対して不安定であり、そこでは揺らぎの中から有るものが選択的に増幅され、システムに新たな秩序がもたらされることがあることを示した。この秩序は、「散逸構造 dissipative structure」と呼ばれるが、このような非平衡システムでは、揺らぎの選択的な増幅のような分子間の協働現象が見られる。そのような協働現象の法則性を探究する科学を、ハーケンは「シナジェティクス Synergetics」[23]-[25]と名付けたのである。[18] 一九八〇年代以降、複雑系における秩序生成の原理が諸方面で精力的に探究されている。

ウォルター・J・フリーマンは、ヘルマン・ハーケンのシナジェティクス[18]の意義にいち早く着目してそれを脳研究に応用し、長年の実験的研究に基づいて独創的な意識理論を作り上げた。彼が意識研究を始めたそもそものきっかけは、若い時にトマス・アクィナスの『神学大全』の一部である『人間論』[26]を読み、それに大いに啓発されたことにある。その後彼は、フッサール・ハイデガー・メルロ＝ポンティ等の現象学哲学の文献を読み漁り、それが彼の実験的研究の哲学的土台となった。したがってフリーマン理論は単なる脳理論ではなく、広汎な人間学である。そのことが、著者が仏教思想と対比すべき相手としてフリーマン理論を選んだ最大の理由である。そのようなフリーマン理論の革命的な意義とその豊かさを理解していただくために、彼の学問的経歴を簡潔に紹介したい。

ウォルター・J・フリーマン（Walter J. Freeman III）は、全米各地の一流大学で数学、電気工学、哲学、医学、精神医学などを次々に学んでその全てにおいて優秀な成績を収め、やがてカリフォルニア大学〈UCSF〉バークリー校の生物学講座教授に赴任してから約四〇年間にわたって脳科学の研究と教育に携わってきた万能的天才である。彼の興味が心と脳の関係に向けられたことには、米国における精神外科の先駆者であった父親の影響が大きいと思われるが、彼の学説が単なる科学理論に止まらず、現代思想全体を包含した包括的一元論へと発展したことに、彼の人文科学と自然科学の両分野にわたる広汎な知識が役立っていることは言うまでもない。その専門的な部分に関しては、『Neurodynamics. An Exploration in Mesoscopic Brain Dynamics』[27]の他に、最近に至るまでの多数の論文（その多くはインターネットで読むことができる）がある。また、彼が一般読者向けに著した『脳はいかにして心を創るのか——神経回路網のカオスが生み出す志向性・意味・自由意志』[2]を御参照いただければ幸いである。フリーマンの専門論文は難解な数式に満ちているが、上掲書は、「数式で表現できるものは、言葉でも表現できる」という彼の信念に基づいて著されたものである。

〔註2〕ウォルター・フリーマンの個人的背景

ウォルター・J・フリーマン（Walter J. Freeman）という名前をインターネットで調べると、Walter Jackson Freeman IIとWalter Jackson Freeman IIIの二人が見出される。W. J. Freeman IIは、二〇世紀前半に米国で初めて前頭葉切裁術（ロボトミー　lobotomy）を行った精神科医師である。ロボトミーとはポルトガルの神経科医エガス・モニスが、当時においては治療不能と考えられた激越性うつ病などの患者の精神症状を緩和する目的で始めた手術であり、一九四九年にノーベル医学賞を授与されるなど、暫くの間一世を風靡した。日本でも少数例で実施されたが、それが人格を毀損するという非難が世界的に高まったために急速に衰退し、ほとんど行われることがなくなった。モニスと親交があったW. J. Freeman IIは、米国全土で三千例あまりの同手術を行ったが、その後激しく糾弾され、失意のうちに人生を終えた。しかしロボトミーは、その後精神外科（psychosurgery）へと発展し、そこから海馬・扁桃体・側頭葉が記憶・情動等において重要な役割を果たすことが次々に発見されたことが、現代認知科学の礎となったのである。彼の毀誉褒貶に満ちた人生の記録が最近邦訳されている(28)。その長男が本書で取り上げるWalter Jackson Freeman IIIである。なお、著者が米国留学中に師事したウィリアム・B・スコヴィルによって、重症側頭葉てんかんに対する両側海馬切除術を施行された患者H・Mについて、モントリオール神経科学研究所のB・ミルナーとW・ペンフィールドが行った研究から、海馬が記憶に中心的な役割を果たすことが見出された。そこから現代における認知科学の爆発的な発展が始まったのである。

フリーマン以前の意識理論は、物理的還元主義に縛られていたために、脳からどのようにして心が生じるか、そしてその心が脳内のニューロン活動、すなわち我々の思考・行動を律することが出来るかという問題に関しては否定的な結論に傾かざるを得なかった。現代脳科学のパイオニアであるジョン・C・エクルズは、英国の代表的哲学者であるカール・ポパーとの対談『自我と脳』(29)において、心——精神的なるもの——の存在を最初から否定してしまう考えは「信じ難い」と述べている。しかし彼は、意識を生み出す具体的な脳のメカニズムを想定することが出来ない以上、意識とは、ギルバート・ライルが『心の概念』(30)で言ったように、「脳の中の幽霊」としか表現しようのないものであると述べている。現代において最も有力と見なされているジェラルド・エーデルマンの意識理論[31]-[33]においては、心は複雑系である脳の核心的回路網（ダイナミック・コア）の活動から創発すると説明されている。しかし、そうして創発した心・意識は、己の心の働きを「見る」ことはできるにしても、脳の働きを制御することはできない。エーデルマン理論を含むこれまでの脳科学において、意識とは、周囲を見ることはできるが猿轡を嵌められ手足を縛られた人間のようなものであった。

意識研究におけるこのような閉塞的状況を打ち破ったのがフリーマンである。彼は、プリゴジンの散逸構造論を土台に据えることによって、混沌からの秩序の生成、すなわち自己組織化が脳活動の本質であることを示すことによって、人間が主体性と自由意志を有する存在であることを証明した。それは近現代の科学が陥った決定論という袋小路から人間の心・精神を救い出すことを意味する。

ここで読者の注意を促したいことは、フリーマン理論が、「はじめに」で述べたシャンジューとリクールによる心脳問題についての議論とは全く異なる哲学的・科学的基盤に立脚しているということである。シャンジューらが議論の土台としているスピノザ哲学は、「自然＝神」と見なす汎神論である。スピノザの主著『エチカ』がユークリッド幾何学を模して構成されていることが象徴しているように、その書が主張しているのは人間を含む宇宙の出来事のすべてが、「神の意志」によって予め定められていることであり、それは厳密な決定論である。このようなスピノザ哲学を中心として展開される議論が決定論の枠内に止まっていることは言うまでもない。シャンジューとリクールはそれぞれ、西欧における代表的な脳科学者と哲学者であるだけに、その対話は西欧の過去の文化遺産を引きずったものとならざるを得なかったのであろう。またそれは、現代西欧における知識人の脳と心の関係に関する見解を代表するものでもある。このような現在の状況において、フリーマン理論がどれほど独創的・画期的なものであるかについての説明は多言を要さない。その理論の意義は、まさに現代思想の焦点として議論されなければならないものである。さらに瞠目すべきは、フリーマン理論が、意識を持つ人間の主体性と自由意志を認める点において仏教の根本思想と共鳴するものを持っているということである。

従来、仏教は科学と両立するということがまことしやかに言われてきたが、それは複雑系理論誕生以前の自然科学の本質である物理的還元主義をもってしては心の存在を認め得ないという事実を無視した我田引水的な議論である。心の存在を、それが実際にそうである形において認めることが出来る意識理論は、現在においてはフリーマン理論を措いて他にない。心を「脳の中の幽霊」としか見なし得ない脳理論や、心が脳と身体の働きを律することが出来ないとする脳理論、さらには「心」など存在しないとする脳理論等と仏教を比較することに、一体どのような意味があるというのであろうか。したがって、仏教と比較すべき脳理論は、フリーマン理論でなければならないのである。

B　フリーマン理論の哲学的基盤

フリーマン理論は、二〇世紀における脳科学の発展、物理記号仮説に基づいた人工知能作成の試み、および力学系仮説の勃興を背景として誕生した。その歴史的経緯については既に前著[8]で詳述したので本書では省略し、その哲学的基盤について以下に簡単に説明する。

1　実体の存在論と過程の存在論

従来の脳（認知）科学が立脚する物理記号システム仮説と、フリーマンが立脚する力学系理論との対立は、

表１　実体の存在論と過程の存在論

1. 実体の存在論（間接知覚論）
　世界は恒久不変の要素から構成されていると考える実体の存在論は、パルメニデスに始まり、プラトン－デカルト－ニュートンを経て、物理記号システム仮説を信奉する現代の脳（認知）科学者へと受け継がれてきた。知覚は実体についての心的表象によって世界を構成する。
2. 過程の存在論（直接知覚論）
　変化と時間性のなかにある過程こそが具体的・実在的・普遍的であり、実体の方が抽象的·可能的であるとする過程の存在論は、ヘラクレイトスに始まり、アリストテレス－ライプニッツ－ヘーゲル－ジェームズ－ベルグソン－デューイ－ホワイトヘッド－メルロ＝ポンティ－ギブソンを経て、現代の力学系仮説（ニューロダイナミクス）へと発展した。知覚とは、情報を特定できるように、知覚系を環境に最適化させてゆく行為であり、そこに心的表象は介在しない。

哲学史的に見れば認識論と存在論との、また直接知覚論と間接知覚論との歴史的対立の延長線上にある。ジェームズ・ギブソンの生態学的心理学[34]を科学哲学史的観点から詳細に考察したトマス・J・ロンバード[35]は、知覚論（認識論）をプラトン的間接知覚論とアリストテレス的直接知覚論に二分した上で、前者は「実体の存在論」に、後者は「過程の存在論」に、それぞれ対応するとした（表1）。

　ロンバードは、それぞれ長い歴史を持つ直接知覚論を過程の存在論に、また間接知覚論を実体の存在論に結び付けることによって、錯綜した議論の流れをすっきりと整理した。実体の存在論は、世界は不変の要素から構成されていると考えるのに対して、過程の存在論は、変化と時間性のなかに普遍性を見出す。「存在」するものが「実体」であるか「過程」であるかによって、それを対象とする知覚のあり方が根本的に異なってくることは自明の理である。ここには示されていないが、ヘラクレイトスと同時代のブッダの教説は過程の存在論であり、したがってその知覚論は、フリーマン理論と同様な直接知覚論である。ロンバードによれば、ガリレイやデカルト以降の近代科学は、二元論的で実体論的なプラトン的伝統を継承しており、物理記号システム仮説もその揺籃のなかで生まれ育ったものである。一方、ギブソンは、アリストテレスに始まる力動的な相互依存関係と生成過程としての自然を重視する過程の存在論を受け継いでいる。その生態学的心理学は、コンピュータにせよ脳にせよ、「表象」なるものの存在を認めない反表象主義的直接知覚論である。力学系仮説に立脚するフリーマン理論は、反表象主義・直接知覚論・過程の存在論という三つの特性を兼ね備えている。

2 「世界内存在」としての「意味」

フリーマンの研究は、知覚の最初のプロセスである感覚器官、特に嗅球と脳との相互作用を実験的研究の対象として選んだことに始まった。まさにそのことが、従来の知覚生理学の基盤であった物理記号システム仮説を直接知覚論へと転回し、しかもそれを、複雑系理論を用いて説明することを可能ならしめたのである。端的に言えば、エーデルマン説では、知覚と認知はダイナミックコアにおいて初めて生じるのであるが、フリーマン説では、末梢感覚器官と大脳辺縁系との相互作用において形成される局所的アトラクターのなかに、その刺激についての過去の全ての経験、現在の身体の状態、および自らの志向性が織り込まれる。最初に志向性が大脳辺縁系から発出し、それが脳の全領域にわたる神経回路を駆動して形成する大域的アトラクターが、すなわち心である。

ジェームズ・ギブソンと同様に、フリーマンは知覚・認知とは外界対象を「表象」として再構成することではなく、個体にとっての「意味」を検出するプロセスであると考えている。[2] 先に、ニューラル・ネットワークの働きに関する物理記号仮説に基づいた計算論と力学系理論との対立について述べたが、フリーマンは、脳は知覚の始まりにおいてすでに「世界内存在」として働くことを示すことによって、脳の働きを物理記号仮説によって説明しようとする企てを打ち砕いた。バークリー校の哲学教授であるヒューバート・ドレイファス[38]は、フリーマン理論を高く評価して、次のように述べている。

「メルロ＝ポンティとフリーマンの助けを借りることによって、現在開発が進められているハイデガー的と称されるコンピュータの何がいけないのかを明らかにし、それをよりハイデガー的なものにすることができると結論することが望ましいに違いない。しかし、そこには大きな問題が残されている。我々がいかにして直接的に意味を掴み取り、〈外界の対象と自分との〉関連性に対する感受性を向上させるかについてのメルロ＝ポンティやフリーマンの説明は、意味を有するものに対して我々が反応するという事実に依存しているが、そこでの〈意味〉とは、我々の個人的且つ文化的な自己認識は言うに及ばず、我々のニーズ、身体の大きさ、動き方等々のすべてをひっくるめた全体にとっての〈意味〉なのである。環境が提示している意味に対する脳のモデルの反応性を、まさに人間がそうであるようなものにすることができない限り、世界の中に埋め込まれ、世界を体現するようなハイデガー的人工知能を開発しようとする企ては宙に浮くしかない」。

〔註3〕「意味」と「解釈」

フリーマンの「意味 meaning」という語の内容と哲学的背景は、津田一郎氏が、『カオス的脳観――脳の新しいモデルをめざして』[20]において、認知活動における「解釈」の重要性について述べられている次の言葉と重なり合う。「ディルタイ、ハイデガー、ガダマーらが完成した近代の解釈学（Hermeneutics）の特徴は、人間の存在を歴史的である状況に投げ込まれた行為者であると捉えている点にある。つまり、歴史的存在であると言うのが人間存在の本質であるとする。歴史的であるからには、認知的行為が完結することはなく、形式化されることもない。さらには、〈外の世界に客観的に存在する物理的実体を認知する主観者である私〉という主観・客観に関する二分法的概念も否定される。すべての知覚は解釈の中で行われ、したがって主観的解釈なるものは存在しない。すべからく日常的に行われている我々の認知活動は、解釈以外の何物でもない。また、我々の日常の認知活動においてその根拠を与えている仮定をすべて明示的に示すことはできない。このような考えは、後期のヴィトゲンシュタインの哲学にも現れる。いわゆる《語られざるもの》の存在である」。つまりフリーマンの「意味」という語は、ハイデガーの「世界内存在」という概念を踏まえており、その内容は津田氏が「解釈」として述べておられることと一致する。[37][38]ただし、「解釈学」という場合は、テクストについての先行的理解や解釈学的循環を含んでいるので、フリーマンの「意味」という語は、認知の内容がテクストとして表出される以前の心の状態（認知内容）を指すものとして理解すべきであろう。

3　志向性

フリーマン理論において「意味 meaning」と等しい重要性を持つのが「志向性 intentionality」という概念である。それはトマス・アクィナスが『人間論』[26]で最初に用いた語であり、すべての生命体に共通する基本的な特性を意味する。その語は、近・現代の現象学において復活したが、純粋意識を探究の対象としたフッサールは、常に「何ものかについての意識 Bewußtsein von etwas」であるという意識の基本性格を「志向性」と呼んだ。一方、現代米国の哲学者であるジョン・サールは、「意識」そのものがミステリーであるという理由から、「志向性」という概念から意識を取り除き、それをあるシンボルとそれが指示するものとの関係を意味する「～について性：aboutness」という新たな概念へと改めた。[39]それは、動物の行動についての研究対象をその外側から観察し得る活動に限定した行動心理学と同様に、意識という不可知の働きを組み入れることなしに、人間の行動を説明しようとするものであった。しかしフリーマンは、この「～について性」という心的活動が意識の存在を暗に要請していること、またそのような心の働きは百科事典の項目を次から次へと辿るようなことであって、言語的な知識は増えるとしても世界の具体的な姿を知ることはできないという理由から、それを

「anemic な（血の通っていない）」概念と呼んでいる。我々の日常活動は明らかに志向的であり意味を有しているが、それらのほとんどが明晰に意識することなく行われていることも事実である。そこでフリーマンは、「志向性」を、我々が意識的あるいは無意識的に、方向性を持って「〜に向かうこと」と解釈した。

フリーマンは、青年時代に読んだトマス・アクィナス、メルロ＝ポンティ、またハイデガーなどの著作が、彼の生涯にわたる科学的研究の方向性を決定したと述懐しているが、彼がこれらの哲学者から学び取り、己の意識理論の中心に据えたのが「志向性」という概念である。[40] そこには、自然の中のあらゆる力は意志であり、身体と意志とは一体であると説いたショーペンハウアー[41]、機械論的世界解釈を否定し、「権力への意志」が生み出す内面的衝動がすべての運動・現象・法則の源泉であるとしたニーチェ[42]、概念によって把握し得ない不断の創造的活動である「生への衝動」（エラン・ヴィタール élan vital）を説いたアンリ・ベルグソン[43]、さらに人間が「世界内存在 In-der-Welt-Sein」であるとしたハイデガー[37][38]らの影響も認めることができる。しかしフリーマン理論は、それが現代科学に立脚し徹頭徹尾生物学的である点において、これらの哲学とは一線を画している。彼にとって、「志向性」とは「生きている脳」の基本的特性にほかならない。

『脳はいかにして心を創るのか』の前に出版された『Societies of Brains. A Study in The Neuroscience of Love and Hate』[44] において、フリーマンは「志向性 intentionality」を次のように定義している。

「私が言うところの志向性とは、統一性（unity）、全体性（wholeness）、および意図（intent）の三者から成るものである。ここで「intent」とは、「the tension of taking in by stretching forth：（体を）差し伸ばして（体内に）取りこむ（take in）際に生じる力（tension 張力）」を意味する。志向的構造とは、目的を持った行動によってこれらの性質を実現する能力を有するところの生きている脳を意味する。統一性とは、自己がそれ自身を非自己から区別することによって生じる統合的な状態である。この性質は細菌、ニューロン、および多細胞生物における免疫システムが共有するものである。全体性とは自己が最終的には死に至るまで自己を成熟型へと段階的に実現していく、境界付けられたプロセスである。それは植物、動物、脳、および身体の治癒過程が共通して有するものである。意図とは、自己が非自己の様相に合致（conform）するように自らを変容（modify）させようとする際に生じる関係を意味する。適切に理解された場合、脳のみがこれら三つの性質の全てを有する。」（カッコ内の語句は著者が追加）。

〔註4〕「意図 intent」

「intent」という語についての「the tension of taking in：取り込む時の力（張力）」という説明はやや場違いな印象を受けるが、それは彼が生物の志向性の原型として、外界の何かを内部に取り込もうとする細胞の作用（例えばアメーバの食作用）をイメージしていることによるのかも知れない。このような細胞膜の作用においてはインテグリンという膜蛋白が主要な役割を果たし、それが細胞内の様々な機構とともに非線形力学系を構成していることは、ハーバード大学生物学教授のドナルド・イングバールが夙に強調しているところである。(45)

つまりフリーマンは、神経系と脳という器官の誕生と進化は、すべての生物が有する根源的性質である「志向性」に基因すると考えている。したがって、それが「意識」を持つようになったのは生物の進化の歴史においてはごく最近の出来事にすぎない。そのことから、フリーマンは意識の発生についての説明を自説の最終段階まで留保している。どんな脳にせよ、志向性がその原始的な部分である大脳辺縁系から発出することは、既にポール・マクリーン(46)を始めとする多くの研究者による膨大な研究によって確立されている。それは既に述べたように、意識に上る前、換言すれば意識下において既に発現されている脳の働きである。脳が新たに発達させた大脳皮質は、環境における出来事を精細に分析し、それを志向性と比較することによってその「意味」を確定し、それに基づいて目標を持った行動のプランを立ててから実行に移す。行動の結果は再び知覚を経て脳に再入力され、新たな行動を生み出す。このような心の働きは、既にアリストテレスが「能動的理性」という言葉で言い表していたものであるが、それをメルロ＝ポンティは「志向性の弧 arc intentionel：〈指向弓〉とも訳される）」と名付け[47]、フリーマンは自らが見出した脳の働きに即して、「行動―知覚サイクル action-perception cycle」と呼んだ。つまりそれは、メルロ＝ポンティの「志向性の弧」という哲学的概念の脳科学的表現である。

〔註５〕「志向性の孤」と「指向弓」

メルロ＝ポンティ『知覚の現象学』[47]における「arc intentionel」という語を、竹内芳郎・小木貞孝氏は「指向弓」と訳されているが、本書ではフリーマンの考えに従って、「志向性の孤」という語を用いることとする。

この「行動―知覚サイクル」は、志向性に基づく環境への個体の働きかけ（行動）が最初にあって、それが知覚と認知を経て、具体的な目標を持つ一連の行動が生み出されるまでの過程を意味する。フリーマンは、そこに参加する全てのニューロンが、ドナルド・ヘッブが言うところのアセンブリ（生得的あるいは後天的に増強されたシナプスで結ばれたニューロンの連合体[48]）を形成し、また無数のアセンブリの間で、エーデルマンが言うような「神経細胞群選択説 Theory of Neural Group Selection」が成立することを認めている。

〔註６〕エーデルマンの神経細胞群選択説

エーデルマンの「神経細胞群選択説 Theory of Neural Group Selection」[49]とは、無数のアセンブリが次の三つのプロセスによって淘汰選択されるとする学説である。

•発生選択（developmental selection）：胎児脳の解剖学的構造が一応の段階に達するまでの間、脳の各領域において発育しつつある何百万というニューロンの結合パターンに多様な後生的変化が生じる。この変化は、胚あるいは胎児の段階では、「同期して発火したニューロン同士が結合する」という原則に基づいて、シナプスのレベルで生じる。

•経験選択（experiential selection）：発生選択の最初の時期に重なるが、脳の主要な構造が出来上がった後には、個体の行動に伴って環境からの入力が変化する。そのためにシナプス結合強度の多彩な変化が生じるが、それは脳幹モノアミン・ニューロン群が形成する「価値系（報酬・動機付け）」によって修飾される。

•再入力（reentry）：発生途上で、脳の局所において、また遠く離れた領域を結んで双方向的線維連絡が生じることにより、異なった機能を有する局所領域（脳地図上の各領域）の間での信号のやり取りが可能となる。

しかし脳は、これら無数のアセンブリを、その時その時の状況に合わせてどのように選択し、またそれらをどのように組み合わせて新たな行動を組み立てるのであろうか？　そしてそれは、どのようにして「意味」を生み出すのであろうか？　従来の大脳生理学では、それをアセンブリ間の結合（binding）とか、同期発射とかの概念で説明しようとしてきたが、その試みが成功しているとは言い難い。無数のアセンブリにおいて、偶然に発生した結合が新たな行動として表出されてより大きな成果を生んだ場合に、それが新たなアセンブリとして確立されるということもあり得るが、それは比較的小さな脳、あるいは原始的な神経系しか持たない動物の環境緊縛性を説明できるにしても、より大きな脳を持つ霊長類、特にヒトの自由度に富んだ行動を説明するには、いかにも不十分である。

４　大脳皮質ニューロンの階層化と集団的活動におけるアトラクターの形成

フリーマンは、無数のアセンブリの活動を、個々のニューロン発射の連鎖である物理記号列としてではなく、メゾスコピックな領域におけるニューロン発射全体が形成する状態空間として一まとめに捉えた。それは、例えばある気体の状態を一つ一つの分子の動きとしてではなく、その体積（V）と圧力（p）の関数として捉えるような熱力学的・統計力学的な発想であり、複雑系理論を適用する上で不可欠なステップである。フリーマンは、大脳皮質におけるニューロン集合体が〈入力層―介在ニューロン層―出力層〉という三層に分かれ、各層のニューロンがそれぞれ異なる活動パターンを有していることから、ニューロン活動がミクロ／メゾ／マクロ―スコピックという三つのレベルに階層化していると考えた。ミクロスコピックとは個々のニューロン単位であるミクロン（μ）を、メゾスコピックとは数百―数万のニューロン集団、すなわちミリメートル（㎜）を、マクロスコピックとは多数のニューロン集団、すなわちセンチメートル（㎝）を夫々単位とする空間を意味する。力学系（散逸系）理論によれば、ミクロスコピックなレベルにおけるニューロンの活動が、メゾスコピックなレベルにおける神経活動のカオスとその自己組織化を経てアトラクター（「振幅変調パターン amplitude modulation pattern」と呼ばれる）を形成する。

〔註７〕振幅変調パターン（amplitude modulation pattern）とは何か？

嗅球（olfactory bulb）は、脳底部の旧哺乳類脳の一部が鼻腔上方に突出して形成する球状の構造物である。鼻腔の嗅上皮に到達したにおい分子が、末梢受容細胞である嗅細胞の受容タンパクと結合して発生させたインパルスは、嗅神経を通って第一次中枢である嗅球へと達する。嗅球からの求心性線維は外側嗅索を形成し、いくつかの皮質核を経由して第二次中枢である前梨状葉に終わる。前梨状葉は、内嗅皮質・扁桃体・海馬体に直結している。嗅球は独自の脳波活動を有し、それは匂い刺激のみならず、睡眠・覚醒・注意・情動・経験などの個体の状態変化に伴って、異なる周波数帯域の間を遷移する。

嗅球では外部介在ニューロン（PG）と、投射ニューロン（M）と、内部介在ニューロン（G）が、嗅球表面に平行に三層を成して配列している。PGは、Mに対して賦活的に作用し、ニューロン集団の背景活動に必要な興奮性バイアスを与える。一方GはMを抑制し、負のフィードバックによって嗅球脳波として表れる振動を作り出す。前梨状皮質に存在する投射ニューロン（E）と介在ニューロン（I）との間の負のフィードバックも振動を作り出すが、内部的なフィードバック・ゲインが異なるために、嗅球とは異なる周波数を有する。嗅覚システムにおいてPG⇅M、M⇅G、およびE⇅Iが夫々生み出す脳波活動は、嗅球から前梨状皮質への出力路（外側嗅索）およびそれと逆方向の入力路（内側嗅索）を介して循環的に相互作用する。これら三つの部分において発生する脳波活動は、周波数においては一致しないが、かといって互いを無視することもできない関係にあるので、男女といずれかの愛人の三人同居（ménage à trois）におけるようなカオスが生成される。このカオスから、嗅球におけるニューロン集団活動の位相遷移（後に述べる「カオス的遍歴」）による脳波活動の変化が生じる。換言すれば、このカオスが、ヒト・動物における全ての意識活動の源泉なのである。

フリーマンは、ウサギ嗅球表面に8×8列の電極を埋め込み、生きている無麻酔状態のウサギの嗅球表面の脳波活動を連続的に記録した。この64の脳波記録は、吸気ごとにバーストと呼ばれる、短い持続を有する20～100 Hz以上のガンマ帯域の脳波活動を示す。それはどこでも同じカオス的な波形を有するが、その振幅(amplitude)は、電極ごとに異なっている。64個の電極における脳波の振幅を三次元的に表示し、同じ振幅を有するチャンネルを線で結んだ等高線は、刺激ごとに異なるパターンを示す。フリーマンは、このパターンを「振幅修飾パターンamplitude modulation pattern」と名付け、それが刺激の種類、動物の状態、経験、学習等によってどのように変化するかを詳しく解析した。一言で言うならば、振幅修飾パターンとは、嗅球ニューロン集団において自発的に発生するカオスから自己組織的に形成するアトラクターを、嗅球表面における脳波活動として捉えたものである。つまり、におい刺激に対する個体の注意（後述するプリアフェレンス）が引き起こす嗅球ニューロン集団活動の位相空間の遷移によってバーストが生じるが、知覚の詳しい内容は、嗅球内の部位によって異なる振幅を有するガンマ波の空間的パターンとして脳高次中枢に伝達される。換言すれば、バーストにおけるガンマ波は、無線通信におけるラジオ波における振幅変調を用いた搬送波と同じ役割を果たしている。それは嗅球内部における三次元的な拡がりを有しているので、厖大且つ複雑な情報を一挙に中枢に伝達することができるのである。振幅変調パターンの形成は、におい刺激が引き起こす受動的なプロセスではなく、個体の状態や志向性が主導する能動的なプロセスである。

このような嗅球システムの活動は、ニューロン集団のメゾスコピックなレベルにおける活動を典型的に示すものであり、それは他のすべての知覚システム、およびそれらと直結している海馬に共通することが確かめられている。つまり知覚・認知とは、外界の事物の脳内への受動的な反映ではなく、個体がニューロン集団の自律的な活動を基にして能動的に創り出すものである。なお嗅覚システムで形成された局所的アトラクター（振幅修飾パターン）は、後に述べる「志向性の孤」を介して最終的に大脳皮質に伝達され、そこで両側大脳半球の全領域を巻き込んだ大域的アトラクター（global attractor）を形成する。それが意識において認知される知覚内容（現象的な心の内容）であり、それは志向性、知覚内容の意味、情動、記憶、判断、行動の全てを含んでいる。PET、SPECT、MEG等で示される脳画像は、基本的には、大脳皮質が全体として形成する大域的アトラクターの活動を、局所における血流・代謝・脳波などの分布パターンとして捉えたものである。

こうして脳各所で形成されたアトラクターがメゾ／マクロスコピックなレベルにおいて双方向的に作用する

ことによって、大脳皮質と皮質下諸構造を全て巻き込んだ大域的アトラクター（global attractor）が形成される。メゾ／マクロスコピックなレベルにおけるニューロンの集団的活動の「状態空間」が偏移していく軌道が大域的アトラクターであるが、「アトラクター」という聞きなれない語について、ここで若干の説明を加えておく。

アトラクターとは、位相空間の部分集合を意味する力学系理論の用語である。それは基礎科学領域においてすでに確立された数学的概念であり、ポイント・アトラクター、リミットサイクル・アトラクター、ストレンジ・アトラクターなどの存在が知られている。現在のところ、アトラクターという概念が脳科学や進化心理学領域において十分に理解され応用されているとは言えず、その語を人文科学系の文献で目にすることはほとんどない。しかし、英国の著名な進化心理学者であるニコラス・ハンフリーは、近著『ソウルダスト――〈意識〉という魅惑の幻想』(50)において、ヒトの思考・想念はすべて脳において形成される幻想であると述べている。この「幻想」を彼は「イプサンドラム」（「自己」を表すラテン語の「ipse」と、「難問」を表す「conundrum」という英単語からの造語）と呼んでいるが、それが「ニューロン活動のアトラクター状態である」と明確に述べていることは、複雑系理論が人文科学領域においても市民権を得つつあることを示している。

フリーマン理論によれば、脳のメゾスコピックなレベル（嗅球や皮質円柱のような、大脳皮質の比較的小さな機能的単位）において形成される脳波活動の振幅修飾パターンが局所的アトラクターであり、それらがグローバル・ワークスペースを介して相互作用することによって、皮質全領域にまたがる大域的アトラクター（global attractor）が形成される。大域的アトラクターは、辺縁系から発出する志向性が存在する時にのみ形成され（その理由は後に述べる）、その過程において生じる心の内容である。心的言語を用いて表現するならば、それが脳内で形成された「意味」なのである。では、こうして「意味」として形成された「心＝大域的アトラクター」

は、脳の働きを制御するような力を持っているのであろうか？　より具体的に言えば、それは志向性に基づいて設定されたゴールへと、ニューロン集団の活動を協調的に向かわせることができるのであろうか？　フリーマンは、ヘルマン・ハーケンの「隷属化原理 enslaving principle」に基づいて、それが理論的に可能であるとし、またそれが脳内で実際に生じていることを示した。

「隷属化原理」とは、物理学者のヘルマン・ハーケンがレーザー光の研究において発見した、自己秩序化（自己組織化）に関わる一つの原理である。[18]レーザー光源は、光がガラス管に沿って往復して管内に長くとどめるために、ガラス管の両端に二枚の鏡を有している。ガラス管内に電流を通して内部の原子を発光させると、様々な波長の光が放射されるが、鏡の存在によって、キャビティの長さの整数分の一の波長を持つ光は共振し定常波を形成することで誘導放出による光の増幅が増大されるために、光のエネルギーが、ある特定のリズムを持つ波にすべて注ぎ込まれる。見方を変えると、原子の集団中にそのようなリズムを持つ光が入射すると、原子内の原子内の電子をより高いエネルギーにポンピングし強制的に一定のリズムで動かす。このようにして管内の光の波に秩序が生じ、それが全体の支配者の役割を果たすことになる。この現象をハーケンは「隷属化原理 enslaving principle」と名付け、それを「生物と無生物をつなぐかけ橋」と見なしている。その秩序状態は、生物におけると同様に外部からのエネルギー注入をうけて自ら作り出したものである。ガラス管内のポンピングの強さ（「制御パラメタ」に該当する）を高めてゆくと、ある値をほんの少し越した時、突然普通の光からレーザーへのドラマチックな転換――相転移（分岐）――が起こる。このレーザー発光を保つためには、媒質のポンピングを通してエネルギーを常に補給しなければならない。つまりレーザーは、イリヤ・プリゴジンが「散逸系」として一般化した系の一つの具体的な例である。

さて、脳の神経回路の働きとレーザー発光は、一見全く異なる現象であるが、それらの間には一体どのような関係が存在するのだろうか？　神経回路網内部におけるパルス伝達では、ある皮質ニューロンから発射されたパルスがそれと対をなす他のニューロンの発射を引き起こし、それが元のニューロンに戻ってくる。それは、ガラス管の内部で光が鏡によって反射することによって相互に強化し合い、ついに全ての光が同期するというレーザー発光のメカニズムと類似している。大脳皮質に層状に存在する無数のニューロン間のパルスのやり取りは、両端に鏡を有する管において、様々な波長を有する光の波が反射を繰り返しながら相互作用するのと同じようなプロセスである。さらに、レーザー発光管がポンピングエネルギーを光として放散するのと同様に、脳の神経回路は血流からエネルギーを得て、その一部をパルスの発生と情報処理に用い、その際発生する熱を、血流や脳脊髄液を介して外部に排出する。すなわち脳は、レーザー発光システムと同様な散逸系であるが、それよりもはるかに複雑で高度に組織化された系である。このようにして、散逸系である脳の神経回路におけるニューロン発射は、レーザー光の発生と同様にアトラクターを形成し、従って隷属化という原理に従うのである。現在では、隷属化原理は自己組織化の一種であると認識されている[21][22]。

大脳皮質におけるニューロンの活動状態を変化させるパラメタ（分岐パラメタ、あるいは秩序パラメタ）は多数存在するが、その内最も強力なのは、シナプスのパルス伝達特性を顕著に変化させるモノアミン・ニューロン系、ニューロンの活動状態を集団的に高めるアセチルコリン、さらにオキシトシンのような脳内で産生される生理活性物質の作用である。これらのニューロンの活動が、大脳皮質ニューロンの活動を集団的に修飾することが、志向性の重要な生理学的側面であって、それによって大域的アトラクターの形成が促進されるのである。つまり「志向性」とは、力学系理論の用語を用いて表現すれば、脳という複雑系の働きを全体的に規定する「制御パラメタ」である。発生学的に最も古い部分である脳幹に存在するモノアミン・ニューロンは、辺縁系と協同して、本能に代表される様々な志向性を生み出す。この志向性の発現には、視床下部・脳幹に存在する情動システムの働きが不可欠であるが、そのことについては、パンクセップの情動神経科学[7]と絡めて後に解説する。

〔註８〕モノアミンニューロン・グリア細胞・脳内微小血管

志向性を大脳皮質ニューロンに伝達するモノアミン・ニューロンは、シナプスの伝達特性を変化させるだけでなく、グリア細胞（主にアストロサイト）を介して、エネルギー補給と物質代謝をつかさどる脳血流を局所的に変化させる。脳幹・視床下部・辺縁系から豊富な神経支配を受ける前脳基底核（マイネルト核）に存在するアセチルコリン・ニューロンは、その分枝を大脳皮質の広い領域に送っており、脳内微小血管の拡張を介して局所脳血流量を増加させることにより、その領域のニューロン活動を活発化させる。さらにアストロサイトは、シナプスの伝達特性のみならず、その破壊と新生にも大きな影響を及ぼすことが最近明らかとなった。つまり、複雑系としての脳を構成する最も基本的な単位は、従来考えられていたように、ニューロンとシナプスのみではなく、それにグリア細胞と脳微小血管を合わせたものであり、それを「トリパータイト・シナプス tripartite synapse」と呼ぶ[51]。グリア細胞の働きを加味してニューロン回路の働きを解析することが脳の働きの解明に不可欠であることは既に広く認識されており、精力的な研究が展開されている[52]-[55]。前著『脳科学のコスモロジー――幹細胞・ニューロン・グリア』[56]にその概要を記したので、興味のある方はご参照いただければ幸いである。グリア細胞はニューロンと違って活動電位を発射せず、その作用は専ら化学的・力学的機序に依存している。この方面の研究が進展すれば、脳の働きを理解するためには物理記号仮説と力学系仮説の両方が必要であるというヴァン・ゲルダーの推論[57]の正しさが証明されるかもしれない。しかしフリーマンは、このような最近のグリア学の発展に興味を抱いてはいるものの、それを己の学説に取り込むには至っていない。したがって本書では、彼がこれまでに組み上げたニューロン集団の働きを中心とする学説に焦点を絞って解説する。

こうしてフリーマンは、脳幹部と辺縁系からモノアミン・ニューロン（およびその他の上行性神経径路）を介して大脳に伝達される「志向性」に基づいて、大脳全域にわたる大域的アトラクターである「心」が形成され、それが個々のニューロン活動を全体的にある方向へと導くという作業仮説を打ち立てた。従来の意識理論は、結局のところ認知主義、すなわち物理記号仮説と計算主義に立脚したものであり、それが「コンピュータは意識を持つか？」という、見当違いな問題意識を生み出したのである。それに対してフリーマンは、心・精神活動とは生物の最も基本的な性質である「志向性」が生み出すものであると考えている。志向性は、大脳のダイナミックコアではなく、脳幹・視床下部・辺縁系という、発生学的に最も古い脳領域から発現する。またカオス理論（力学系仮説）を適用することによって解明された知覚のメカニズムは、人間が徹頭徹尾、「世界内存在」であることを示している。先に述べた西洋哲学の流れに即して表現するならば、エーデルマン理論を含む過去の意識理論はプラトン的（実体の存在論的）であり、複雑系理論に基づいたフリーマン理論はアリストテレス的（過程の存在論的）である。

C　フリーマン理論とは何か？

1　フリーマン理論の構成

フリーマンがその研究を通じて解明しようとしている問題は、次の二つに集約することができる。

(i)脳活動のパターンはどのようにして外的対象へと志向的に向けられ、学習による意味の創造と同化を生じさせるのか？

(ii)ニューロン集団の特性に基づいて、どのようにしてパターンが生じ、それがどのようにしてミクロスコピックな運動ニューロンの発火を協調させ、世界に対する行動へと導くのか？

このような問題意識に基づいてなされる探究を、彼は「志向性の生物学」と呼んでいるが、そこで中心的な役割を果たすのが、辺縁系を構成するニューロン集団である。エーデルマン理論では、認知において中心的役割を果たすのは大脳皮質と視床が構成するダイナミックコアであるが、フリーマン学説において認知を成り立たせる生物学的基盤は、時空間における行動の中心的構築者である辺縁系（The limbic system）である。

フリーマンはニューロン集団における志向性のダイナミクスを、一〇の構成ブロックに分けて段階的に解説している。それぞれのブロックはカオス理論の用語を用いて表現されているために難解であり、それらを理解するためには神経解剖学、神経生理学のみならず複雑系理論についての基礎知識が不可欠である。これらの概念についての説明は前著『脳はいかにして心を創るのか』[2]で述べたので本書では省略する。本書の目的である仏教思想との比較のためには、「志向性の弧、即ち行動―知覚サイクル」についての概念的理解が不可欠であるが、それは生理学的メカニズムについての詳細な知識がなくても得ることができる。しかし、志向性の弧の概念をより正確に把握するために、第9および第10ブロックについては、節を改めて説明する。

- **第1ブロック**：興奮性ニューロン集団の、活動度ゼロの点アトラクター（不動点）から定常的活動を有する点アトラクターへの、正のフィードバックによる状態遷移。
- **第2ブロック**：興奮性および抑制性ニューロン集団における、負のフィードバックによる振動（oscillation）の発生。
- **第3ブロック**：興奮性・抑制性皮質ニューロン混合集団の定常的振動を調節する、点アトラクターからリミットサイクル・アトラクターへの状態遷移。
- **第4ブロック**：興奮性・抑制性皮質ニューロンの3、またはそれ以上の数の混合集団間におけるネガティブ／ポジティブ・フィードバックの複合による、背景活動としてのカオスの生成。

- **第5ブロック**：波の局所的な高さが形成する振幅修飾（amplitude modulation）の空間的パターンを伝達する樹状突起のカオス的な活動が生み出す波の拡がり。
- **第6ブロック**：混合ニューロン集団への入力によって駆動される非線形的フィードバック・ゲイン（nonlinear feedback gain）の増加。その結果として、知覚の第1段階である振幅修飾パターンが構成される。
- **第7ブロック**：神経活動の振幅修飾パターンが有する意味の身体への埋め込み。それは学習によって変化するシナプス相互作用によって形成される。
- **第8ブロック**：感覚ニューロンの発散・収束的な皮質投射によって起こるミクロスコピックな感覚依存性活動の減弱化とメゾスコピックな振幅修飾パターンの強化が独我論的な孤立を作り出す基盤となる。
- **第9ブロック**：プリアフェレンス（preafference）における随伴発火の拡散が内嗅皮質への多感覚収束（multisensory convergence）に引き継がれ、ゲシュタルト形成の基盤となる。
- **第10ブロック**：カオス的活動の大域的な振幅修飾パターンの連鎖の形成が、半球全体の志向状態を統合し方向付ける。

2　第9ブロックについての説明

知覚とは、ヒトおよび他の動物が注意と期待の構えを維持する能動的・志向的なプロセスである。志向的行動を時空間に位置付ける神経装置は辺縁系（特に海馬）に存在するので、志向において中心的役割を果たすのは、視床や前頭葉ではなくて辺縁系である。すべての感覚モジュールは、意味のパターンを時空間の内に構成していくメカニズムを有していなければならない。したがって感覚モジュールは、そのための装置をその内部に有するか、あるいは多感覚パターンが融合した後に働く単一のメカニズムを共有していなければならない。ここで進化において選択されたのは、内嗅皮質（the entorhinal cortex：辺縁系の一部であり、海馬と大脳皮質全域を結ぶ双方向的神経連絡路）への多感覚の収束というメカニズムであった。内嗅皮質への多感覚の収束に引き続き、海馬において事象が空間的に位置付けられ、またその時間系列が決定される。そのことが、他の皮質領域が多感覚知覚、あるいはゲシュタルトを構成し、学習し、記憶し、また想起することを可能ならしめた。これが志向性のダイナミクスにおける第９の構成ブロックである。

我々の行動は連続的なループを通して現れ、それは三つの段階に分割することができる。第一段階では、未来における行動のゴールが脳の中に出現し、形を整えていく。ゴールは入れ子状の層をなしており、次の数秒間に何をするかということから、究極的な生存、および生を楽しむことまでの広い範囲にわたっている。第二段階では、行動の結果として生じた感覚が受容され、その意味が構築される。第三段階においては、学習によって修飾された脳が、引き続き起こる出来事のパターンを導いていく。これら三つの段階は、これから行おうとする活動に向けて身体を準備し、その実行を可能ならしめる脳と身体のダイナミックなプロセスを伴う。このような準備が情動（emotion）として観察され経験されるのであるが、それは非常に複雑なメカニズムである。

情動については、後にヤーク・パンクセップの理論[7]を紹介するが、ここではフリーマン自身の説明を示す。情動を理解するためには、先ずそれを行動への志向として措定し、そこからより高い複雑性のレベルへと向かわなければならない。最も基本的なレベルにおける志向性の「突き出し stretching forth」は、動物が食物・縄張り・生殖の相手を見つけるための攻撃や、襲ってくる危害を避けたり、隠れ場を見つけたりするための準備的行動に見出される。その最も重要な特徴は、行動が動物の内部から発出することである。それはある将来の状態に対して向けられており、移り変わる状況や歴史についての知覚に基づいて動物自身が決定するものである。行動主義心理学では、このような単純な情動の形式は「動機付け motivation」、あるいは「衝動 drive」と呼ばれているが、それらは志向的状態を、食物と水の必要性というような生物学的理由と混同している点においてあまり適切な言葉ではない。脳の「衝動センター drive centers」の探索は、行動を環境刺激によって触発される遺伝的に固定された活動パターンに限定し、それが外部のスイッチによってオン／オフされるという着想に基づいている。そのような考え方では、好奇心・自己啓発・自己犠牲というような現象を説明することができない。また、動機付けと衝動は、よく覚醒と混同される。覚醒とは神経系の感受性の非特異的な増大であり、それは、これから実行されるかもしれないどのような活動とも直接的に結び付く必要がなく、引き金となる刺激に引き続いて生じることもそうでないこともある。つまり、動機付けや、衝動や、覚醒という概念は、情動の核心である自発性と志向性という二つの性質のいずれか、あるいはその両方を欠如しているのである。

情動は脳の内部状態の生理学的な表出を含んでいる。志向によって触発される運動が、それを支えるための身体的適応を予め必要とすることは当然であろう。このような適応的準備は、筋骨格系を用いて適切な姿勢をとること、また筋肉活動に必要な代謝エネルギーを動員することなどから成り立っている。筋肉に酸素と栄養物を供給するため、またエネルギー消費に伴う老廃物を除去するためには心拍出量の増加が必要であり、そこには心血管・呼吸・内分泌システムの全てが参加する。動物が接近するのか、攻撃するのか、あるいは逃げ出すのかを観察者に教えるのは、姿勢・呼吸促進・尻尾の震え・毛の逆立ち・瞳孔拡大などの、方向付けられた身体的準備状態である。ハアハア息をする・蹄で蹴る・足を踏み鳴らす・性器や体毛を立てる・顔や手足を動かすなどの表出的行動は、社会的動物がその意味および志向的行動に関わる内部状態を周囲に知らせるシグナルとして進化した。このシグナルの伝達は、社会の構成員がその意味を予め理解している場合にのみ成立する。それは繰り返し行われる行動——特に親の監視下で行われる模擬的な争いのような子供の遊び——によって形成される。また、その理解のために必要な経験の獲得においては、生得的なミラーニューロン・システムが、感情を共有する共感（empathy）を生じさせる上で大きな役割を果たしていると考えられる。

〔註９〕ミラーニューロン・システム

イタリア・パルマ大学のＧ・リゾラッティらは、サルが自分の手を動かすときに興奮するＦ５野のニューロン群が、他のサルが同じ運動をするのを見たときも同じように興奮することを発見し、それらをミラーニューロンと名付けた[58]。サルの目撃している行動が途中で隠されても、同じような興奮が起こったことから、これはそのサルが他のサルの行動の意図を理解している証拠だと解釈したのである。Ｆ５野のニューロンは、単純な運動を起こすときには興奮せず、物を掴むとか保持するなどの目的を持った一まとまりの行動を計画・実行するときにのみ発射する上位運動ニューロンである。この発見は、ミラーニューロンの媒介によって、「他者の行動を観察している観察者が、自分自身がその行動を行っているときと同じ内部体験をしている」ということを意味している。つまり、ミラーニューロンは「他者の気持ち・意図がわかる」ことを可能とするニューロンのシステムである。その後、この現象は、耳で聞いた音でも同様に起こることが確認された。つまり、それぞれ、後頭葉、側頭葉で行われる視覚や聴覚の受容と分析の結果が、Ｆ５野に集中してくるのである。ミラーニューロンは、目的を持った（他者の）行動を理解するときも発射するし、自らの、意図を持った行動を計画し遂行するときにも同様に発射する。リゾラッティの共同研究者であるガレーゼは、言語が発生する以前に、ミラーニューロンによって自他の間に間主観的な世界・空間が成立したとし、それを「共有された集合体 shared manifold」と呼んでいる[59]。人間において特に発達していると考えられる同情や共感が、ミラーニューロン・システムの働きに依拠しているという考えは、現在広く支持されている。しかしフリーマンは、ミラーニューロンの活動がメゾスコピックな皮質活動としては観察されていないことに基づいて、ミラーニューロンは志向性の孤の働きに部分的に関与するとしても、意味・志向の「表象」に関わるシステムとして理解することはできないと述べている。

ウォルター・キャノンなどの生理学者は、情動が視床下部に存在し感覚皮質にメッセージを送っている自律神経系の最上位に位置する神経節の働きであるとし、ヤーク・パンクセップやトマス・インゼルなどの神経内分泌学者は、情動は脳幹の特殊化したニューロンが前脳に放出する神経ホルモン物質が構成するオペレーターであるとした。彼らの考えによると、情動や感情は二次的な副作用に過ぎず、我々が実際に感じているのは、神経ホルモンが直接的に皮質や基底核に作用して作り上げた脳の活動パターンである。一方フリーマンは、情動は我々の自己と身体を含む社会的環境との相互作用において不可欠な要素であると考えている。情動の表出に関わる身体的プロセスとプリアフェレンス(後述)を介して、我々は自分の感情的状態に気付くのである。我々の友や敵は、これらのプロセスをシグナルとして捉え、我々と同時に、あるいはそれ以前に我々の状態に気付くことができる。我々にとって重要な人たちの状態と行動について知覚することが、我々自身の状態と次の行動についての気付きを生み出すのである。

最も高度で複雑な情動のレベルでは、行動に対する社会的な評価と責任の付与という問題が発生する。古典的・プラトン主義的見解によれば、理性と情動は対照的である。社会基準に合致し、考え深く生産的な行動は理性的と呼ばれる。一方、先見の明を欠き、自分自身と社会の他のメンバーに望ましくない損害を与える行動は、情動的と呼ばれる。これら二種類の行動は、そのいずれもが個人の内部から創発し、短期的あるいは長期的なゴールに向けられているという点において情動的であると同時に志向的であるが、それらの相違点もまた明白である。この違いを生み出す生物学的基盤が脳の自己組織化である。自己組織化によって行動を引き起こすカオスが制約を受け、それと同時に、脳の広汎な領域間の協調によって行動の開始が遅延される。

神経活動の自己組織化は、志向的行動の情動としての発出にどのように関与しているのだろうか？　脳の基本構築の解釈に関して従来主流を占めてきたのは、脳を入力依存性の情報と表象のプロセッサーと見なす唯物論的および認知主義的見解である。それは世界からの情報をエネルギーから活動電位へと変換する皮膚・眼・耳・その他に存在する感覚受容器の分析から出発する。情報は軸索束を介して脳幹へと運ばれ、そこで中継核を介して処理され、脳幹の頂点に位置し、感覚情報処理の中心的工場である視床へと集中する。情報は、その色・動き・音色の変化などの特徴に従って、すでに受容器のレベルにおいて細かく区分されている。視床は、この区分された情報をさらに仕分けして、指示された特徴を扱うために特化した脳の一次感覚皮質の内部に存在する小領域のそれぞれに伝達する。ほとんどの神経路は軸索の並列的走行に基づく場所対応的なマップを形成しているので、情報は各感覚器官における受容体から脳皮質における小領域へと場所対応的にマップされている。視床は、感覚受容体の種類に従って予め定められている目的地へと、ビットの形で情報を伝える郵便局のようなものと考えられている。視床において、各中継核は他の核を抑制するように働く。最も強く興奮した核は周囲の核を抑制するが、そうして抑制された核は既に興奮している核を抑制することができないので、最も強く興奮した核だけが伝達を行うこととなる。このような相互作用の形式は「一人勝ちシステム」と呼ばれている。彼らによれば、刺激が際立って強いことが注意を喚起するメカニズムであり、それによって皮質に伝達されるべき情報が選択される。

このような唯物論的・認知主義的見解においては、感覚入力が受容体ニューロンを興奮させて生じさせるパルスは、感覚の基本要素あるいは特徴を表すと考えられている。一次感覚皮質は、これらの特徴の表象を結合して対象の表象へと作り上げ、それを近くの連合領域へと伝達する。例えば、色と線の組み合わせが一つの顔を作り上げ、幾つかの音韻のセットが文章を構成し、また関節の角度と組織の圧力の継起がゼスチュアを表すというように。このような対象の表象が連合皮質から前頭葉へと伝達され、そこで対象は抽象化されて意味と価値が付与された概念となる。この反応連鎖において感覚が知覚となると想定されているのであるが、知覚が一体どこで生じるのか、知覚はいかなる点において感覚と異なるのか、あるいは知覚に含まれた情報がどこで行動への命令を伴う情報へと変化するのか、などの重要な問題に対する答えは未だ見出されていない。つまり情動として表出される志向的行動が神経活動の自己組織化からどのようにして生み出されるのかということは、従来の唯物論的・認知科学的見地では扱うことのできない問題なのである。

フリーマンは、一次感覚・運動システムの解剖学的構成、およびそれらの麻酔下における機能に関する従来の見解は受け入れるが、それらは目覚めている脳の活動についての分析の出発点でしかないと考えている。その出発点を、感覚受容器ではなく辺縁系であるとすることは、視床と前頭葉が果たすとされていた中心的役割を辺縁系へと移すことである。このことによって、脳の基本的構築を、志向性すなわち目標へと向かう行動の半自律的なジェネレーターとして理解することができる。単純な脊椎動物においては、前脳全体が辺縁系である。動物が示す様々なゴール志向性の活動は、それが限定された形式における志向性しか有していないことを明白に示している。ヒト脳においては、各脳葉の新皮質があまりにも巨大に成長したために、辺縁系が単に維持されているだけではなく、その大きさが実際には増大しているという事実が見落とされがちである。海馬は辺縁系を形成する多数のモジュールの一つにすぎないが、それは脳の中央に位置し、特徴的な構築と長期にわたる系統発生の歴史を有することから、辺縁系ダイナミクスにおいて中心的な役割を果たしている。サンショウウオにおいて、海馬は大脳皮質一次感覚野から直接的に入力されるが、ヒトおよび他の哺乳類においては、それらの間には内嗅皮質を中心とする中間的な皮質領域が存在する。

図１に示すように、内嗅皮質は、海馬への主たる入力源として、また海馬から皮質への出力の主たる中継点として、間断なく海馬との相互作用を営んでいる。内嗅皮質は脳の多くの領域と相互的に作用している。それは各大脳半球におけるすべての一次感覚領域から入力を受取り、それらを結合し、その結果を元の領域へと送り返す。哺乳類脳において、この反回性の相互作用は複数の中継核を経由している。唯物論者は、それらの核が視覚・聴覚・体性感覚皮質からの情報処理において重要な役割を果たすと考えており、特に前頭葉における情報処理を、社会的相互作用や長期にわたる行動の立案に関わるものとして重視している。したがって彼らは、一次感覚皮質間の直接的交通路、あるいは視床を介する相互作用を可能とする大きな神経径路（エーデルマンが言うところのダイナミック・コア）が認知機能の基盤を成すと考えている。一方フリーマンは、これらの径路の役割は、大脳皮質のすべてが関与する大域的な活動パターンを形成することにあると考えている。辺縁系が有する最も重要な側面は、内嗅皮質への多感覚の収束に引き続いて、事象の空間的位置付けとその時間系列が海馬において確立されることである。そのことによってはじめ

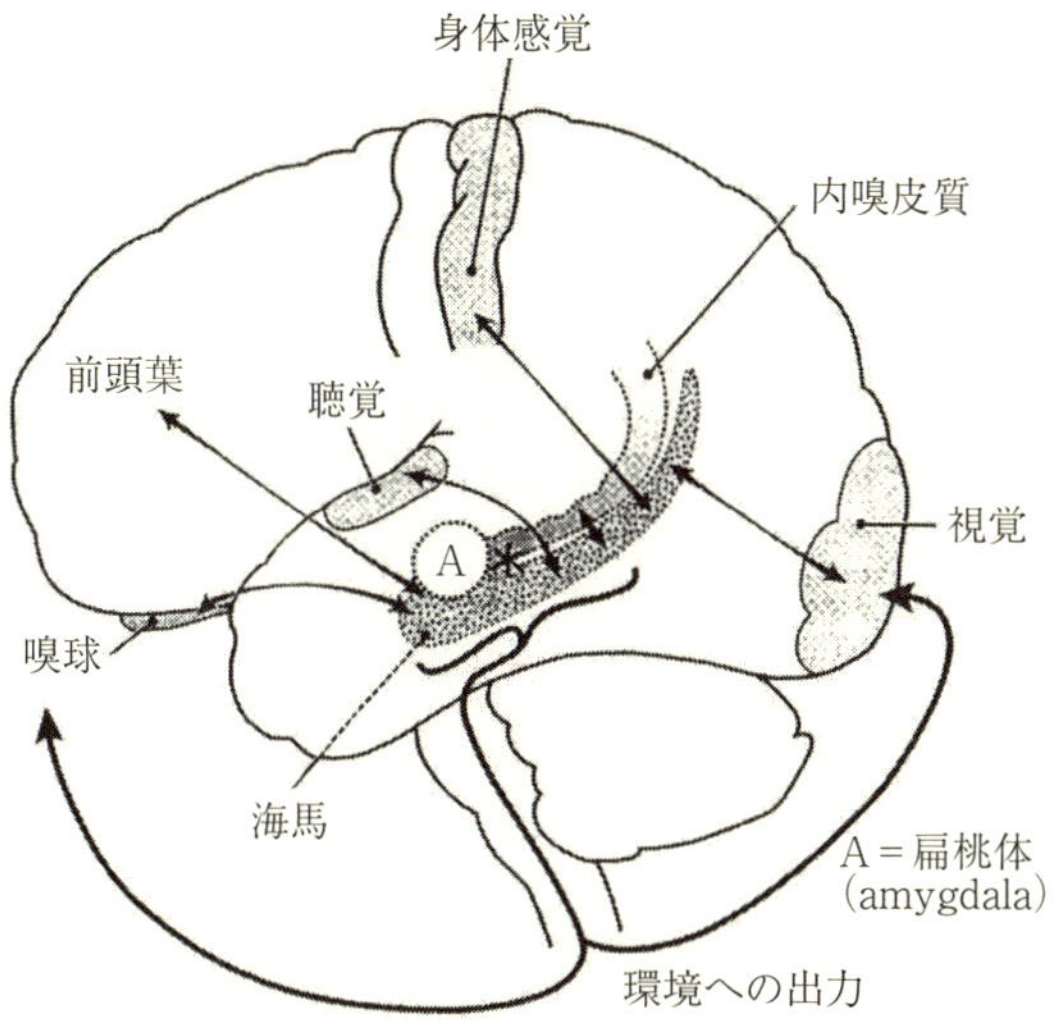

図１　ヒト脳における志向性の弧の解剖学的構築（文献２より、許諾を得て転載）

て、他の皮質領域が多感覚知覚、あるいはゲシュタルトを構成し、学習し、記憶し、また想起することが可能となるのである。

3　第10ブロックについての説明

メルロ＝ポンティは、「知覚するということは、身体を介して、自己を何ものかに向かわせることである」と述べた。(45) 我々の知覚は、感覚入力以前に、その入力を得ようとする行動によって先取りされている。行動と知覚が繰り返すサイクルによって構造化がなされるが、彼はそれを「志向性の弧」と呼び、「最大把握」（トマス・アクィナスの「同化 adequatio」という言葉に対応する）を達成するための努力であるとした。図2は、フリーマン理論における「志向性の弧」を構成する複数のフィードバック・ループを示している。

脳内部の神経活動は、二つの方向に流れている。感覚システムから内嗅皮質へ、さらに運動皮質へと向かう前方伝達の流れはミクロスコピックなレベルにおける活動電位の空間的振幅変調パターンに依拠しており、皮質はその伝達を介して標的ニューロンを駆動する。運動システムから内嗅皮質への制御ループによるフィードバックの流れ、および内嗅皮質から脳内感覚システムへの流れは、マクロスコピックなレベルにおける活動電位の空間的振幅変調パターンに依拠する。このフィードバックが、前方伝達を行うニューロン集団のミクロスコピックな活動を制御し修飾しているのである。マクロスコピックなフィードバックは、感覚皮質のアトラクター地形にバイアスを与える秩序パラメタである。前方伝達の流れは、運動出力を構成するとともに知覚の内容を生み出す。一方、フィードバックの流れは学習における統合的プロセスを維持し、それが気付きと顕在記憶（explicit memory）の形成へと導く。これらの逆方向の流れの相互作用によって、半球全体にわたる活動の統合を反映する大域的な振幅変調パターンが形成されるのである。この大域的な統合が、志向性のダイナミ

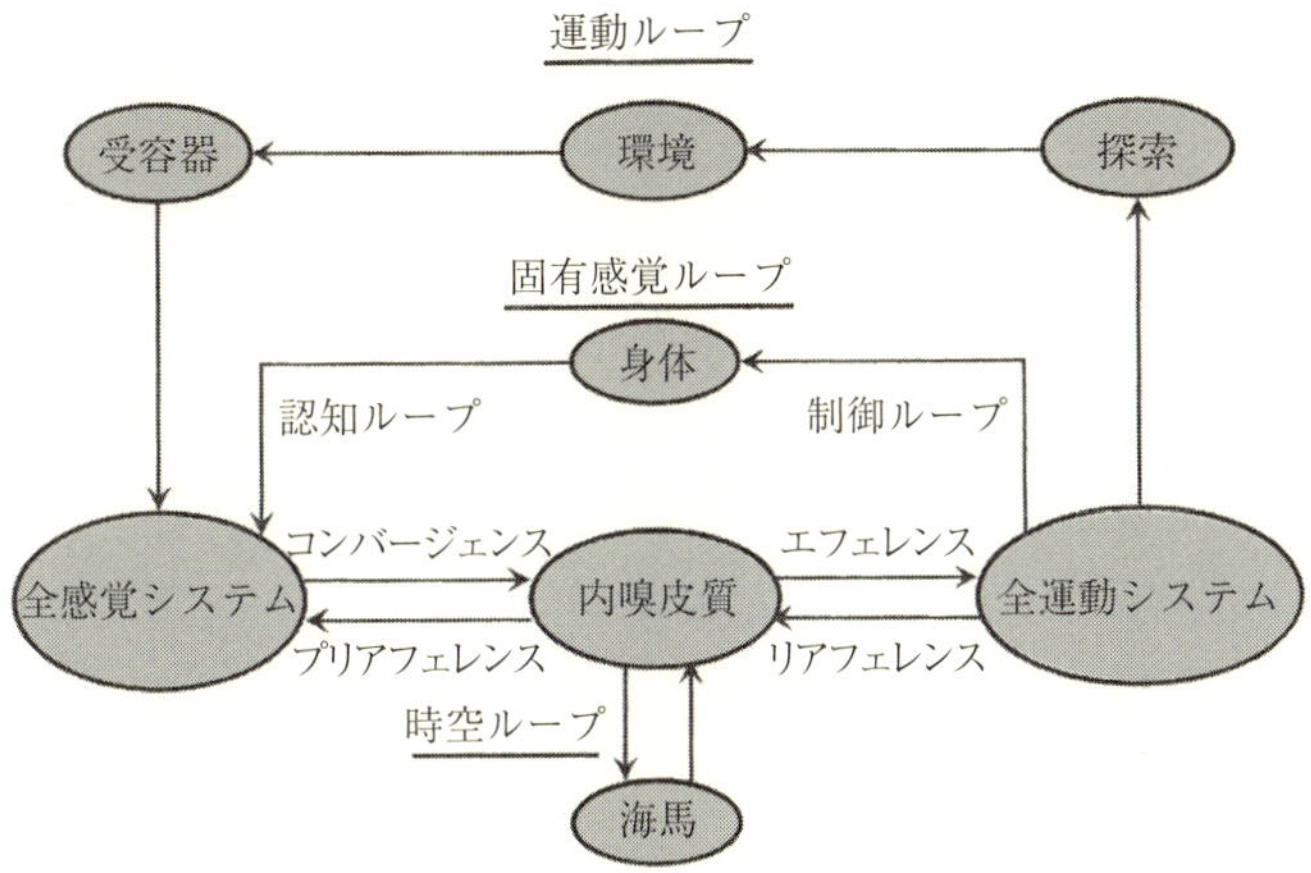

図2　志向性の弧（The intentional arc; The action-perception cycle）
文献2より，許諾を得て転載．

クスにおける第10の構成ブロックである。

図2右側の「制御ループ」は、脳の全運動システムが身体に及ぼしている直接的制御を示す。その内嗅皮質との相互作用における右向きの矢印は、辺縁系から運動システムへの運動に関する指令の伝達を示し、「エフェレンスefferens：遠心性信号」と呼ばれる。左向きの矢印は、脊髄運動ニューロンから大脳皮質感覚野および内嗅皮質へのフィードバック回路である。それは、「リアフェレンス」と呼ばれ、運動指令に対して運動システムがどのように反応しているかを示すシグナルである。こうして辺縁系の命令と運動システムの反応が比較されることによって「誤差信号」が検出され、それが運動指令を訂正していく基盤となる。本図左側の「知覚ループ」における右向きの矢印は、感覚皮質からの多種類の感覚信号が内嗅皮質に収束して統合される「コンバージェンス：収束プロセス」を示す。左向きの「プリアフェレンス preafferens」と記された矢印は、運動の遂行に引き続いてどのような感覚入力が生じるかを予想する信号の伝達である。予想された知覚と、実際に得られた知覚との違いが、将来の行動の決定において重要な

役割を果たす。収束プロセスとリアフェレンスによって内嗅皮質に収束された多感覚の信号は海馬の「時空ループ」に取り込まれて統合され、多感覚知覚（multisensory percept）となる。ゲシュタルトとは、脳のカオス的な活動から形成される多感覚知覚であり、それはプリアフェレンスを介して感覚皮質に伝達される一方で、遠心性の信号の形成にも関与する。上に示した諸経路の全ては循環的因果性を保っているのであるが、究極的な意味において最初に働くのは辺縁系からの感覚・運動システムへの出力（プリアフェレンスとエフェレンス）であり、それがすなわち志向性である。

時空ループは、入れ子状になったループのセットの内に組み込まれている。海馬が時空間における行動の定位に深く関わっていること、それを構成するニューロン集団における相互的結合と相互的ダイナミクスが一次感覚皮質におけるものと種類を同じくすることから、時空ループは全てのループにおける中心的位置を占めており、それらを同じ概念と用語を用いて記述することができる。このような構造から生み出される海馬脳波は、感覚皮質と同じ時空間的波形を有し、行動と結び付いた脳の状態変化においても、同じパターンを示す。したがって、時空ループを構成する辺縁系の神経集団の働きが、大域的なアトラクター地形を構築し維持する原動力であると考えられる。学習によって形成された多数のアトラクターのベイスンが、カオス的遍歴において繰り返される状態遷移を介して、空間的振幅変調パターンの繋がり方を決定する。

〔註10〕カオス的遍歴

一九九〇年に金子・池田・津田らによって提唱された「カオス的遍歴（chaotic itenrancy）」とは、高次元力学系に特有の振る舞いである。秩序状態にあったシステムは内的要因で乱れはじめ、やがて完全にバラバラになった後、別の秩序状態を見つけて落ち着く。しかしそれも長くは続かず、また乱れはじめバラバラになる。こうした動きを永遠に続ける振る舞いをカオス的遍歴と言う。カオス的遍歴現象は、関係性を形成し変化させていく基本的なダイナミクスであり、生物系を始めとしてさまざまな系における重要性が唱えられてきた。「創発」という概念は、しばしば散逸構造やハーケンの隷属化原理と同種のものとして使われているが、カオス的遍歴は隷属化原理へのカオス的氾濫を通して異なる枠組みを与えている。詳しくは、金子邦彦氏や津田一郎氏の著作[(20)-(22)]を参照されたい。

カオス的遍歴の各ステップは一秒間に数回生じる大域的な状態遷移であり、それは我々が思考の連鎖における中断と飛躍として経験するものに対応している。その基盤を成す局所的な振幅変調パターンの各フレームはそれよりも一〇倍ほど早く生じ、それを伝達するガンマ帯搬送波の振動はさらに一〇倍ほど早い。全体として見れば、辺縁系が生み出すパターンは、辺縁系の時空ループの内部に存在する自己組織的ダイナミクスから創発すると考えられる。何故ならば、遍歴を開始させる役割を果たす不安定性が、この辺縁系の核心部分に存在するからである

〔註11〕辺縁系の自己組織的ダイナミクス

この問題についてフリーマンが著者との文通において追加した説明を以下に示す。

「遍歴の各ステップはグローバルな状態遷移であり、その変化は複数の周波数帯において、互いに部分的に重なり合うフレームを有しながら、一秒につき数回程度生じている。この混合体は、錯綜した無意識の流れから発出する思考の継起における飛躍として我々が経験するものに対応している。これらの思考の継起における半独立的な振幅変調パターンが共存するフレームは、一つ一つのフレームよりも一〇倍以上速い頻度を有する集積的なフレームを構成する。それは〈心の劇場〉が、独自でありながらも相互的な関連を有するいくつものスクリーンを有することに喩えることができる。それに比較すると、搬送波であるベータ波およびガンマ波は、一時的に固定

された周波数を有する、目にも止まらぬ速さを持つ波である。これらの事実に加えて、内嗅皮質が全皮質の活動内容が入力あるいは出力される通路であり、また海馬が時間と空間を内部的に標識するメカニズムを有するという事実を考慮すると、辺縁系は思考の流れの中心的なオーガナイザーとしての役割を担っていると考えられる。メタファーとして表現するならば、辺縁系は認知地図と短期記憶を介して、思考の流れを司っているのである。」

こうして辺縁系が生み出す大域的アトラクター、つまり脳活動のパターンは、時空ループをその内部に含むより大きなループからのフィードバックによって修飾される。ループが双方向的であるということは、皮質間における伝達が、命令というよりはむしろ協調への勧誘であるという原則を表している。つまり志向的行動の流れは、振幅変調パターンのカオス的不安定性を介する自己組織的な展開によって統御されている。このようなプロセスの積み重ねによって脳および身体に構築されていくものが「自己」である。

辺縁系からの出力のほとんどは感覚システムへと向かうが、他の一部は直接的に二つの主要な運動システムへと向かう。その一つである扁桃体は筋骨格系に方向性を与え、視床下部は心・肺・皮膚・内分泌器官を調節し、我々の筋肉運動と情動の表出を支えている。扁桃体は情動的行動にも関与することが知られている。最近の非侵襲的な脳画像的研究から、扁桃体が恐怖を含むすべての情動の表出と経験に関与することが明らかとなった。では前頭葉運動皮質はどのような役割を果たしているのだろうか？　辺縁系は軸索を介して前頭葉に直接的に出力しており、扁桃体と視床下部は、視床を含む基底核に間接的に出力している。

4　大脳皮質における大域的アトラクターの成立

広い意味において、前頭葉の役割は、辺縁系が定めた志向的行動に関して、その未来における状態と可能な結果を予測することにある。単純な動物では前頭葉がほとんど存在しないので、その志向的行動の内容は貧弱である。現生人類の祖先は、四〇〇～一五〇万年前に生息したアウストラロピテクスであり、ホモ・ハビリス（約二〇〇万年前）、ホモ・エレクトゥス（約五〇万年前）を経て、約二五万年前に現在の種が誕生したとされている。[60][61]ホモ・ハビリスの脳容積は現生人類の約三五％の五〇〇cc程度（チンパンジーと同程度）であったが、過去五〇万年ほどの間に、ヒトの前脳は地球の歴史における他のいかなる種の、いかなる器官よりも急速に発達した。前頭葉の背側部と外側部は、予想的活動としての論理や推論という認知機能に関わっており、腹側部と内側部は、社交的技術や人と人との共感（empathy）能力に関わっている。これらの能力は、それぞれ「先見の明」と「洞察力」としてまとめることができる。前頭葉は、個人の独自性の基となる経験の構造が社会的学習・実践・予行・遊びを通じて細部にわたって作り上げられていく過程において、中心的な役割を果たしている。その厖大で強固に結合された神経集団は、一次感覚や辺縁系のモジュールと同様に、自己組織的な非線形的ダイナミクスを有している。それらは、ヒトが類人猿の最も近縁な種におけるよりもはるかに複雑な行動を形成していく過程に積極的に関与している。しかし、それらが視床と上下に繋がってどのように働いているのかを理解するためには、先ず、辺縁系と脳幹が正常な行動においてそれらに及ぼしている制御作用について知らなければならない。

自己制御機能に関わる辺縁系の働きにおいては、運動システムを介するものに加えて、神経調節物質（neuroregulator）と呼ばれる脳内生理活性物質を分泌するニューロンが重要な役割を果たしている。これらのニューロンは、最も単純な種から最も複雑な種（我々自身）に至るすべての脊椎動物の脳幹内部の、いくつかの対をなす化学的に特化した神経核に集合している。神経伝達物質がニューロンを直接的に興奮させたり抑制したりするのに対して、神経調節物質はシナプス効率（シナプス・ゲイン）を増大あるいは減少させる。典型的には、それらは直接的な興奮・抑制作用を及ぼすことなく、シナプス・ゲインの長期的変化を引き起こす。神経修飾ニューロンは脳の多くの部位から入力を受取っているが、志向的行動の構築と調整において最も重要な役割を果たすのは辺縁系からの入力である。神経調節物質を産生・放出するニューロンの軸索は広く枝分かれし、その終末はシナプスを形成することなく神経絨（neruopil：ニューロンの細胞体と突起、神経線維とシナプス、グリア細胞とその突起、および微小血管等で満たされた皮質空間）に分布している。それらが分泌する神経調節物質は、細胞外腔を通って両側大脳半球の神経絨に広く拡散するので、神経伝達物質のように局所的にではなく、広範囲に作用を及ぼすことができる。対を成す神経核が前脳全体に同時的に影響を及ぼすことを可能とするこの機能的構築は、志向性の統一性を決定する上での一つの主要な因子である。

異なる化学構造を有する重要な神経調節物質が、少なくとも一ダースは存在し、それには次のようなタイプが知られている。ヒスタミンによる全般的覚醒、セロトニンによる鎮静と睡眠導入、ドーパミンによる感情と運動の調節、メラトニンによる日内リズムの修飾、報酬ホルモンであるコレシストキニンによる価値の組み入れ、エンドルフィンによる苦痛の軽減、バゾプレッシンによる攻撃的行動の解発、オキシトシンによる母性的活動の開始、刷り込みと学習におけるアセチルコリンやノルアドレナリン（ノルエピネフリン）による、志向性を新たな段階へと更新するために不可欠なシナプス・ゲイン変化の促進。これらの変化は累積的であるために個人史の内容が継続的に増大して行き、それに伴って志向性の「全体性」が発展して行く。新しい事実、技術、あるいは洞察の学習においては、ループ全体に広汎なシナプス変化が生じることによって、その内容が既に神経絨に埋め込まれている意味構造の全体に新たに織り込まれる。神経調節物質はそれらの共同作用によって、我々が気分・性質・感情・態度・気質などと呼んでいる、ヒトあるいは動物の心的状態を形成する。各種の神経調節物質がどのように組み合わされることによってどのような結果が生じるのか、その異なる割合が特定の情動的状態にどのように関係しているのかは良く分かっていない。しかし神経調節物質が、情動を含む志向的行動と記憶を含む意味の構築に不可欠な役割を果たしていることは確かである。最近、発生学的に極めて古い起源を持つペプチド・ホルモンであるオキシトシンの脳内レベルが上昇すると、協調性・寛容性・他者に対する思いやりなどが高まることが、動物・人間を対象とする実験で証明され、臨床応用が試みられている。[7][62]

　辺縁系から運動システムへと送られる協力の要請に際しては、その活動電位の遠心性コピー（エフェレンス）と随伴発火（プリアフェレンス）が一次感覚皮質へも伝達される。これらの発火は、これから取ろうとしている運動活動によって、各感覚の入り口にどのような刺激が与えられるかについて予測することを可能ならしめる点において、知覚において核心的な意義を有している。プリアフェレンスは筋肉・関節における感覚受容器から脊髄・小脳・視床・体性感覚皮質への自己受容と内部受容によるフィードバック（リアフェレンス）に先行する。それは、何を見、聴き、嗅ぐべきかについての情報を伝え、一方リアフェレンスは、探索行動の現在の状況を伝える。期待通りの刺激が生じた場合、我々は経験を獲得する。刺激が期待と異なる場合、我々はそれが何であるかを想像するしかない。

〔註12〕プリアフェレンスとエフェレンス

　プリアフェレンスとエフェレンスは、概念的にはチャールズ・パースによって創始され、ウィリアム・ジェームズがその意義を認めたことから有名になった「プラグマティズムの原理（プラグマティック・マクシム）と合致し、その脳科学的根拠を示したものと言える。ジェームズの『プラグマティズム』[63]の一節を次に引用する。「ある対象についての私たちの考えを完全に明晰にするためには、その対象が実際的などんな結果を含んでいるか、いかなる感覚がその対象から期待されるか、そしていかなる反応を用意しなければならないか、を考えさえすればよい。こうした結果がすぐに生じるものであろうと、ずっと後におこるものであろうと、こうした結果についての私たちの概念が、その対象に関して私たちが有する概念のすべてである」。

プリアフェレンスはアトラクター地形を形成する秩序パラメタであり、アトラクターのベイスンを拡大し深めることによって、期待された、あるいは望ましい刺激の捕捉をより容易とする。それはメゾスコピックなバイアスを加えることによって、感覚におけるアトラクター地形を傾けさせ、関係するベイスンとアトラクターへの落ち込みを促進する。同じメッセージが辺縁系から全感覚皮質に送られるので、それが食物であれ、安全であれ、ドーパミン受容体の活性化に伴う力と理解の感情であれ、ゴールの選択にしたがって、諸感覚が同じ文脈の内に設定される。生命体は、正しいにせよ間違っているにせよ、それが何を求めているかについての何らかの観念を持っている。プリアフェレンスは、期待と注意の多様な様式の知覚プロセスを準備する。このような準備的な構えなしには、探索も知覚も生じることができないのである。

大脳皮質の全ての局所的領域は半自律的な活動を維持しているが、それらは他部位から入力を受け、またその活動電位のパターンを他部位に伝達しているから、完全に自律的というわけではない。つまりそれらは、それらが埋め込まれている脳の大域的な活動に参加しているのである。「パッチ patch」とか「泡 bubble」とか呼ばれる爪先ほどの大きさの局所的領域は、その内部に数百万個のニューロンを含み、一秒につき五〜二〇回の頻度で、輝いたり消えたりしている。脳画像研究者のほとんどは、我々が経験する知覚や情動、さらに我々が自分自身あるいは他人に認める行動がこれらのパッチに存在するニューロンの脳全域にわたる組織化に基づくという考えに同意している。つまり、全てのニューロンとパッチが全ての経験と行動に関与しているのである。ここで重要なのは、協調している領域における全ての部分が半自律的活動を有していることであって、ある領域の活動が平均値よりも高いか低いかということではないことに留意しなければならない。

このような半球全体にわたる協調は、軸索による振幅変調パターンの伝達を介するパッチ間の相互作用によって生まれ、それがさらに高次の階層における大域的な振幅変調パターンを生み出す。メゾスコピックなパッチは、局所的な振幅変調パターンを共有すること、また同調するように調整された振動状態に部分的に参加することによって相互に制約し合っている。各パッチにおいてニューロンが高い自律性を有しているように、大域的なパターンにおけるパッチもある程度の自律的秩序を保有している。一度に数個のニューロンを観察したところでメゾスコピックな振幅変調パターンを検知することはできないと同様に、一つあるいは数個のパッチ出力の測定によって、大域的なパターンを検知することはできない。それを推定するために、機能的磁気共鳴画像（functional magnetic resonance imaging：fMRI）や局所脳血流量のパターンを表示する陽電子放射断層撮影（positron emission tomography：PET）等のコンピュータ・グラフィクスによる脳活動状態の大域的な測定法が用いられている。これらの測定においては、静止時と活動時の二つの画像を続けてとり、これら二つの画像を引き算することによって、活動している領域を一個あるいは数個の高輝度のスポットとして画像化するという方法が用いられている。しかし、このデイスプレイが示す差は単なる見せかけに過ぎない。脳の大域的な活動においては、高い活動を示す領域と低い活動を示す領域が共存している。一つの活動パターンから他への移行は、振幅変調パターンの変化が活動の高い領域と低い領域の配置の変更をもたらすことに対応する。さらにfMRIとPETにおけるデイスプレイは静的で、主に解剖学的位置関係を示すものであるために、大域的な振幅変調パターンが発展する際に生じる状態遷移の急速な連鎖を描出することができない。

より良い脳画像とは、脳波による電位の、また脳磁図（magnetoencephalography：MEG）による磁場の計測によるものであり、それらは高いレベルの空間的・時間的解像度を有している。これらの技術がうまく用いられた例では、アルファ波の大域的な空間的パターンが一秒に平均五回の割で状態遷移を起こすこと、また覚醒しているヒトのＭＥＧの中に大域的なガンマ波が存在することなどが見出されている。さらに、頭皮記録におけるガンマ活動のパターンが視覚的注意と認知に緊密に関係していることも示されている。このような興味深い結果が得られた理由は、頭皮上の記録部位と大脳皮質が頭皮と頭蓋によってある程度隔てられているために、空間的にコヒーレントな大域的振幅変調パターンを検知することができたことにある。つまり、局所的活動が空間的に加算されてぼかされたために、大域的に共通して生じている活動がより明瞭に見えるようになったのである。それは、新聞の写真に眼を近付けすぎると、意味を持たない点しか見えなくなることと同じである。多くの研究者たちが、それぞれ異なる方法を用いて、大域的な振幅変調パターンの存在を見出しているが、ここでさらなる探究を必要としているのは、大域的なパターンがいかなる性質を有し、どのように形成されるか、そしてそれが、志向的行動の発生においていかなる役割を果たしているのかという問題である。

大域的な振幅変調パターンの形成は、各大脳半球の感覚・運動皮質と辺縁系が急速に協調状態に入ることを示しているが、その状態はおそらく一〇分の一秒ほど持続した後に消失し、次の状態が生じる。この協調は、結合した振動子の引き込み（共鳴）によって同期した振動へと発展するのではない。知覚および行動と共に変化するのは、相関の大きさではなく、大域的な振幅変調パターンである。そこにおける協調によって、半球全体が一つのカオス的アトラクターから次のアトラクターへと遷移していくのである。大域的な秩序パラメタは、パッチの活動を制約し、ヒトの各大脳半球を構成する数十億個のニューロンを、数千分の一秒ほどの間に大域的な秩序へと至らしめるのであるが、現時点において我々は、そのことが生じるためにどれほどのパッチ間の相関が必要であるかを測定する方法を有していない。いかなるニューロンも他のニューロンと数個のシナプスを介して連絡しているので、脳はいわゆる「スモール・ワールド」[64]を形成しているが、協調を成立させるために必要な伝達距離は、ほとんどすべてのニューロンの軸索と樹状突起の広がりが占める空間径の数千倍にも上る。サンショウウオにおけるように小さな前脳においては、大域的でコヒーレントな振動状態がどのようにして生じるかを容易に観察することができるが、それと比較するならば、ウサギやネコのように小さな哺乳類の脳でさえも巨大なものである。皮質モジュール同士間のパルス伝達は、そのために必要な時間が長すぎるために、パルス列の持続的で広汎な同期化を生み出すことができない。ヒト、ゾウ、クジラの脳となると、想像することさえ困難である。

哺乳類の脳における統一的で大域的な状態の急速な形成は、次の二つの特性によって支えられている。その第一は、皮質における大型投射ニューロンの存在である。解剖学的に、新皮質は通常六層の細胞層を有しているが、古皮質（海馬）と旧皮質（嗅球と嗅皮質）は三層しか有していない。機能的に見れば、より古い型の皮質は、実際には入力軸索が表面から入り、出力軸索が深部から出るような、投射ニューロンと介在ニューロンが形成する単一の層である。新皮質における六つの層は、上に述べた機能的な層が二つ重なったものである。入力・出力軸索は深部から入り、そこから出ていく。Ⅰ層からⅢ層の細胞層を含む外部（脳表面に近い側）の機能的シートは、多くの点で旧皮質に似ている。内部のⅣ層からⅥ層を含む機能的シートは、外側のシートより何倍も大きいが、それが有する投射ニューロンの数はより少ない。その長大な先端樹状突起は六層全てを貫通しており、基底部樹状突起は水平方向に広く放射している。これらの大型ニューロンは、表層に存在する細胞よりもはるかに広い領域における皮質活動を統合しており、その軸索ははるかに遠くまで投射し、その活動電位を高い伝導速度を持って伝達する。この深層に存在する巨大細胞が、新皮質において巨視的な近隣関係にあるパッチ間の長距離におよぶ相互作用の解剖学的・機能的基盤を成している。それは、局所的な電話ネットワークを有する諸都市を結んでいる衛星回線のようなものである。

もう一つの重要な特性は、新皮質が各大脳半球を被う神経絨の連続的なシートであるということである。新皮質の多数の局所的領域における神経絨の構築にはブロードマンの地図が示すような明確なパターンの違いが存在するが、これらの異なる領域間において、軸索、樹状突起、あるいはシナプス連絡の密度はスムーズに移行する。小型哺乳類の新皮質においては、このような神経絨の解剖学的特徴が、大域的な振幅変調パターンの形成を支えていると考えられる。それがヒト脳においてどのような役割を果たしているのかは、各大脳半球の様々な皮質部位におけるパルスと波の電気的・磁気的場の測定が十分でない現在においては推測することさえ困難である。

以上を要約すると、大域的な相互作用は、ニューロン活動の三つの階層（ミクロ・メゾ・マクロ）の最上層において生じる。生命体において、刺激が持つ全ての意味は皮質神経絨から、それも巨視的なレベルにおいてのみ発生する。意味は、学習におけるシナプス修飾によって神経絨に埋め込まれた動物の全個体史に依存し、辺縁系による制御の下に身体感覚や四肢を通じて世界から与えられる現在の文脈にしたがって形成される。意味は、やはり辺縁系の制御下に脳幹神経核が生み出す情動や感情の状態を含み、それが志向的行動の遂行、特に非言語的シグナルを必要とする社会的相互作用を準備する。こうして意味として形成された大脳皮質の大域的な状態が、可能なオプションからの選択を為し、運動システムを志向的行動の連鎖へと導くところの無数の振幅変調パターンを生み出すのである。

D　志向性の弧の働き

第1～10のブロックから構成される脳内メカニズム（ニューロダイナミクス）に立脚して、フリーマンは心的現象である「気付き」や「意識」へと論を進めるのであるが、その前に、彼の「志向性の弧」という概念が、心と脳の関係に関する従来の哲学的・脳科学的発想とどのような関係を有するのかについて説明しておきたい。それは、ブッダの思想を理解するためにも不可欠な準備でもある。

第一に、彼の「志向性」の概念は、生物の最も普遍的・根源的な性質である外界への自発的な働きかけを意味する点において極めて生物学的である。志向性の発現に関わる機能、すなわち外界との相互作用を可能ならしめる情報の伝達と処理は、単細胞生物（細胞）においては細胞膜および細胞質内の蛋白質が構成する非線形力学系（力学的変換システム mechanotransduction system）[45]によって担われている。多細胞生物から動物、さらには脊椎動物への進化において、個々の細胞における非線形力学系の働きが保持される一方で、個体の内部および外部との接触における情報の伝達と処理に特化した神経組織が発達した。脊椎動物の能力は、その志向性に関わる機能が中枢神経系に集約されることによって飛躍的に拡大したのである。脳幹（視床・中脳・延髄）および小脳は、身体機能の維持に直接関わる最も古い脳領域であることから「爬虫類脳 reptilian brain」と呼ばれるが、哺乳類においてはそれを被う形で旧哺乳類脳（paleomammalian brain）と新哺乳類脳（neomammalian brain）が新たに発達した。これら三者がヒト脳を層状に構成していることから、ポール・マクリーンはそれを「三位一体脳 the triune brain」と呼んでいる[46]。旧哺乳類脳は視床下部と大脳辺縁系から成るが、前者は体温維持・内分泌機能・自律神経系・生殖機能など哺乳類の身体機能の維持に関わり、後者は爬虫類脳と新哺乳類脳の間にあって、それらを繋ぐ役割を果たしている。広大な大脳皮質（新皮質 neocortex とも呼ばれる）を有する新哺乳類脳は、高度な知覚・運動・精神機能を担っている。フリーマンが言う「志向性の弧」とは、旧哺乳類脳である辺縁系から発出する志向性が爬虫類脳と新哺乳類脳を機能的に統合することによって、外界との相互作用を可能ならしめるところの循環的プロセスにほかならない。行動のゴールを設定しその実現に向けての具体的手順を組織するのは大脳皮質であるが、大脳辺縁系はそのために不可欠な時空間における事象の定位と記憶（海馬の機能）、および恐怖反応のような原初的・即時的な情動（扁桃体の機能）を担っている。図3に示すように嗅覚システムは旧哺乳類脳、即ち大脳辺縁系と直結している。

第二に、フリーマンの知覚論は、トマス・アクィナスやメルロ＝ポンティの志向性の概念を脳科学的および哲学的（認識論的）に開展したものである。知覚を志向性の表出としての身体の外界への「突き出し stretching out」、および事物に対する身体の「同化」として理解することは、西欧においてはトマス・アクィナスやメルロ＝ポンティにおいて、また東洋においては仏教の十二支縁起における「触」という概念において既に為されていた。しかしそのような認識は、西洋哲学においては経験主義と知性主義・合理主義の争いの内に埋没し、脳科学においては、認知主義（物理記号主義と計算主義）の勃興に至って全く無視されてしまった。フリーマンが、アクィナスが考えたような意味での志向性を再発見し得たのは、彼が辺縁系と直結する嗅覚システムを研究対象として選んだこと、さらにその働きの探究において、嗅球内の単一ニューロン発射のミクロスコピックな測定という旧来の方法ではなく、嗅球ニューロンのメゾスコピックな活動を嗅球脳波として測定し、カオス理論を適用してそれを解析するという全く新たな手法を用いたことによる。こうして彼は、嗅球表面脳波が振幅修飾パターンとして統合され、それが嗅球内部の全ての

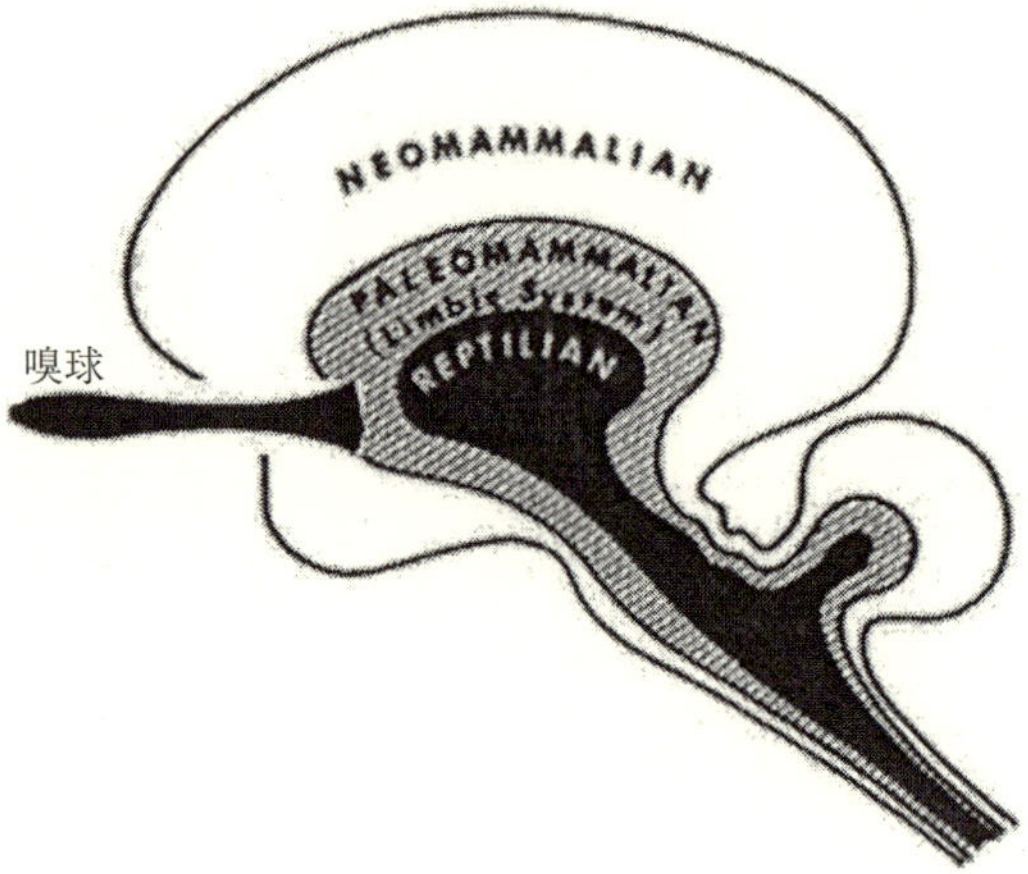

図3　マクリーンの三位一体脳

ニューロン活動が統合されたアトラクターであること、さらにそのような局所的に発生したアトラクターが、志向性の弧を介して大脳皮質全域にわたる大域的アトラクターを形成するという結論に到達した。大域的アトラクターは脳内すべての局所的アトラクターを包含しているから、全てのニューロン活動を統括することができる。こうして、従来の脳科学ではどうしても乗り越えることができなかった心と物（＝脳）を隔てる壁が一挙に突き崩されたのである。

第三に、「脳の世紀」とか「唯脳論」とかいう言葉が最近流行しているが、脳が人間にとって大事な器官であることはヒポクラテスの昔からよく知られていることである。良くも悪くも人間の心と身体の働きの全てが脳から生み出されるのであるから、問題はそのどのような働きを重視するのかということにある。現代においては知性偏重主義・認知主義・大脳至上主義が支配的であるが、ここまで述べたことから明らかなように、それは脳の進化という観点においては全く逆立ちした議論である。そのことについて、米国脳科学界の泰斗であるマイケル・ガザニガの近著『人間らしさとは何か？』(65)を例として考えてみたい。

ガザニガは分離脳の研究から、現象に対する説明を考え出す能力が優位（左）半球に存在することを実験的に確定し、それを「左脳の解釈装置」と名付けたことで有名な脳科学者である。上掲書は彼の終生にわたる研究の集大成であり、最近の脳科学の発展を網羅しているという点において極めて優れた解説書である。しかしその最終章の、「肉体など必要か？」というタイトルは、近年の脳科学が到達した人間観――すなわち人間の脳活動は人工知能で代行できるという考え――を如実に示している。そこで述べられているのはプラトン的と呼んでいいような理性偏重主義であり、我々一般人の考える「人間らしさ」とは遠く隔たっている。しかしこの書の末尾において、ガザニガは、彼の兄の、「人間はコンピュータの前に座って、生命の意味を見出そうとする。動物は与えられた命を生きる。問題は、そういう人間と動物とでは、どちらが幸せかということだ」という言葉を、突然引用している。彼の兄がどういう人物なのかは知らないが、その言葉はガザニガがその発展を主導してきた認知科学（cognitive science）に対する辛辣な批判である。それを受けてガザニガは、「自分はこれからワイン造りに専念する」、つまり余生を自然と共に過ごすつもりだと述べている。ガザニガは、「左脳の解釈装置」が人間の最たる独自性（uniqueness）であることを確信しているにしても、それを人間性の最も本質的な部分と見なすことには躊躇しているのであろう。

これまでのフリーマンの説明から、彼の学説においては、広汎な哲学的展望が、生きている動物の脳を用いた厳密な実証的研究を基盤としていること、また両者が循環的な関係を保ちながら有機的に統一されていることが理解されたと思う。彼の実験的研究は、脳におけるミクロ／メゾ／マクロスコピックな領域という三つのレベルに限られているのであるが、彼自身が述べているように、それらのレベルの上位および下位にさらに多くのレベルが存在する。より下位には、組織―細胞―DNA―分子―原子、さらには素粒子というウルトラ・ミクロスコピックなレベルが、また上位には脳と環境との関係、すなわち他人との関係、集団・社会との関係、自然・地球との関係、さらには宇宙との関係というウルトラ・マクロスコピックなレベルがそれぞれ存在する。それぞれのレベルは、それらに相応しい視点と方法によって探究されなければならない。しかし、宇宙空間自体が有する性質である自己組織化が全てのレベルを貫いている。自己組織化が複雑系（散逸系）においていかにして発現するのかは宇宙の成り立ちそのものに関わる問題であり、その解明は人類にとっての永遠の課題であろう。

一方、人間と最も直接的な関係を有するのは、脳を挟む上下のレベル、すなわち社会と自然である。後者は自然科学の広汎な領域において、前者は社会学・歴史学・人類学などにおいてそれぞれ探究されているのであるが、それらのレベルの間にもまた循環的因果関係が存在する。したがって人間学は、人間のレベルで人間を探究するにとどまらず、社会・人間・自然における有機的関係の探究、すなわち学際的研究（interdisciplinary research）へと発展せざるを得ない。しかし、そこで人間の脳と心を人間レベルにおける、あるいはその上下のレベル間における直線的因果性に支配されたものとして見ることは、人間の主体性の否定という好ましからぬ結果を招く。そうであってはならないというアプリオリな要請、あるいはそうであって欲しくないという願望によってこの問題に対する答えが歪められてはならないことは当然であるが、フリーマン理論の出現に至るまで、万人を納得させ得るような包括的な理論は創出されてこなかった。人間の脳と心が循環的因果性で結ばれているというフリーマンの学説は、ここに新たな種類の因果性を持ち込んだに止まると誤解されてはならない。それはいかなる「因果性」とも無縁な「関係性」であり、ランダムネスとも量子的不確定性とも異なる概念である。

「理性とは世界の高度な同化であり、広汎な知識を基盤として成立する〈意味〉が理性に強い力を与えるのである。意識の役割は、理性の軌道を形成するに止まらない。それはカオス的変動が相互作用を介して円滑に生じるための大域的な連関を生み出す」というフリーマンの考えは、「自由意志」、すなわち「主体性」を持つ「自己」が、宇宙において独自の存在論的地平を有することを意味しており、それは期待・願望ではなくて科学的・歴史的に証明された「事実」である。それは、心と脳が「関係性」というより高次な存在の地平において、「無・混沌」から「有・秩序」を生み出すということであり、人間の自己と主体性はまさにその地平に存在するのである。このようなフリーマンの理論・思想は、これまでの脳科学における意識理論の「逆コペルニクス的転回」（地球・人間を宇宙の中心から追い出したコペルニクスの地動説とは逆に、宇宙の中に人間とその心が存在する新たな地平・次元を発見したという意味において）であり、その意義はいくら強調してもしすぎることはない。現生人類の脳と身体が現在の形のままで存在し続ける限りにおいて、その心が創り上げた存在論的地平＝大域的アトラクターの有機的統一体は存在し続ける。英国の大哲学者であるカール・ポパーは、そのような知的構築物――知的世界――を「世界3」と呼び、それはより低次の身体的・物理化学的条件とは独立して存在するものであるとした(29)。フリーマン理論は、そのような知的世界の存在は認めるが、それが脳を離れて存在することは認めない。ポパーの時代には、知的世界の精妙さ、奥深さ、美しさ等々を生み出すような脳のメカニズムを想定し得なかった、つまり脳と心を繋ぐメカニズムが全く知られていなかったのであるから、彼が世界3を身体から独立したものと考えたことにはやむを得ない面がある。おそらく彼は、自分をデカルト的二元論の最後の護り手と見なしたのであろう。

このように近年の脳科学・哲学の傾向と対比することによって、フリーマンが大脳（特に左前頭葉皮質）ではなくて、辺縁系を脳の働きの中心に据えたことの意図がより明瞭に見えてくると思われる。ハイデガー的に表現すれば、人間は「解釈」する以前に「世界内存在」であり、「現存在」である。そしてそのことを可能ならしめるのが、辺縁系を中心とする知覚と運動のシステム、すなわち「志向性の弧：行動―知覚サイクル」なのである。以上を踏まえた上で、物理化学的に捉えられた行動・知覚サイクルという物的現象を、フリーマンがどのようにして「気付き」や「意識」や「意味」という心的現象へと移し換えていくのかを、これから見ていくこととしよう。

E　気付きと意識

1　気付きと意味

意味の生物学には、経験によって骨格・筋肉・内分泌腺・神経連絡などに刻み込まれた歴史を有する脳と身体の全体が関わっている。意味を内包する状態は、身体と神経系の一つの活動パターンであって、それは脳の物理的空間ではなく、一つの生命体の状態空間が形成する焦点である。意味が変化すると焦点も変化し、それは夏の夜のホタルのように跳ねあがり、ひょいと動き、あちこち動き回る軌道を形成する。意味は、脳におけるニューロン間シナプス連絡の全体と、神経調節物質によって決定されるそれらのトリガー・ゾーンの感受性から生まれるが、脳の他の部位の成長・形・適応状態にもある程度影響される。運動選手・舞踏家・音楽家の技量は、彼らのシナプスだけではなく、その手足・指・体幹にも宿っているのである。

ニューロン間の結合の強さと身体の性質は、学習と訓練によって、一生を通じて継続的に形作られていく。誰しもが生得的遺伝子と細胞質を有しており、それが志向性の全体性を目指す過程における成長の方向と程度に、ある一般的な限界を定める。意味の形成において脳と身体は少しの間繋ぎ合わされるが、ニューロダイナミクスの言葉で表現するならば、それは生命体の状態空間の遍歴的軌道において短い分節が形成されることである。それが気付きである。この分節は、個人史およびその状態によっていつでも開始することができる行動の範囲、すなわち全体性を包含し、さらに状態空間における位置と、軌道が与える優先的な方向を持っている。生命体における脳の状態を経由する移行の軌道は、最終状態あるいはゴールへと向かうステップをその内部に含んでおり、それがすでに意味の一部となっている。つまり意味は、志向性の三つの特性、すなわち全体性・統一性・意図の全てを含んでいるのである。意味とは、我々全てが、自分自身あるいは他人の行動の観察を通じて経験する心の状態である。気付き（awareness）も一つの心的経験であるが、それはニューロダイナミクスにおける「過渡的状態」という語に対応する。

〔注13〕過渡的状態

ニューロダイナミクスにおける「過渡的状態」は、ウィリアム・ジェームズが言うところの「意識の流れ」における「推移的部分 transitive parts」に対応する。(66) Aという事態にBという事態が引き続くことにおけるAとBの関係を、我々は意識の推移的部分において、「感じ feeling」として把握する。「意識の流れ」は、鳥の生活のように、飛行と停止の交代である。閉じた文章（考え）が意識の流れの「実質的部分 substantive parts」であり、次に文章が始まって閉じる前のあいまいな状態が意識の流れの「推移的部分 transitive parts」である。この推移的部分をとらえることは困難であるが、ジェイムズは、そこには事物の関係を把握する「感じ feeling」とでもいうべきものが存在し、それは客観の側から言えば、事物間の客観的な関係がそこにあらわになるということであり、主観の側から言えば、意識の流れがそうした実在的な関係のそれぞれに対して、みずからの内的陰影によって対応しているということである、と述べている。フリーマンが言うところ「遍歴的軌道において形成される短い分節：過渡的状態 transient state」とは、ジェームズが言うところの「推移的部分」を、ニューロダイナミクスの言葉で表現したものである。

2　意識と因果律

意識とは、半球全体にわたる気付きの状態の連鎖が意味の軌道を形成していくプロセスである。その軌道がもたらす我々の経験は、習慣あるいは高度の集中に基づく論理的推論の厳密で秩序だった流れから、だらけた遊びや夢における意識の乱れた流れに至る全ての連鎖を包含している。我々はそのことを自分自身の意識の流れにおいて、また他人の経験や思考を演劇・詩・美術・映画・小説・雑誌・科学論文・日々の社交的やりとりにおける表現等の理解において既に知っている。経験は、数字として計測し表現することが可能な脳と身体の活動とは異なり、表やグラフで表すことはできないが、言葉あるいは芸術作品によって表現することができる。心的経験についての体系的研究が現象学である。脳と身体のダイナミクスは、数式に頼ることなしに言葉で記述することができる。その場合、心的経験と脳活動の関係を理解することとは、二種類の言語的構築物である現象学と神経科学との間に対応を見出すことにほかならない。脳活動と心的経験との局所的対応は重要であり、記述することが可能なものである。

気付きにおける神経的ダイナミクスと精神的（現象学的）ダイナミクスとの間に生物学的な関係が存在することは明らかである。何故ならば、我々は既に、ワイン・お茶・たばこなどの化学物質を、医学的・宗教的・あるいは娯楽の場において気付きの状態を亢進させたり抑制したりするために用いているからである。では、神経的ダイナミクスと精神的ダイナミクスとの関係については、一体どのように考えるべきなのだろうか？我々は通常、この問題を次のような形で提起する。気付きの状態はどのようにしてニューロン活動を変化させるのか？　神経活動はどのようにして苦痛あるいは快楽を含む気付きを生じさせるのか？　私の脳を誰が、あるいは何が支配しているのか？　これらの疑問はすべて、心的現象（こころ）と物理的現象（物）が原因と結果という関係、すなわち因果律で結ばれていることを暗黙の前提としている。従って我々は、上の問題について考える前に、心と脳の関係を因果律という観念を適用して理解しようとすることが正しいのか否かを先ず検討しなければならない。そもそも因果律とは何なのだろうか？

因果律（因果性 causality）とは、何かある事物が別の事物を生み出したり引き起こしたりするという事物間の結び付きのことである。それは例えば、ある細菌がある病気を引き起こすというような結び付きを意味するが、アリストテレスは、事物の存在の原因を質料因・形相因・動力因・目的因という四種類に分類した(67)。例えば一つの美しい石像が存在するとして、それが存在するのは、制作者が石という〈素材〉に美の実現を〈目的〉として〈作用〉を加え、ある〈形〉を作り出したからである。つまり、石が素材因、美が目的因、制作者が〈作用因〉、石像の形が〈形相因〉である。しかし、この枠組みを細菌と病気の間に適用してみても、細菌が作用因と見なされる以外にはうまくいかない。

　一方、因果性についての近代的理解は、デイヴィッド・ヒュームの心理学[68]から始まった。彼によれば、因果性とは、空間的に隣接し時間的に継起する二つの種類の出来事が常に相伴って起こる時、この二種類の出来事の間の、人間が想像する必然的結果（necessary connection）の関係である。つまり、ある細菌とある病気が常に隣接し継起するならば、すなわち両者が恒常的随伴（constant conjunction）の関係にあるならば、人間は一方があればもう一方も必ずあると想像するように習慣付けられる。因果の必然性とは、実はこの想像力の習慣付けにすぎない。この考え方の特徴は、出来事の間の因果性は出来事自体の関係ではなく、むしろ出来事について人間が形成する観念の関係であるということになる。この、ヒュームが言うところの「想像」という観念が、アリストテレスの因果律の観念に欠けているものである。しかし、因果性が観念と観念の間の関係であるとすれば、人間は観念をどのようにして形成するのかということが問題となり、そこに「志向性」と「意識」という問題が絡んでくるのである。

　内省の伝統を集大成したイマニュエル・カントは、物質的対象と出来事の世界（外的世界）は観察者とは別個に存在し、心（内的世界）は純粋理性に基づく生得的な観念から成り立つと考えた[69]。この見地において、哲学者の仕事とは与えられた生の感覚データ（raw sense data）を基に推論し、世界についての観念を形成することである。我々は、対象について思考する主観なのである。このような考え方が、今も多くの人に受け継がれている。しかし二〇世紀始めの初期の現象学者であるフランツ・ブレンターノやエドムント・フッサールは、心の内容は世界の表象という形式を有するというカントの考えを受け入れたが、世界には異なる文化があまりにも多く存在することから、心が生得的観念を有するという前提には反対した。彼らは、観念は経験から得られるものであると断定し、観念とそれが表象する世界における物事との関係を、文化的あるいは個人的偏見なしに正確に記述しようとした。ブレンターノはこの関係を示すために、「志向性」というトマス・アクィナスの言葉を導入したが、彼の解釈によると、志向・信念・観念は、世界について(about)のものである。彼はこの考えを、自分が何をしているか(つまり「何」について「何」をしているか)を知っている人間と、それを知らない論理的機械を区別するために用いた。現在のアングローサクソン系の論理分析哲学者(ジョン・サールなど)の間で広く支持されているこの見解において、表象とは外界の事象によって引き起こされた心の状態であり、我々はそれを意識において捉えるのであるから、意識は志向性に先行する。

一方、フッサールの愛弟子であったマルチン・ハイデガーは、人間の観念は時間における存在を形作る日常の行動と気遣い(Sorge)から生まれるという考えによって、カントの前提を突き崩した。彼は、人間が意識の立ち現れにつれてそこに己を見出していく社会の秩序だった構造に、人間の知性の基盤を置いた。この構造における人間の状態を、彼は「世界内存在」と呼んだ(37)。その構造は、プラトンや、デカルトや、カントが考えたような独立した精神の形式でも表象でもないが、人びとが環境と取り組む行動を通じて現実的な存在となるものである。この見地においては、志向性が意識に先行する、つまり行動が知覚に先行するのであるから、その時、意識の主観と客観への分裂は生じていない。これと同じことを、精神身体発達の分析で有名なスイスの発達心理学者ジャン・ピアジェが言っている。生後二年以内の感覚身体期の乳児は、彼らの身体を外界に「突き出していく」ことによって世界について学んでいく。特に注目すべきは、マルチン・ハイデガーの思想を継承したフランスの神経哲学者、モーリス・メルロ゠ポンティの思想である。彼は、知覚とは学習された行動の構造の内部的焦点であり、生命体が世界に対する働きかけにおいてその能力を用いる時に、組織化された多感覚知覚として明確となるものと仮定した。彼は、「これまでの哲学者たちは〈経験主義〉と〈知性主義〉に付きまとう哲学的偏見のために、日々の生物学的目的への身体運動の適応を介して、人間の精神活動が自らを形成していく過程を認識することができなかった」、と述べている。[47]

次の言葉が、メルロ＝ポンティの思想の真髄を表している。「知覚するということは、身体を介して自己を何ものかに向かわせることである、いつ何時も、物はその在り処を外部世界の地平の内部に留めており、構造化とは、その細部の一つ一つを、それが帰属する知覚の地平に置いていくことに他ならない」。この記述は、彼がそう意図したか否かにかかわらずアクィナスの「同化 assimilation」のプロセスと一致する。脳は、身体とニューロンの脳全体にわたる組織化を介して、それ自体を対象の選択された側面と合致させることによってその対象について学習する。メルロ＝ポンティは外部世界の地平と内部の知覚の地平とを区別している。ヒトは対象に働きかけ、それを変化させることができるが、対象はその地平を越えて脳に入り込むことも、感覚皮質の地平にその特徴を刻み込むこともできない。しかし知覚という行為は、同化を介してこの二つの地平を超越する。物についての我々の知覚は、感覚入力以前に、その入力を得ようとする行動によって先取りされている。行動と知覚が繰り返すサイクルによって構造化が推進されるが、それをメルロ＝ポンティは「指向弓 arc intentionel：本書では〈志向性の孤〉と呼ぶ」と名付け、「最大把握」を達成するための努力であるとした。知覚の地平に「細部を配置する」という彼の言葉を行動・知覚サイクル（図2参照）に即して言いかえると、それはエフェレンスを介して運動皮質を方向付け、プリアフェレンスを介して感覚皮質の焦点を定めること、すなわち対象との最大限の同化（＝最大把握）が得られるように注意を喚起することにほかならない。自己は対象に適合し、身体をそれに合わせて形作ったり、変形させたり、位置を変えたりすることによって、それについて学習する。身近な例として、新しい道具を扱う時、我々はそれを指先で触ったり、握り締めたり、その表面を眺めたり、叩いて音を確かめたりすることによってその形状と性質をよく飲み込んでから（つまり己の身体に同化してから）、他の対象に対してそれを用いるのである。

メルロ＝ポンティは、我々は自己と世界との不均衡によって行動へと駆り立てられると結論している。力学系理論の言葉で言うと、不均衡とは内在的な不安定性であり、それが脳を遍歴的軌道、すなわち学習されたアトラクターのベイスンである優先的な状態の連鎖が形成する軌道へと導くのである。その結果として生じるのは、化学的な意味での均衡（平衡）、すなわち死んだ状態ではなく、その一つ手前の段階において、閉包（closure）の気付きをもたらす一つのアトラクターのベイスンへとしばらくの間落ち込むことである。

〔註14〕閉包

心理学用語としての「閉包 closure」は、不完全な形・思考・状況などが完全なものとして（それなりに出来上つた形として）知覚されることを意味する。フリーマンの説明によると、それはある対象の知覚というような、一つのタスクの完成（completion）を意味する。そこには、探しているものに眼を止めるという単純なものから、顔を見分けるという複雑なもの、さらには著作を完成するとか、出版された本を手に取るとかという極めて複雑で長期的な行動までもが含まれる。

しかしメルロ＝ポンティは、知性を規定する日常活動における構造化に気付きが不可欠であるとは考えなかった。彼は、時に意識に言及しているが、気付きにはほとんど言及していない。

〔註15〕メルロ＝ポンティと気付き

メルロ＝ポンティは『眼と精神』[70]のなかで、ランボー、クレー、マルシャンなどの芸術家の言葉を踏まえて次のように述べている。「一般に〈霊気を吹き込まれる inspiration〉と呼ばれているものは、文字通りに受け取られるべきである。本当に、存在の吸気（inspiration）とか呼気（expiration）とかいうものが、つまり存在そのものにおける呼吸（respiration）があるのだ。もはや何が見、何が見られているのか、何が描き、何が描かれているのかわからなくなるほど見分けにくい能動と受動とが存在のうちにはあるのである」。ここで彼が言おうとしていることは、松尾芭蕉が「松のことは松に倣え、竹のことは竹に倣え」と言ったような、芸術的創作における主観と客観の合一である。それは芸術に限らず、スポーツ・遊び・学習などすべての作業に対する高度の集中、すなわち「無心」の状態を表している。その時、脳活動の全てが作業の遂行に従事し、大局的アトラクターの分極化は生じていないので、脳は最大限の能力を発揮することができるのである。

彼は少なくともある一文において、志向性の弧の具体性と比較すると、意識は科学的研究には不向きな「随伴現象」であると述べている。しかし科学および科学者は言葉と気付きなしに機能することはできないのだから、それを現象学という敷物の下に掃き込んで済ませることはできない。現象学の目的は、感覚経験を形而上学的前提なしに記述することにある。感覚経験は、現象学者たちが抽象し、吟味し、科学の一部として言葉や図で表す以前に、すでに気付き（意識）へともたらされている。つまるところ、気付きが、これらの構築物についての我々の経験や言葉による表現を媒介しているのであるから、気付きに依拠することなしに、精神現象についての研究であり、省察であり、知識である現象学について語ることは不可能なのである。現象学者たちが同化のプロセスを自ら構築する際に意識と気付きを有していることは明白である。したがって我々は、気付きが志向性の弧の全体にわたって存在するのか、あるいはその円環の一部分から生じるのか、もしそうであるならば、それは円環のどの部分に対応するのかを問題としなければならない。

3　志向性の弧の回転

ここで、志向性の弧が一回転するためにどれほどの時間を必要とするかについて考えてみよう。言いかえると、一つの行動あるいは刺激の後で、我々がそれに気付くまでにどのくらいの時間がかかるのだろうか？　ヒトと動物における反応時間の計測によると、刺激と学習された行動の発現との間には、最小限、四分の一〜四分の三秒の遅延時間が存在する。これは、学習を必要としない痛み、もしくは報酬刺激から応答までの反応時間（一〇分の一秒以下）よりもかなり長い。受容体から脳への伝達、脳の各部分でのやり取り、および脳から筋肉への軸索による伝達は、学習された刺激における遅延時間のごく僅かな部分を占めるにすぎない。唯物論的・認知主義的研究者は、この遅延時間の大部分は、より高次元のイメージへの諸特徴の結合や、保存されていた表象の取り出しと現在の入力との交差相関によるマッチングなどの情報プロセシングのために使われると考えている。一方フリーマンは、この時間は脳の各部分が適切なアトラクターのベイスンを探し出し、アトラクターの遍歴的軌道の内部に新たな局所的・大域的アトラクターを作り出すために用いられると考える。

刺激への気付きが刺激開始と同時に生じないこと、また行動しようとする意図よりも、そのことに対する気付きが遅れて発生することは、神経生理学者であるベンジャミン・リベットの実験から明らかとなった[71]。彼は、脊髄から大脳皮質に至る径路が二つ存在するという事実をうまく利用して、気付きに要する時間を計測した。脳幹内側毛帯を通る上行性軸索（おもに触覚を伝える）は枝分かれしていない上に伝導速度が速いので、皮膚のどこで、いつ刺激が生じたかを瞬時に皮質に伝える。それとは対照的に、脊髄視床路の軸索（温覚・痛覚を伝える）は伝導速度が遅く、辺縁系における中継核や視床網様体を経て前脳のすべての部分へと枝分かれしている。知覚のプロセスを開始させるのは、脳幹内側毛帯を通る上行性軸索である。そのことは、てんかん発作に対する脳外科手術を施行する際に、患者の承諾を得た上で、局所麻酔下に脳に電極を挿入し、覚醒状態において感覚皮質に直接、電気刺激を与え、それによって生じた知覚を報告させるという実験で確かめられた。

患者の左手に与えた刺激は、伝導速度の速い神経径路（内側毛帯路）を介してほぼ同時に右感覚皮質における電気的応答を引き起こしたが、患者がその刺激を感じた（刺激に気付いた）のは刺激開始から二分の一秒後であった。一方、露出された左感覚皮質に直接与えられた電気刺激は、内側毛帯を介することなく即時に感覚皮質の誘発電位を生じたが、患者が刺激に気付いたのは、やはり刺激開始から二分の一秒後であった。こうしてリベットは、内側毛帯が正確には何をしているのかという昔からの問題に対する答えを見出した。知覚形成のための遅延時間が必然的に存在するにも関わらず、内側毛帯による時間の遡及によって、脳の働きが現実の時間の流れと一致して進行するのである（速い伝導速度も持つ神経線維における伝導時間分は必然的に遅れるが）。スポーツ・チームやオーケストラに参加したことのある人は誰でも、全体との調和を保ちながら急速な行動の連鎖を維持しなければならないことを知っている。次々に起こる状況変化は速すぎるので継続的な認知のフレームを形成することはできないが、内側毛帯路はそれに遅れないように脳の働きを統合しているのである。

感覚皮質において引き起こされる状態遷移よりもさらに複雑なプロセスである気付きが、その成立のためにより多くの時間を必要とする、ということは確かな事実である。気付きに必要な時間を計測するためには、実験者が意識を有する被験者に「あなたは、いつ、何を感じましたか」と尋ねる以外のいかなる方法も存在しない。これと同じ問題が、志向的行動の発現に対する気付きの時間的計測においても存在する。リベットらは、ボランティアにおける脳活動の測定から、自分が決定した行動を遂行しようとする意図についての気付きにおいても、感覚刺激に対する気付きと同じ様な遅延が存在することを見出した。この場合、頭頂部と耳朶の付け根に置いた二つの頭皮電極の間で、緩除な電位変化が測定された。実験者が被験者に、自分のペースでスイッチを短時間押すことを一時間にわたって繰り返すことを求めた場合、スイッチを押す行動が実際に生じる約一秒前から、「準備電位」が緩除に増大した。この電位変化はあまりにも小さいために、多数の試行結果を重ね合わせて平均しなければ検出できないのだが、その結果は、運動の計画と構成に関わる神経活動が、行動の意図に対する気付きに先行することを示している。準備電位の始まりから気付きが生じるまでの時間は、刺激の始まりに対する気付きの遅延時間とほぼ同じ長さを持っていた。つまり、被験者がスイッチを押そうとする決断に自分自身で気付いた瞬間を報告するように求められた場合、この気付きが準備電位の始まりよりも四分の一～二分の一秒遅れることが、彼らの応答のタイミングから推定されたのである。換言すれば、志向性の弧の開始に先行する脳活動は、その行動の意図についての気付きに先行して開始されるのである。

このことは、我々の思考も行動も、それが気付きと意識に上る前に、脳内の意識下のプロセスによって既に決定されていることを意味する。とすれば、気付きとは人間にとっていかなる意味を有しているのであるか？この問題に関して重要な実験的事実は、被験者が、自分が行動しようとしていることに気付いた後に、その行動を中止することができるということである。それは自分が何か言おうとしていることに気付いた後に、違う言い方をしたり、発言を中止したりするようなことである。したがって、自分が誰であれ何であれ、自分の気付きは自分の所有物であり道具であるが、気付きが能動的な主体として自分に行動を開始させるのでないことは明白である。ここまで述べた事実に基づいて、気付きと意識を神経生物学的な用語を用いて説明することができるが、そのためには、次の三つの前提を置くことが必要となる。

第一の前提は、脳はダイナミックなシステムであるということである。気付きの各状態は、時空間におけるパルスと波の密度パターンを有するシナプス野に生じ、その電気化学的要素は脳全体に分布している。それぞれのフレームは、脳の状態空間の連鎖の内に位置している。この連鎖は、過去の知覚がシナプスに残した痕跡であり、知覚の新しい活動へと導く状態変数の軌道である。すなわち意識は、現象学的に経験される心的プロセスであると同時に、脳の状態の連鎖を繋ぎあわせ包含する神経プロセスであるから、それは脳の単なる状態変数ではなく、ニューロン間の関係を媒介するオペレーター（演算子あるいは操作者）である。意識は、かつてそう呼ばれてきたような（例えばエーデルマンの仮説におけるような）、随伴現象、脳の分泌物、あるいは偶発的出来事ではなく、志向的行動において何か決定的な役割を果たしているに違いない。その役割を解明し実証することが、ニューロダイナミクス研究の大きな目的なのである。

第二の前提は、全ての種類の動物の脳が、その様々な構造・機能の内容と複雑性の違いにしたがって、それなりの気付きと意識を有するということである。ヒトの意識は、その脳と社会的行動の複雑性によって、動物とは異なった形を有している。しかし、基本的な状態変数のオペレーターとして志向的行動を構築するという意識の役割は、その内容とは無関係に、全ての脊椎動物に見出すことができる筈である。その証拠を得るためには、気付きにおいて何を経験しているかを動物から聞き出さなければならないが、それが不可能なことは明白である。しかし、動物が何を考えているか、すなわち気付きと意識の内容を直接的に知ることはできないにしても、脳ダイナミクスの分析に基づいて、それらがどのようなものであるかを推定することは可能である。

第三の前提は、因果律を十分に理解することなしに意識を理解することはできないということである。意識を、基本的な状態変数のオペレーターとして志向的行動を構築するもの、すなわち思考の原因として考えることとは、そこに因果律を持ち込むことである。そのような考え方自体に問題があるのではないだろうか？　因果律（因果性）についての従来の考え方については既に述べたが、そこにフリーマンは、次のような疑問を付け加える：我々は、なぜ（Why）このような問い方をするのだろうか？　物事についての説明として、その「原因 cause」を確定するような答えを見出して我々が満足するということは、一体どういうことなのだろうか？

古くから我々は、科学者とは「How：いかに／どのようにして」を問うものであって、「Why：なぜ」を問うものではないと教えられてきたが、何にでも原因が存在すると考えることは科学の望ましいあり方なのだろうか？

4　直線的因果性と循環的因果性

因果律について詳しく考えることは、上の問題に対する我々の答えの形式が、「原因」という言葉が有する次の三つの意味のいずれを我々が選択するかに掛かっているという意味において、意識を理解する上で不可欠なステップである。その第一はアリストテレスの動力因に対応するものであり、それは細菌が病気を起こすというように、ある何か（agency）が、何かを作り、動かし、修飾することであり、それが直線的因果性（linear causality）と呼ばれるものである。「なぜ？」と問うことは、ある結果を引き起こした原因が何であるかと問うことにほかならない。第二の意味はアリストテレスの形相因に対応し、説明し、合理化し、あるいは批判することである。フリーマンは、多くの物理学者や心理学者と同様に、それを「循環的（円環的）因果性 circular causality」と呼んでいる。それは我々が媒介者を立てることなしに説明する際に用いる「〜の故に because」という語を含んだ文脈において用いられる。これが、「How?」という問いが意味するものである。第三はデイヴィッド・ヒュームに倣って、因果律を人間が有する観念間の関係、すなわち人間の生得的傾向と見なすことである(68)。それは「ノミナリズム：唯名論」と呼ばれる哲学教義に基盤を有し、抽象的概念や普遍性は心の特性であって世界の特性ではないとする考えである。彼は、原因についての知識は、物事が常に引き続いて生じることの結果としてのみ生まれると結論した。

驚くべきことに、トマス・アクィナスは、ヒュームより四世紀も前に同じ結論に到達していた（後に述べるように、紀元五世紀に唯識教義を完成した世親は、ヒュームより一二世紀も前に、同じ結論に達していた）。それは、知性における形（形相）は想像によって作り上げられるものであって、物質（質料）の形の内には存在しないという考えである。それは、フリーマンが知覚（特に嗅覚）の研究によって到達した結論、すなわち感覚皮質の脳活動が作り上げる形はあくまで内部的なものであって、刺激の形によって定められるものではないという考えと一致する。ヒュームの見解は、因果律とは必然性の感覚を伴うクオリアである、と言い換えることができる。我々は、我々自身の未来の行動の予兆となるものを観察された事物間の関係に見出すのであり、その予測の確実性の度合いがある閾値を越えた場合に、それを因果律として認めるのである。

原因について考える際に先ず直線的因果性を探し求めることは、我々の捨てがたい習性である。時間的秩序の不変性は、結果が決してその原因に先行しないことから、決定的な重要性を有している。ある科学者たちは、それを「時間の矢」と呼び、それを因果関係が存在することの証明として用いている。一つの結果が他の結果の原因となることから、我々は直線的因果性の連鎖の山を築くことができる。例えば神経生物学者は、神経的出来事の連鎖を刺激と応答との間に見出している。刺激の伝達は受容細胞の細胞膜に存在する分子を活性化する情報を与え、それは生化学的カスケードによって、活動電位による情報として脊髄にもたらされる。シナプスと軸索の連鎖が情報を感覚皮質へと中継する。情報は数段階の処理を受け、前頭葉を介して運動システムに伝達され、そこでさらに処理された後に筋収縮と応答を生じさせる。刺激を与えない実験をランダムに織り交ぜながら観察と計測を繰り返すことにより、研究者は脳の働きの因果的連鎖と呼ばれるところの入力—出力対応を集積することができる。

しかし直線的因果性は、ミクロスコピックなニューロンと、それが埋め込まれているメゾスコピックな集団との関係において、最も劇的な形で崩壊する。それぞれのニューロンは、一つないし数個のシナプス連絡の内部で他の無数のニューロンに作用を及ぼしているため、次のパルスを発火する前に、他のニューロンから返ってくる反応によって、その状態が既に変化している。このヒエラルキー的相互作用を直線的因果性に還元することはできない。このような相互作用は神経絨に存在するニューロンに限ったものではなく、ハリケーン・レーザー・家事・動物の群れ・人の群れ・その他身近な物事に通常見られるものである。これらのいずれの例においても、一まとまりの集団を構成する粒子はメゾスコピックな状態を作り出しており、それらが作り出した状態によって自らが制約されている。原因に引き続いて結果が生じなければならないという要請は、ミクロ・メゾの両次元における事象の同時性によって撹乱されてしまう。広汎な非線形的フィードバックは、どのニューロンが他のどのニューロンを発火させたか、あるいはさせなかったかという決定論的考えを無用のものとしてしまう。ニューロンとニューロン集団の関係は、循環的因果性によってしか適切に記述することができない。

循環的因果性という概念は、内嗅皮質と海馬の関係のように、大脳皮質の限局された領域とニューロン集団の間の相互作用や、さらに高次の志向性の弧における行動—知覚サイクルの全体的相互作用を、人間らしさを損なうことなく説明する上で不可欠のものである。このような相互作用を、言葉あるいは数式や幾何学的・物理学的モデルで表そうとする時、我々は閉ざされたループという概念を、そのループに沿って時間と共に一つの方向に流れる活動を記述するために用いている。このループを理解するために、我々は、それを前方への流れと後方からのフィードバックという二つの部分に分け、それら二つの部分のそれぞれにおける働きを記述するために直線的因果性を用いる。つまり、それが働いている脳について我々が経験する仕方であり、多くの人が最も快く感じる説明の形式であるがゆえに、我々は直線的因果性に頼らざるを得ないのである（図2の志向性の弧の図式が実際そうであるように）。ここまで述べたことに基づいて、気付きがいかなる意味において志向的行動を形成する神経活動変化の原因となるのか、また感覚活動の減弱後に新しく構築された神経活動が新たな気付きの原因となるとはどういうことなのかという問題についてさらに考察を進めよう。

直線的因果性が常にエージェントの存在を仮定している、ということは事実である。それは例えば、「ある天体が地球に衝突し、それが起こした埃の雲が太陽の光を遮り、植物を死滅させ、恐竜を飢死させた」とか、「だれかが引き金を引いて、その銃弾がある人の体を貫き、死に至らしめた」とか言う場合である。他方、循環的因果性はエージェントを想定しない説明を与えるが、循環的因果性によって神経的相互作用を理解しようとする場合、我々はフィードバック・ループを想定し、そこで再び直線的因果性へと立ち戻ってしまう。このような性癖、すなわち説明のために原因を探し出そうとする生得的傾向から、どうして人間は逃れられないのであろうか?

我々は既に、状態空間の内部に存在する志向性の弧が、未来の状態へと方向付けられている軌道の一部において、自己組織的状態として生じることを知っている。現在の状態とは、運動システム・四肢の動き・感覚器官・知覚に関わる脳のモジュール全体の活動パターンである。行動は必ずしも気付きを伴わないが、それを伴う場合、我々は意図を、行動に先行するプリアフェレンスが生み出すものとして経験する。次いで我々は、実際の行動がもたらす内部受容的・外部受容的な感覚(エフェレンスとリアフェレンス)を通して行動を経験する。行動とは、我々が仮説を検証していく実験にほかならない。志向性の孤におけるこのようなプリアフェレンスとエフェレンスの関係が、「こうしたら、ああなる」という思考形式を我々に植え付け、それが直線的因果性という観念を生み出したのである。換言すれば、プリアフェレンスとエフェレンスの一セットは、未だ検証されていない確信を生み出し、その行為の結果が、実際の知覚入力(コンバージェンス)とリアフェレンスによって検証されるのである。その「未検証の確信」が、直線的因果性という観念の正体である。端的に言えば、直線的因果性とはある物あるいは現象と、他の物あるいは現象とを、それらの間の相互作用を無視して結び付ける思考形式であり(したがってそれは、神と人との関係のように、いかなる神秘的なものでもあり得る)、循環的因果関係とは、それらを同一次元に置いて、それらの具体的な関係を相互作用として捉える思考形式である。

己の行動を経験するということは、感覚入力に引き続くニューロン活動の構築を引き起こすところの行動の意図を経験することである。ピアジェのような発達心理学者によると、我々はこの関係、すなわち志向性の弧における仮説と検証との関係を、言葉や、表現したり疑問を呈したりする論理を獲得する以前の、幼少期における感覚運動期に習得する。ヒュームは、原因についての気付き、つまり因果性とは、観念と観念との「恒常的相伴」（恒常的連合）に起因するクオリアに過ぎないとしたが（その考え自体は、ヘッブの法則(46)の神経生理学的根拠である「シナプス可塑性」という現象で説明できる）、フリーマンによると、それは観念と観念との単なる相伴よりもさらに古くて深い起源を「志向性の弧」の中に有するのである。

ここまで述べたことから、「原因」は外部世界に存在するのではなく、我々の全ての知識を生み出す志向性のメカニズムの内部に起源を有する観念であると結論することができる。外的対象に原因を帰す我々の考え方は、アニミズムに似ている。アニミズムとは、非生命的な物体に、世界に物事を生じさせるエージェントとしての精神が宿っているとする考え方である。それは我々全てにおいて、言語習得以前の経験に深く根ざしているために、軽視したり、たやすく放棄したりすることができるものではない。実際我々は、アニミズム的な論理の歯車なしには何事も理解できない。しかし、外的事物が我々の行動の主体（支配者）であるという幻想に身を委ねるならば、我々は自らの行動が引き起こす結果への自信を失い、何もできなくなるだろう。

ここで我々が直面しているのは、直線的因果性と原因（エージェンシー）という特性をニューロンとニューロン集団に付属せしめることをどうすれば回避できるのか、という問題である。直線的思考から関係的（循環的）思考へと転換するためには、アニミズム的自然観がどのようにして現在の科学的自然観に取って代わられてきたかを考えてみれば十分である。例えば太陽系は、古代における神の使いや、古典物理学における引力などという原因的エージェントによって互いに引き付けられているのではなく、歪んだ時空間がその内部に有する構造という拡大された概念的枠組みにおいて理解されている。それと同じように、ニューロダイナミクスは、原因的エージェントを措定することなしに、全体を構成する部分間の関係を記述することを可能ならしめる。ニューロン集団の自己組織化は、その基本的な例である。皮質各小領域の神経絨はシナプス伝達によって相互作用する何百万個ものニューロンを含んでいるが、それらの活動の密度は低く、均等であり、広範囲にわたっている。感覚刺激の衝撃の下に、脳の他部位からの神経調節物質の放出、および成長と成熟の背景的プロセスにより、全てのニューロンが寄り集まってメゾスコピックな活動パターンを形成し、そのパターンは同時に、それを生み出したニューロンの活動を制約する。このシステムにおけるミクロスコピックな活動は一方向的、すなわち階層構造の下部から頂点に向かって上に流れるが、マクロスコピックな活動はそれと反対の方向、すなわち上から下に流れる。新しい刺激、あるいは新たな状態がもたらすインパクトによって一側の大脳半球が全体的に不安定化し、次々に新たな状態へと移行する。また半球間では、それぞれにおける軌道形成の連鎖の間で相互作用が生じる。この大域的な状態遷移において個々のニューロンがどのような役割を果たすのかという問いは、空気や水の分子がどのようにしてハリケーンを引き起こすか、あるいは数個の岩がどのようにして海底地震と津波を引き起こすかという問いと同様に、全く意味をなさない。考えてみれば、人類は太古から、マクロな自然現象と常に向き合って来たのである。我々の感覚・知覚・概念は、自然界のマクロな現象と合致するように形成されてきた。古代から人類は、循環的因果関係を「自然：自ら然る」、「混沌」、「ウロボロス」、「円環」などのメタファーを介して直覚的に把握していたのである。

ルードヴィッヒ・ボルツマンが、分子理論と一九世紀の古典的熱力学を組み合わせて統計力学を創始して以来、物質についての没因果的・階層的思考は、物理学者にとって非常に親しみ深いものとなっている。それがニューロンを研究する神経生物学者によって未だに良く理解されず、利用されてもいないことには次のような理由がある。その一つの理由は、我々は同一物質の分子は全て似ているが、いかなる二つのニューロンも同一ではないことを知っていることである。それは、異なる物同士の関係には何らかの直線的因果関係があるに違いないという考えへと我々を導く。もう一つの理由は、直線的因果性は還元的思考においてはうまく働く。ニューロンにおける因果的連鎖の繋がりは、器官→細胞→細胞内小器官→分子→原子→そして量子エネルギーのレベルへと順に辿ることができる。しかしそれと同じようにして、因果性の連鎖を上へ辿ることはできない。還元主義者は、水がどのようにして地中に浸透するかは理解しているが、樹木が水を吸い上げ、空中に吐き出すことによって、それが再び雨となって降り注ぐことを理解していない気象学者、あるいは循環的因果性を循環論法と同じものと考えている哲学者のようなものである。

とは言え、我々が獲得した諸事実は、それが新しいパラダイムへとまとめ上げられるまでは、我々を惑わし続けるであろう。太陽系についてのコペルニクスの理論・元素周期表・ルドルフ・ウィルヒョウの病理学における細胞説・万有引力理論・進化・相対性理論・量子力学などの現代科学における偉大な進歩は、すべて「思考のリレーショナル・システム relational systems of thoughts」である。そこに因果律を付け加えることは、例えば引力を伝播するエーテルや、量子理論における隠された変数、さらに進化におけるエージェンシーとしての自然淘汰のように有害無益な概念を生み出すことにしかならない。自然淘汰は、ダーウィンが動物飼育者の人工的な種の改変（改良）から思いついた概念であるが、それがハーバード・スペンサーによって社会的進化論へと変身させられたことによって大混乱を引き起こした。つまるところ、因果律とは人間の心の内のみに宿るものであって、自然の悪意の内に宿るものではないのである。

〔註16〕思考のリレーショナル・システム

著者との文通においてフリーマンがこの語について追加した説明を次に示す。「この語は、世界を、流動しながらパターンとして現れる事物として認識し、それが何であり、また何がその原因であるかを問おうとしない考えかたを意味します。因果律は、技術者・医師・工学者・政治家など人間の状態を改善するために行動する全ての人々が、物事が現在および将来において如何にあるべきかを判断する上で、また歴史家にとっては物事が如何にしてそうなったかを理解する上で不可欠のものです。しかし科学において、因果律とは一種のアニミズムであり、小児的な考え方でしかありません」。ブッダは、人間を含む全ての自然現象を火・炎のメタファーを介して捉えることにより諸行無常・諸法無我という認識に到達したが、それはフリーマンが言うところの、「世界を、流動しながらパターンとして現れる事物として認識し、それが何であり、また何がその原因であるかを問おうとしない考えかた」にほかならない。

5　ダイナミック・オペレーターとしての意識

志向性の弧から生じる気付き・意識が、心的現象においてどのような意義を有するのかを考える上で、次の疑問が核心的な意義を有している。ヒトあるいは動物は、一体どのようにして原因的（能動的）エージェントと成り得るのだろうか？　その答えは、脳のダイナミクスの内に見出すことができる。全ての一次感覚皮質は、辺縁系の様々な部分と共に、大きなネットワークの構成要素を成している。これらの構成要素の夫々は、軸索のフィードバック結合による集団間相互作用のために、不安定化しやすい傾向を有している。知覚は感覚の到来に引き続いて生じ得るし、実際多くの場合そうなのであるが、知覚の内容は、既に二つの仕方によって準備されている。その第一は、過去の経験が残したもの、すなわち神経—細胞ニューロン集成体（アセンブリ）を形成するために各感覚皮質の神経絨における結合を形成するシナプス修飾である。ニューロン集成体の各々は、アトラクター地形において過去の学習によって形成された優先的な空間パターン、もしくは我々が直観として経験するところの、カオス的プロセスによって創造された新たなパターンのいずれにも解放されている。ベイスンの組み合わせはアトラクター地形（attractor landscape）を形成し、新しいベイスンの夫々は、その形成に際して互いに揺さぶり合う。その第二は、全ての感覚皮質間で、主に内嗅皮質を介して生じる交互作用である。プリアフェレンスに関わる径路からの随伴発火は皮質のアトラクター地形にバイアスを加え、このバイアスは辺縁系が発出する目標――到達点――と合致するように、アトラクターのベイスンを広げたり閉じたりすることができる。このことがニューロン・レベルで実際に起こっていることは、意図、およびそのプリアフェレンスを介する派生物である注意の際に形成される局所的振幅変調パターンの観察と分析によって既に証明されている。

感覚受容体は継続的に感覚皮質を興奮させ、感覚皮質は意図とは無関係に、パルス活動によって相互に興奮させ合う。脳の各モジュールは、これらのパルスが内部的なダイナミクスに与える衝撃のためにいつでも不安定化する。志向的行動の統一性を説明するため、また注意散漫や予期せぬ障害の出現に際しても目標志向性の状態が持続することを説明するためには、何らかの形式を有する大域的な協調が存在しなければならない。それが両半球にわたる大域的な振幅変調パターンにほかならず、それを作り出すのが神経集団間の相互作用である。これらの神経集団は高度なレベルの自律性を有しているので、同期的発火によって互いに緊縛し合ってはいない。同期的発火は、局所的な集団における個々のニューロン間においてさえ滅多に生じるものではない。両半球に存在するモジュールの全集団は、脳幹、脳梁、および半球間の交連線維を介して協調しており、単一で、大域的で、ダイナミックな枠組みを形成している。つまり、個々の単一ニューロンを集団と結ぶマイクロ

↓メゾ関係は、メゾ↓マクロ関係において辺縁系と感覚システムが大域的な脳の状態へと統合されるための前段階なのである。

大域的な振幅変調パターンは、軸索を流れるパルスと樹状突起において発生する波との広汎な協調によって生み出されるので、それを検知することは、その行動への影響を通じて間接的に知ること以外には困難である。現時点において我々は、大域的な脳活動についておぼろげなイメージしか持ち合わせていないが、この種の問題は多くの研究分野で既におなじみのものである。例えば、津波は沿岸地域に壊滅的な影響を及ぼし得る巨大な潮の波であるが、その広がりの割には高さが低いために、それを海洋において検知することは実際的には極めて困難である。経済学の分野において、マクロ経済の動きは個人においては金持ちになるとか失業することとして経験されるが、その動きが明確となるのは、経済学者が統計データを蒐集分析し、それが社会に広がっていることを証明した後のことである。一つの文化全体が革命へと崩壊していくことがあるが、何かが間違っているということに民衆の多くが気付いていないということがあり得る。

マクロスコピックな振幅変調パターン、すなわち大域的アトラクターの存在が、両側大脳半球にわたる電磁気的ポテンシャルの測定によって既に証明された現在において我々が為すべきことは、それが気付きとどのような関係を有するかを説明することである。脳において相互的に作用する神経集団の各々は、カオス的活動の新たな局所的パターンを間断なく作り出している。各ニューロン集団は、その活動を周囲に対して広汎に及ぼし、大域的な状態空間の軌道に影響を与える。脳の各モジュールが及ぼす制約は、大域的な振幅変調パターンへの関与を介して他のモジュールに作用し、それら全ての自由度を減少させる。そのため、それらの内のどれか一つが、他のモジュールを直接的に不安定化させたり作用を及ぼしたりする可能性が減少する。あるモジュールが単独で、あるいは下位の組を形成することによって運動システムを支配し、他のモジュールからの関与をほとんど受けずに行動を形成することは、まったくありそうにもないことである。したがって、気付きが果たす決定的な役割は突発的な活動を防止することであるが、それは抑制によるのではなく、プリゴジンが述べたように、持続的な相互作用が、減衰を来す大域的な制約として働くことによって局所のカオス的変動を消去するという機序によるのである。カオス的変動から秩序が生まれるが、それはこれらの変動が、志向されたベイスンへと向かっている場合に限定される。その他の変動は、秩序パラメタが十分に強い場合には、雑音の内に継続的に織り込まれ、捨てられていく。

大域的パターンに組み入れられるのは、各モジュールの活動の全体的変動の内の僅かな一部に過ぎないが、その僅かな部分が決定的な重要性を有している。個々のニューロンは、無数の樹状突起シナプスにおけるパルスの到来に常時曝されているのに、その出力であるパルスは一本の軸索を通じて間欠的に送り出されている。それと同様に、一見ランダムな活動を示す何百万ものニューロンから構成される集団は、一度に一つのアトラクター・パターンしか形成することができない。したがって半球全体は、その無数の遷移する部分に統一が生じる際には、一度に一つの大域的な振幅変調パターンしか持ち得ないのである。また、ニューロンがそれらの自律性を保持していると同様に、局所的モジュールもそれらの自律性を保持している。それらの活動は全体に対する緩やかな制約の下に煮詰まって行き、多くの人々が無意識のプロセスと呼ぶもの、またウィリアム・ジェームズが意識のスポットライトが当たっている周辺の薄暗い部分（ペナンブラ）と呼んだものを形成する。しかし、スポットライトは光線の向きが一点に集中されていることを必要とするが、大域的な振幅変調パターンは非局所的であるから、意識はスポットライトではない。さらにスポットライトは、それを操作するための何らかのメカニズムを必要とするが、大域的な振幅変調パターンは自己組織的である。

そうすると、気付きとは下位システムを統合し全体の動きに逆行する状態遷移の可能性を最小化する広汎な出来事である、と言うことができる。意識とは、気付きの大域的な状態の連鎖が形成するプロセスにほかならない。それは局所的変動を消去することによって各部分のカオス的活動を制約する状態変数である。またそれは、行動が終わろうとし、知覚の学習フェーズが始まろうとする際に、行動—知覚サイクルに影響を及ぼす秩序パラメタであり、オペレーターである。意識は、志向性の弧において、終了したばかりの行動の結果が意味へと統合されることによって新たな行動のプランが形成されてはいるが、それが未だ遂行には至っていない部分に対応する。こうして意識は、意味の豊かさを育むのである。意識は、意味の成熟と完成のために時間を掛けることによって早まった行動を抑制し、志向的存在が作り上げた長期にわたる計画を、熟慮された行動によって表現する可能性を増大させるのである。

このことはウィリアム・ジェームズが一八七九年に書いたことを思い出させる。その時彼は、ダーウィニズム的自然淘汰が脳機能に対して何を含意するかという問題と取り組んでいた。彼は「我々は自動機械か?」という論文[72]において、意識がその所有者に競争力を与えるという機能的役割を有するのかという問題を提起し、意識とは「それ自体で制御するにはあまりに複雑になりすぎた神経系のかじ取りをするために付け加えられた器官」であると結論した。しかし意識は、前頭葉や、扁桃体や、中脳網様体や、脳幹神経核のような脳のある部分という意味での器官ではない。それは、より高次なレベルにおける自己組織化なのである。我々はこのような方向の洞察を、脳の解剖学的構築と脳の状態空間のダイナミックな構築という二つの異なる構造との取り組みによって、さらに深めていくことができる。しかし、それらについて我々が知っていることは、科学者が生化学のダイナミクスについて、また物理学者が素粒子形成の経路について知っていることに比べればはるかに少ない。ここまでは、階層構造が僅か三つのレベル(ミクロ・メゾ・マクロ)しか有さないと想定してきたが、それにより多くのレベルを付け加えるべき十分な理由が存在する。それは、ニューロンより下位においてはシナプス膜の生化学や学習におけるゲノムの読み出しであり、より上位においては、自己と環境についての気付き、特に個々の脳による意味の同化を来す社会的出会いを含む大脳半球の大域的な状態である。

意識がダイナミックなオペレーターであるという考えは、情動対理性という問題について一つの重要な洞察をもたらす。情動の度合いは前脳のニューロン集団におけるカオス的変動の強度と関係付けることができるが、それは辺縁系の制御下に脳幹神経核から放出される神経調節物質によって制御されている。理性とは世界の高度な同化であり、広汎な知識を基盤として成立する「意味」が理性に強い力を与えるのである。意識の役割は、理性の軌道を形成するに止まらない。それは、カオス的変動が相互作用を介して円滑に生じるための大域的な連関を生み出す。このように考えるならば、行動は極めて情動的でありながら理性によって厳しく制約されているということがあり得る。無思慮・誤解・無分別・短慮・不注意・無自覚などと解釈されるような行動は、ダイナミクスの言葉では、局所的変動の大域的な秩序パラメタからの逸脱、つまり志向性の統一性・全体性および同化（最大把握）へ向けての長期的な成長からの未成熟な逸脱と言い表すことができる。我々が構想力に富み建設的であると思う行動は、適度に制約されたものである。情動と理性の生起と消滅は、相伴って起こることも、全く解離して起こることもある。無分別は制約の欠如に起因するそれらの解離の一つの形であり、無感動はカオス的活動の欠如に起因するその別の形である。

6　意識と自由意志

意識の役割が両半球の活動のダイナミックなオペレーターとして大域的な連関を生み出すことにあるとするならば、我々は「自由意志」なるものを有するのだろうか？　一般的に、自由意志は決定論と二律背反の関係にあると考えられている。決定論はよく「生まれか育ちか　Nature or nurture?」という二者択一問題として言い表されるが、そのいずれもが、脳を直線的因果性に埋没したものとして見ることによって自由意志の存在を否定している。直線的因果性に基づく発想が自由意志と普遍的決定論の対立をもたらすのである。人間の一見自由に見える行動を、直線的因果性に縛られたメカニズムにおいても発生するランダム・ノイズとして見ることは可能であるが、ランダムネスが「自由」とは無関係な概念であることは明白である。しかし、生きている脳は、エネルギーを補給され、老廃物と熱を自由に放出する開放系であるから、直線的因果性に縛られてはいない。それが営む自己組織的ダイナミクスは、予見不可能で複雑な、新たな行動へと我々を導くことができる。そもそも直線的因果性という観念は、先に述べたように外的世界についての知識を構成していく脳の志向メカニズムの副産物に過ぎないのであるから、それに基づいて脳の複雑なシステムを説明しようとすることは間違いである。つまり、自由意志と決定論の二律背反は、異なるカテゴリーに属する事象を比較することに起因する似非問題に過ぎない。それは直線的因果性が、異なるカテゴリーに属する二つの事象を無条件に（多くは神秘的関係として）結び付ける思考形式であるのと同じことである。ヒトの自由意志とは、「意識」という、生物界における最も高次のレベルの現象（そこには生物学的な要因に加えて、社会的・歴史的な要因が関与する）が有する特性である。

リベットが行った次に述べる実験は、人間が「自由意志」を有することを明確に示している。準備電位の始まりから気付きが生じるまでの時間は、刺激の始まりに対する気付きの遅延時間とほぼ同じ長さを持っている。つまり、被験者がスイッチを押すという決断に自分自身で気付いた瞬間を報告するように求められた場合、この気付きが準備電位の始まりよりも四分の一～二分の一秒遅れることが、彼らの応答のタイミングから推定される。すなわち、志向性の弧の開始に先行する脳活動は、その行動の意図についての気付きよりも早く開始される。しかし、ここで極めて重要なことは、被験者が、自分が行動しようとしていることに気付いた後に、その行動を中止することができることである。それは自分が何か言おうとしていることに気付いた後に、違う言い方をしたり、発言を中止したりするようなことである。したがって、気付きは能動的な主体として行動を開始させるのではないが、少なくとも一旦始まった行動を停止する、あるいは変えることができるという点において、明らかに自由を有しているのである。

自由意志については、歴史上様々な見解が提出されている。『岩波仏教辞典』によると、「自由」という漢語は、「自らに因る」、「自己にもとづく」の意であるが、それには「自己自身に立脚する、自己の主体性を堅持する、何ものにも束縛されずに自主的に行動する」などの積極的な意味と、「自分の思い通りにする、勝手気ままにふるまう」などの反価値的な意味との二種類の用法があった。中国仏教学においてもこの二種類の用法が見られるが、正法華経では、「独立自存である、それ自身において存する」と言う意味のサンスクリット語を「自由」と訳している。ブッダは、「法に依れ、自らに依れ（因れ）」という言葉を弟子たちに遺訓として残したが、そこにおける「自由：自らに由る」という言葉を、現代の我々はどのように理解すべきなのであろうか？

現代において「自由」、特に「自由意志」という観念が提起している問題について、伊藤邦武氏は次のように述べておられる。[74]

「自由とは、我々が何かの共生や規則に縛られていないと言う意味（結婚・思想・宗教・移動・職業選択の自由など）において、伝統的で専制的な政治・社会権力による基本的な人権の侵犯に対して、それらの束縛を拒否するあり方を示すために用いられる。しかしその語は、自分自身で自分のあり方を選択する、自分の個性を存分に発揮する、あるいはその責任を自分で引き受けるという、という意味も持っており、その場合に重要なのは、強制の不在ではなくて、自発性、自己決定性、自己責任ということである。自由をめぐる哲学的な問題は、この言葉の意味をどう理解するかに応じて、それぞれ異なった角度から追及されることになる。強制の不在という観点において問われるべきことは、自由と平等との関係をどのように理解するかが、自由な社会というものの成立根拠となる。

一方、自由ということが社会的強制の不在以上に、個人における「自由意志」に基づく自己原因的な行為の選択や決定ということを意味するのであれば、問題は社会哲学の領域を超えて、存在論一般の難問をも巻き込んだものにならざるを得ない。つまり、我々がそれぞれ自分の意志によって、何の原因も持たずに「無から」行為の選択を行う力を持つというのであれば、それは世界のあらゆる事象にはそれに先行する原因が存在しているという、存在論上の基本的な前提を破ることになる。はたして我々は、そのような無原因、無動機な選択を行う力を持っているのだろうか。この問題は、神学的な世界観の下にあって中世の西洋では、とくに神の摂理と人間の自由という観点から鋭く意識され、また機械論的世界観を基礎にした近代哲学においては、物理的な必然性と人間精神の自由の対立の問題として様々に論じられてきた。現代においてこの問題が最も尖鋭化するのは、人間の心の作用を脳の神経過程として分析する神経科学や、記号の計算過程として分析する認知科学と、心の哲学においてであろう。我々の自主的な決断や行為選択が、いずれもそれに先行する脳の神経過程によって因果的に決定されたものであるとするならば、個人にとって自由な意志の行使による決断と思われるものも、実際にはすでに前もって用意された、あらかじめ決定された心の（意識下における）作用ということになってしまう筈である。それゆえ、この結論を避けようとすれば、我々は心と脳の過程とを同一視する前提に疑問を呈するか、あるいは脳の過程そのもののうちに、たとえば量子論的不確定性のような、特殊な性質を導入すると言った、何らかの根本的な理論構成を試みなければならないであろう」。

リベットの実験結果を取り入れたフリーマン理論は、伊藤邦武氏が心配されているように「存在論上の基本的な前提を破る」ことなしに、自由意思が存在し得ることを証明している。志向的行動の流れは、振幅変調パターンのカオス的不安定性を介する自己組織的な展開によって統御されている。「自己」とは、このようなプロセスによって構築されていくものにほかならない。したがって、自由意志と決定論との二者択一的な対立は、因果性という観念を心と脳の関係に間違って適用することから生じる似非問題である。つまりフリーマン理論は、伊藤氏が言われるような「根本的な理論構成」という要請を満たす新たな意識理論なのである。「自由意志」とは、志向性の弧の活動が個人の歴史を通じて形成した「自己」が有する特性である。自己とはいかなるものであるかを理解することによって、自由意志にまつわるこれまでの問題は解消する。ではフリーマン理論において、「自己」とはいかなるものなのであろうか？

我々一人一人の脳・身体の内部における自己組織的な構築の流れが、私秘的な孤独によって守られながら、絶え間なく意味を生み出している。その意味の豊かさは、無数のニューロンから成る集団のカオス・ダイナミクスが生み出す神経活動パターンの豊かさに依存している。我々の志向的行動は連続的に世界に向かって流れ出し、世界と、世界に対する我々の身体の関係を変化させる。このダイナミックなシステムが、我々一人一人の自己（the self）である。我々は世界との関わりにおいて、それを自己の境界の内部から知覚し、自分自身を同化によって変化させる。我々自身および他人において、我々の行動は個人的なゴールの追求として、またゼスチュア・サイン・言葉・数字などの表象による意味の表出として知覚される。

しかし自己はそれ自体をどのように知覚するのだろうか？　そこには、志向性の統一性の内部で相互に結び付けられた経験の想起以上の何があるのだろうか？　その志向性への気付きが自由意志なのではないだろうか？　ニューロダイナミクスの見地において、「自己への気付き」は、意識とは異なるレベルの組織化を意味している。それは人間のみに存在するレベルであり、我々に最も近い種である類人猿においても、非常に限られた程度にしか存在しない。脳状態空間における組織化の差異は、ヒトと動物の間の解剖学的な脳の組織化における差異と何らかの関係を有しているに違いない。フリーマンは、「その探究は、過去五〇〇万年間の進化を通じてヒト脳に付け加えられた、前頭・側頭葉の広大な領域と辺縁系の関係の種差を明らかにすることから出発すべきである」、と述べている。自己に対する気付きという問題に関しては、第4章において改めて考察する。

自由意思という観念は、社会的責任という観念と緊密に結び付いている。ヒュームの『人性論』(68)の冒頭に載せられた論文「原因と結果と自由と」において、一ノ瀬正樹氏は次のように述べられている。

「ヒュームは自らの因果論を〈自由意志〉の問題に適用している。一般に、全てが因果的必然性によって決定されているとするなら、自由意志などありえず、よって責任など問えなくなってしまうのではないか、という常識的な考えがある。もし常識的見解の言うように、自由意志は因果的必然性が成り立っていないときに成り立つのだとすれば、自由意志というのは、それが生み出す行為と必然的にではなく偶然的にしか結び付いていないことになる。ということは、たとえば右手を突き出そうと意志しても、右手が本当に突き出されるかどうかはルーレットによって決まるようなもので、意志から直結するものではないということになる。だとすれば、かえって責任など問えないのではないか。であるなら、むしろ、〈私たちの事実〉として〈自由意志〉が成り立ち〈責任〉を問えるためには、意志あるいはその背景をなす行為者の性格や気質と、行為との間は、因果的必然性によって結び付けられていなければならないのではないか。そのように結び付けられていてはじめて、自由意志の結果であるといえ、そして責任概念が機能するのではないか。ヒュームはこういう、〈人間の行為に原因と結果の必然的結合が無ければ、正義や道徳的公正と適合するように罰を科するのが不可能である〉。こうしたヒュームの自由論は、自由と必然、あるいは自由と決定論が両立するという考え方であり、〈両立主義〉と呼ばれる」。

この一ノ瀬氏の説明は、著者にはどうも分かりにくいのであるが、それは自己と行為の間に介在する筈の「意図（意志）」の役割が不明確であることに基因すると思われる。神経学的見地からすれば、脳機能が正常である限りにおいて、（自己が発する）意図と行為は因果的必然性で結ばれている。それはメカニスティックな必然性であるから、責任という概念とは無関係である。一方、意図は自己の自由な選択――道徳的判断――の結果であるから、そこに責任あるいは正義や道徳的公正に関わる問題が発生するのである。ヒュームの「両立主義」という概念は、自己―行為の関係において自由と必然が同時的・並列的に成立することを言うのではなく（それは明白な矛盾である）、自己―意図―行為の関係において、自己と意図が自由意思によって、一方意図と行為が必然的因果関係によって夫々結ばれていることを意味すると考えられる。その場合、自由意思を発する「自己」が、全ての行為に対する道徳的責任を負うことになる。

フリーマン理論において、「自己」は己の志向性を有すると同時に、世界を己の理性の内に同化している。その世界とは、他者（人間および事物）との多様なアトラクターの共有によって形成されるものであるから、その中には様々な社会規範も含まれている。また意識は両半球の活動のダイナミックなオペレーターとしての役割を果たすのであるから、その判断は自己の統一性・全体性との整合性を有したものでなければならない。社会規範は、その社会における正義や道徳的公正についての普遍的観念に立脚しているが、認識論的独我論においては何を以て正義とするかは、個人がその自由意思によって決定するしかない。つまり「責任」の根拠は、〈人間の行為における原因と結果の必然的結合〉ではなくて、個人の自由な「自己」にある。したがって、社会規範も道徳・倫理も、「自己」の内部の問題として考えられなければならない。このような理由から、フリーマンの意識理論における「自由」の観念は、ブッダの「自由：自らに由る」という観念と合致する。

以上にフリーマン理論の大略を述べた。そこに示されたヒト脳における知覚論と、それに基づく志向性の孤の働きは、ホモ・サピエンスにおける思考・感情・行動のパターンに、時と場所を超えて当てはめることができるものである。このようなヒトにおける脳の働きとその心との関係に基づいて、仏教を含む古代インド思想の成り立ちを理解することが出来るか否かを検証することを、次章以下の目的とする。

第2章　仏教誕生以前の古代インド思想

A　ヴェーダの宇宙生成論

ブッダに始まる仏教思想は長い歴史の間に著しく変容し、その多くは各宗派における独自の宗教的ドグマと化している。しかし、全ての宗派に共通する仏教思想の本質が原始仏教にあることは疑い得ない。つまり、「仏教とは何か」という問題は、「ブッダ自身は何を考えたのか」という問題を抜きにしては語れない。ブッダの教えを理解するためには、彼が生れ育った時代の文化・思想についての一応の知識が不可欠であることから、先ず古代インドにおけるヴェーダ・ウパニシャッドの厖大な知的遺産から、当面の考察に必要な部分のみを抜き出して紹介する。

現代遺伝学によると、現生人類の祖先は、六・五－八・五万年前にアフリカを脱出した一五〇人ほどの集団である。(60)(61)この集団はしばらくインダス川河口付近に止まったのち、ユーラシア大陸やオーストラリアなどの諸大陸に広く拡散して、現在の人類を生み出した。彼らがヨーロッパ大陸へと進出したのは四～五万年前であり、そこで先住人種であるネアンデルタール人などと長い間闘争を繰り広げ、勝利を収めた。しかしこの時代においてヨーロッパには文化らしい文化はなく、四大古代文明は、エジプト・メソポタミア・インダス・黄河の各地域において花開いた。紀元前一五〇〇年ほど前に、ペルシア湾沿岸のどこかに居住していたインド・アーリア人と呼ばれる人種がアフガニスタンからヒンドゥークーシュ山脈を越えてインダス川上流のパンジャーブ地方に到着し、戦車を駆って先住民族を征服しながらインド北部へと広がった。インダス文明は当時も存続していたと推定されることから、その滅亡がインド・アーリア人の侵攻によるという説もあるが確証はない。インド・アーリア人は先住民を悪魔と呼んで厳しく弾圧したが、言語・文化・人種の混交を避けることができなかったため、征服民と被征服民との関係を明白にするカースト制度が生まれ、それはバラモン教の重要な教義として定着した。彼らの主な産業は牧畜（特に牛を尊重した）と農耕であった。この期の文化・歴史はインド最古の文献（神への賛歌）である『リグ・ヴェーダ』や、インド二大叙事詩である『マハーバーラタ』や『ラーマーヤナ』から窺い知ることができる。

インド・アーリア人は言語学的にインド・イラン語族と親密な関係を有し、『リグ・ヴェーダ』は後者の聖典『アヴェスター』とよく似ている。『ヴェーダ』（「知る」を意味する）とはセム語から発達したサンスクリット語で書かれたバラモン教聖典であり、祭式との関連において発達し、暗誦によって後世まで正確に伝えられた。(75)-(78)それは、神々を祭場に招き、讃誦によって神々を称える『リグ・ヴェーダ』を始めとする四つのヴェーダからなる。それぞれのヴェーダは、讃歌・歌詞・祭詞・呪文の集録である「サンヒター」（本集：単にリグ・ヴェーダなどと呼ばれる場合は、通常このサンヒター部門を指す）、祭式の規則と解釈を主な内容とする「ブラーフマナ」、秘密の祭式や神秘的教義を主とする「アーラニアカ」、ヴェーダの最後の部分であり、宇宙万有の一元を宣示する哲学書である「ウパニシャッド」（ヴェーダの結尾という意味で「ヴェーダーンタ」とも呼ばれる）の四部門から成る。ウパニシャッドの内容は非常に豊富であり、その作成は前五〇〇年を中心として、最古層である前一〇〇〇年期から最新層である紀元前後までの一〇〇〇年間にわたって続けられたが、通常は時代が古く内容が重要なもの一四篇を古代ウパニシャッドと呼んで全体の代表と見なしている。(79)-(81)

リグ・ヴェーダの宗教は多神教であり、天神ディアウス、太陽神スーリア、風神ヴァーユ、火神アグニなど、大自然の構成要素および現象を神格化した多数の自然神を崇めていた。このうち「神」を意味する「デーヴァ」は、ギリシア神話の「ゼウス」に、また悪魔の通称である「アスラ」（中国では「阿修羅」と訳された）は、ゾロアスター教の最高神「アフラ・マズダー」に相当する。つまり、インド・アーリア人の文化は、当時のイラン・ギリシア・中近東などの文化と共通するものを多く持っている。因みに中近東においては、シュメールの都市ウルの住人であるアブラハムが、カナンを目指して旅立ったのが紀元前二八〇〇年頃であり、その後エジプトに寄留していたこのユダヤ人の一団が、モーゼに率いられてそこから脱出し、カナンへと戻る旅を始めたのが紀元前一五〇〇年頃である。つまり、仏教の前身であるバラモン教と、キリスト教の前身であるユダヤ教は、その起源を共にシュメール／メソポタミアに有し、ユーラシア大陸の東と西でほぼ同じ時期に異なる発展を遂げたということは記憶に止めておくべきであろう。

インド・アーリア人は、インド侵入後数百年の間に度重なる外敵との戦いと内部抗争を経ながら次第に支配領域を広げ、ついにヤムナー川（現在のジャムナー）に達して北インドの中央部に近付いた。このころから彼らは政治的にも文化的にも安定を得て、宗教はますます勢力を増し、ここに特色あるインド・アーリアン文化の基礎が築かれた。リグ・ヴェーダの賛歌はおよそ前一二〇〇年を中心として、その他のヴェーダの本集はおよそ前一〇〇〇年を中心として作成された。なお、祭式の規則と解釈に関わる煩瑣な祭式神学を主要な内容とするブラーフマナ文献は前八〇〇年を中心として編纂された。インド・アーリア人の文化は東進を続け、ヤムナー川とガンガー川との流域に延びた。彼らは地味肥沃で天産に恵まれたこの地域に居を定め、外部から侵入する強敵に煩わされることなく太平の続く間に文物は盛んに興り、精神面においても物質面においても長足の進歩を遂げた。ヴェーダの哲学部門を代表するのがウパニシャッドである。

初期古代インド文明における『リグ・ヴェーダ』の内容は極めて広汎であるが、ここで記しておきたいのは、先に述べた火神アグニの崇拝に加えて、その「宇宙生成論 cosomogony」である。リグ・ヴェーダ初期の詩人たちは、宇宙の構造を様々な自然神に従って理解していたが、多くの神々は一神の様々な現れ方であるとする帰一思想が次第に力を得るようになり、宇宙の展開をやや組織的に説明しようとする賛歌が現れた。[75]-[81] また「言葉 vāc」は万有の最高原理であり、世界創造力の実体化されたもの、種々なる事物の原因と見なされていた。もろもろの事物とは「言葉による捕捉」なのである。また言葉は、単に人間の用いる記号としての手段ではなく、後のウパニシャッド哲学者たちがアートマンとして把捉したものと似ている。インドでは「言葉」は「ヴェーダ聖典の母」と見なされ、天地は滅びることがあっても、ヴェーダ聖典の言葉は不滅であると考えられていた。

古代ギリシアでは、ヘラクレイトスが万有の生起の基準となる永遠の世界理法を「ロゴス logos」と呼んだが、その語は、元々は「言葉」を意味していた。インドにおけるこのような「言葉」の観念が、ストア学派や新プラトン派を経て、ヨハネ伝福音書の「初めに言葉ありき」という章句へと流れていったとする見解が有力である。[78] また、宇宙の最初にあったものについての哲学的思索は、「有に非ず無に非ざるもの」を究極の原理として立てる賛歌において最高峰に達した。ここで言う無は純然たる虚無ではなく、名状しがたい混沌状態を指したものである。[81] 宇宙創造における単一神の関与が示される古い時代のリグ・ヴェーダに対して、その最も新しい段階において、汎神論的色彩が強い「プルシャ（Puruṣa：原人）の歌」が現れた。

〔註17〕原人思想

「プルシャの歌」では、プルシャは千の頭・眼・足と、大地を蔽う大きさを持ち、過去および未来にわたるこの一切（万有）であり、神々を支配する。プルシャはすなわち祭祀であり、そこから全ての神々と生きものが生れる。原人の意から月が、眼から太陽が、口からインドラ神とアグニ神が、息から風が、口からブラーフマナ（バラモン：祭官階級）が、両腕からラージャニア（王侯・武人階級）が、両腿からヴァイシャ（庶民階級）が、両足からシュードラ（奴隷階級）が生じたという。中村元氏によると、[78]それは「原人プルシャ」の解体を主題とする創造神話の一種であり、インド的な祭式およびカーストと結合されているところに特徴がある。原人（the primordial man）思想は古代世界では諸国にわたって拡がっており、北欧・イラン・中国（盤古氏と呼ばれる原人神話）のみならず日本の神話（古事記における迦具土神《かぐつちのかみ》の話など例は多い）などに類例を持つ。英国の文化人類学者フレーザーは、原人思想は人身御供の儀礼が原始諸民族の間で広く行われていたことを示すと考えていた。[82]未開人は一般に、成長する植物は犠牲に供せられた人間の身体と何らかの関係があると考えていたようである。さらに中村氏は、「スピノザに代表されるような汎神論は原人思想に淵源する」というバートランド・ラッセルの見解にも言及されている。

帰一思想の最後の段階では、擬人的な創造神を超えて、宇宙の展開を、絶対の唯一物であるところの中性の根本原理に還元し、創る神と創られる世界との対立や間隙を一掃するような賛歌が現れた。それが「宇宙開闢の歌」であり、そこでは次のようなことが歌われている。[80][81]太初においては、無も有もなく、死も不死もなく、夜と昼の区別もなく、その唯一物は光明の無い暗黒に蔽われた水であった。聖賢たちは熟慮して、その唯一物は、自熱の力によって出生し、最初に意（思考力）の第一の種子である意欲を生じ、有の親縁が無であることを心に見出した。つまり宇宙は、［唯一物（非有非無の混沌）→意（manas：思考）→意欲（カーマ kāma：愛・

性愛）→熱力（タパス tapas：瞑想・苦行により体内に生ずる熱で、想像力を持つ）→現象界」、という順序で展開するというのである。このようなヴェーダの宇宙生成論は、ウパニシャッドにおいて、宇宙の最高原理であるブラフマンと、プルシャ神話に淵源し人の生命の精髄・霊魂であるアートマンの合一という思想へと発展していった。

〔註18〕カーマとエロース

中村元氏[78][79]によると、「唯一物→意（愛・カーマ）→意欲→熱力→現象界」という宇宙開展の順序は、愛（カーマ）を基本原理とする思想であり（インドでは創造は自然の「生む」働きとしてしばしば言及されている）、それは愛の神エロースが宇宙創造に加わったとするギリシア神話と共通する。ヘシオドスの神統記によると、エロースは神々の内でも最も古いものであり、宇宙の最初には混沌（chaos）が存在し、それから大地（gaia）と神々のうちでもことのほか美しいエロース（愛）とが現れた。混沌からは幽冥と暗い夜が生れた。大地は先ず星の輝く天、山々、海を生み出したが、ついで虚空と結婚して神々の種々なる家系の祖先らを生み出したという。つまり、宇宙開展の原動力としてエロースが想定されているのであり、それはリグ・ヴェーダの「宇宙開闢の歌」と一致する。

B　ブラーフマナの思考形式

1　ブラーフマナ文献が示す原始心性

ブラーフマナ文献は、ガンガー川の大平野を舞台としてバラモン教的社会の秩序がほぼ確定し、複雑な祭祀の体系が整備された時代（前八〇〇年ころ）を中心とする数百年間に生み出された[77][80][81]。古代インド社会におけるヴェーダの絶対的権威は、言葉が万有の究極原理であり事物の生起を左右する霊力を持つという古来の信念、およびヴェーダとはアーリア人の祖先であるリシ（聖仙）が神秘的霊感によって感得した啓示であるとする信仰によって支えられていた。バラモン至上・祭式万能の旗幟のもと、ブラーフマナ文献は祭式に関する思索に満ち、祭官の一挙手一投足に深長な意味を持たせ、祭式の経過と大自然の現象との間に密接な相応関係を与えることにより、独自の存在として神々を強制し、自然界の運行に関与し、人事百般を左右する力を持つとされた。祭官が個々の行事を呪詛の目的に悪用すれば、祭主は生命さえ脅かされると信じられたことから、祭主は常識では考えられないほどの報酬（ダクシナー）を与えて、祭官を満足させることに努めた。祭式万能主義を通じてバラモン階級はますます勢力を増し、バラモン祭官が専横を極めるようになった。その一方で、祭式の根底にある特徴的な思考方法がブラーフマナ時代において次第に成熟し、ウパニシャッド哲学の母胎となったことが、一八～一九世紀におけるインド古典学に画期的な業績を残したヘルマン・オルデンドルフによって明らかとされている[81]。それは、ブラーフマナ時代の思考の顕著な特徴を成す大宇宙（マクロコスモス）と小宇宙（ミクロコスモス）の対応の思想、および「ウパーサナ upāsana：念想」という語で表される儀礼である。

大宇宙と小宇宙の対応の思想は、太初に神々が巨大な原人を供物として祭祀を行った時、解体された彼の身体の各部分から世界の構成要素が現れたと歌う『リグ・ヴェーダ』の「プルシャの歌」にその萌芽を有する。この対応の思想を展開させたのは、前節で述べたようなブラーフマナの祭式学であった。人間の諸機能の内では「気息」（プラーナ）が、自然界の「風」に対応し、他の拠り所となる最も主要なものである。その一方で、気息は火神アグニであり、それが人間の全機能であると考えられた。また、「思考力はブラフマンであると念想すべきである」というように、「AはBであると念想する（upās-）」という表現がウパニシャッドに数多く見出される。「念想する：ウパース」という語は、もともと祭儀における行為である既知の現象的存在を至高存在と「同置」する心的過程を意味している。任意の二つの事象は、今日の我々には理解できない様々な理由によって「同置」されるが、一旦それらが同置されると、それらは実際にその性質においても作用においても同じものとして認められる。[81] このような思考形式こそ、「直線的因果関係」の一つの明確な形にほかならない。

例えば火壇の中央に祭主を象徴する黄金の人間像を置き、それを火神アグニと同置するとき、「それを安置した後、人はその前を歩きまわってはならない。この火神が彼に危害を加えるといけないから」と言われる。像は火神と同じように、近くにあるものを焼く作用を実際に持っていると信じられる。BがAに同置されるとき、Bは実際にAなのであり、Aと同じ作用を持っているのである。このような「同置」には実に様々なヴァリエーションが見出されるのであるが、同置の基礎になる事象間の連関を一般的に表す語として、ブラーフマナ文献には「ニダーナ nidāna」という語がよく用いられている。語源的に、「ニダーナ」は「結び付ける」を意味する語から派生し、後に「原因」を意味するようになり、仏教にも「縁起」の「支・ニダーナ」という語として採り入れられている。

「ウパニシャッド upa-ni-ṣad」という語の「upa」は「upas-」を、「ni-sad」は「近くに座る」を意味するから、オルデンベルグは、それは近座・持座、すなわち弟子が師匠の傍らに座ることだけではなく、全体として「崇拝する」という意味を持つと考えた。[81] つまりそれは、崇拝すべきものを、ある名称のもとに、その名称を持つ存在の中に具象化しているものとして恭しく思念するという祭祀の形式を意味する。しかしブラーフマナの祭式万能主義において、神々は昔日の権威を失って、祭式の傀儡となり、祭官の意図に従属するものとなった。祭式においてある神格を「ウパース」することは、崇拝というよりは、神格に近付いて自分の意図に従うよう強要することを意味する。つまり「ウパース」とは、一定の祭詞を唱え、一定の所作を行うことによって、対象に対する支配力を獲得するという目的のために、自分の意のままになる他のものと同置するという呪術的な性格を有するのであり、この同置がウパニシャッドにおける念想（ウパーサナ）の内容である。ブラーフマナ文献に見られるこのような祭式的思考法は、呪術の基礎をなしている思考法と同じ心理学的構造を有する。

２　原始・古代心性と観念連合

英国の文化人類学者ジェームズ・G・フレーザーは、『金枝篇』(82)において、呪術には類似の原理に基づくものと、接触ないし感染の原理に基づくものとがあると論じた。類似は類似を生み、あるいは結果は原因に似ると言うのが類似の原理であり、それに基づく呪術を、彼は類感呪術または模倣呪術と呼んでいる。日本でも「丑の時参り」のように、危害を加えたい相手と「同置」された人形に釘を打ち込む呪術がある（スピルバークの映画『インディ・ジョーンズ魔宮の伝説』でも同じようなシーンがあった）。一方接触（感染）の原理とは、かつて相互に接触していたものは、実質的接触が止んだ後にも、なお相互的作用を有するという思考原理で、フレーザーはそれを感染呪術と名付けた。日本では子供のへその緒を、西欧では抜けた乳歯を大事にとっておくという風習が今でも残っている。

フレーザーは、これらの呪術を観念連合の誤った適用として説明した。類感呪術と感染呪術は、それぞれ類似と接触による観念の連合の上に成り立っているが、前者は相互に類似するものは同一であるとする誤謬を、後者はかつて接触していたものは常に接触しているという誤謬をそれぞれ犯している。このような明らかな間違いにも関わらず、呪術は、現象の因果的継起は超人間的存在の意志に支配される可変的なものではなく必然的であるとなす点において、そして、その必然法則の認識によって現象に対する支配力を得ようとする点において、科学およびその応用である技術と相通じる性格を持っている。しかし、科学的思考が観念連合の合理的で検証を経た適用であるのに対して、呪術の基礎を成しているのは現実に適合しない誤った観念連合である。したがって呪術は疑似科学、発育不全の技術である、というのがフレーザーの見解である。

フレーザーが呪術の基礎をなす思考様式を、観念連合や因果律の素朴な適用といった個人的心的機能の未発達で素朴な形態として捉えたのに対して、フランスの社会学者レヴィ゠ブリュルは、未開社会における呪術的宗教的な思惟には、我々の思考原理とは異なった、原始心性に特有の原理があると考えた。彼は、制度・信仰・慣行は社会事象であるから、これらの事象が内包する表象や表象間の連携は必然的に個人に対して拘束的にはたらくことを強調した。未開社会における「集団表象」の基礎をなしている原始心性の特性は、神秘的、先論理的な「融即の法則 la loi de participation」に従うという（「participation」という語は「融即」あるいは「分有」と訳される）。

しかし「分有」は、神話における自然の分有を模倣することによって成立するものである。神話はすでに「集団表象」となっており、それを模倣という行動として表すことが自然の実在を分有することである。ブラーフマナの祭式におけるウパーサナも、既に神話化された同置を祭儀における言葉・所作の形式を通じて行動として表出することであるから、結局はレヴィ゠ブリュルの言う分有と同じことになる。原始心性についてのフレーザーやレヴィ゠ブリュルの考えは、ヴェーダだけではなくオセアニア・アフリカ・南米大陸・ユーラシア大陸各地における伝承および未開民族の生活・思考様式についての広汎な調査結果を基にしているが、それは現生人類のすべてが数万年前におけるホモ・サピエンスの出アフリカにルーツを有することから、(60)妥当な推論と思われる。これらの研究は、原始〜先史時代の人類の思考形式が、同置、念想（ウパーサナ）、縁（ニダーナ）、類感・感染呪術、前論理性、分有（融即）の法則等にまとめられることを示している。フレーザーはこれらの原始心性を観念連合や因果律の素朴な適用といった個人的心的機能の未発達で素朴な形態として理解したが、ここで重要なのは、ウパーサナにしても、分有にしても、それが個人における模倣、あるいは祭儀における祭官の挙作という行動と結び付いていることである。このことを手がかりとして、原始心性とフリーマン理論における「志向性の弧：行動―知覚サイクル」との関係について考えてみたい。

３　原始・古代心性と志向性の弧

既に述べたように、現代脳科学は、「観念連合」という心理学的機序を、ドナルド・ヘッブの「セル・アセンブリ仮説(48)」によって説明している。アセンブリ間の連合は、同じ刺激が同じ条件で繰り返し与えられることによるシナプス伝達の増強（長期増強 long-term potentiation）という機序に基づく。つまり、Aという外的事象について形成された一つのアセンブリと、Bという他のアセンブリとの連合は、それらの同時的発生が繰り返されることによって自動的に成立するのであって、そこにより高次の知性が関与する必要はない。「同置」が「前（先）論理的」であり、合理的に理解できないと言う意味で神秘的であるのは、まさにそのような理由による。しかし先に述べたように、「ウパーサナ」や「融即」は、観念／アセンブリ間の偶然的な、つまり無論理的（alogique）あるいは反論理的（antilogique）な結合ではなく、個人的な欲求（意）や社会的要請が、行動を介して生じさせる心的過程である。つまり、原始心性における観念連合とは、偶然的・機械的なアセンブリ間の連合ではなく、「意」すなわち人間が生得的に有する志向性が、「志向性の弧：行動―知覚サイクル」を介して大域的アトラクターを生み出すこととして理解すべきである。アセンブリ間の連合は、自動的・機械的にもある程度は生じるのであるが、志向性の弧が作動することによってはじめて、それは顕著に増強ないし減弱されるのである。

ヴェーダ時代の哲人・詩人において、言葉はそれが指示する対象そのものであったから、言葉として表出される観念の連合は、世界がそのように連合し構成されていることをそのまま意味した。すなわち彼らにとって、心のなかで観念が発生しそれらが連合するということが、すなわち宇宙の生成であった。そのことは、「思考力（意）はブラフマン（宇宙の究極的原理）であると念想すべきである」というヴェーダの詩句がよく示すところである。さらに、「聖賢たちが熟慮してその心に見出した」のは、心の内に何もない、あるいは心の混沌とした状態において先ず意・志向性が意識に現れ、それが有する力によって思考が展開し現象界を形成するということであった。志向性（意）はより具体的なゴール（意欲）を形成し、それが「熱」を生み出す身体の行動を通じて、現象界を言葉・表象として再構成する。したがって、宇宙が［唯一物（無・混沌）↓意↓意欲↓熱力↓現象界］という順序で生成されるというヴェーダ的宇宙生成論は、脳の「志向性の弧」の働きについての彼らの原初的な気付きを、そのまま外界に投影したものであった。換言すれば、古代インド人の心理的空間において、宇宙とは脳の働きに集約された自己の身体そのものだったのである。

さらに、同置と念想が「縁」すなわち因果性を意味することも、志向性の弧の働きに起因する。前節で述べたように、因果性という観念（あるいはクオリア）は、志向性の弧においてプリアフェレンスとエフェレンスが常に結び付いていることに起因する。[2] 行動の意図を経験することが己の行動を経験することであり、それが「こうしたら、ああなる」という思考形式、すなわち因果性という観念を生み出すのである。つまり「原因・因果性」とは同置・ウパーサナという行動が生み出すクオリアである。

このように理解するならば、ヴェーダに見出される同置・念想・分有・縁等の「原始心性」は、現代人の心性と質的には何ら異なるものではない。実際、最近の行動経済学的研究[84]は、現代人の行動もこのような不合理な思考形式によって、少なからず支配されていることを示している。ともかく、ほぼ同時代の古代ギリシア人の関心が外的世界に向けられていたのに対して、ヴェーダ時代の詩人の関心は、徹頭徹尾、内的世界に向けられていた。そういう彼らが心の奥底に見出したのは志向性の弧の働きであり、それが生み出す認識以外に、彼らにとっての宇宙は存在しなかったのである。

4　ヴェーダからウパニシャッドへの発展に伴う思考形式の変化

「志向性の弧」とは、ある志向性に触発されて行動と知覚の相互作用からなる一つの大域的アトラクターが成立するまでの脳内過程を意味する。ブラーフマナ文献に記された祭祀的・呪術的思考は、こうして成立した大域的アトラクターの一つ一つが生の形で記録されているという点において、またそれらが志向性の弧の働きを如実に示しているという点において貴重な資料である。しかし、ウパニシャッド哲学とは、こうして産出された無数の大域的アトラクターが、より高いレベルの思考において整理・統合され、言葉で表現されていく過程を示すものであるから、そのプロセスを志向性の弧と同じレベルで論じることはできない。フリーマン自身、志向性の弧は、それよりもさらに低位（よりミクロな）および高位（よりマクロな）の複数のレベルを有していることを強調している。より高位のレベルにおいて、大脳辺縁系を中心とする志向性の弧が生み出す大域的アトラクターは、意識をダイナミックなオペレーターとして、そのカオス的変動の場を両側前頭葉の大脳皮質へと拡げながら、個人・集団・社会・歴史などに対応する重層的・有機的な構造体を構築していく。理性とは世界の高度な同化であり、広汎な知識・体験を基盤として成立する「意味」が理性に強い力を与える。さらに、ニューロダイナミクスの見地において、「自己への気付き」は意識とは異なるレベルの組織化を意味する。それは人間のみに存在するレベルであり、過去五〇〇万年間の進化を通じてヒト脳が獲得した前頭・側頭葉の広大な領域と辺縁系との関係の内に存在すると考えられる。

大域的アトラクターはあくまでも個人の脳の内部に存在するものであるが、それは社会生活において他の無数のアトラクターと言葉や行動を介してぶつかり合いながら、新たな生成と変化を遂げていく。文化・社会・歴史とは、これら無数の大域的アトラクターが密集して形成する配置のなかで相互作用を繰り返しながら、全体としてある方向に流れていく大河のようなものである。そこで働いているダイナミクスは、個々人における志向性の弧を基にしているが、それとは異なるレベルに属している。したがって、現代においても多くの人々を魅了するような高遠さを有するウパニシャッド哲学は、ブラーフマナ文献が示す志向性の弧の働きそのものよりも高い次元に属するものである。しかし、ブラーフマナがウパニシャッドへと発展したということは、志向性の弧がその自己組織的な働きによってより高次のダイナミクスへと発展したことを示しているのであって、その高次のダイナミクスをマクロな観点から探究しようとするのが文化人類学である。そこでは脳科学の用語・概念をそのまま用いることはできないが、フランスにおける認知人類学（cognitive anthropology）の研究者ダン・スペルベルが、『表象は感染する――文化への自然主義的アプローチ』[85]で示している考え方は、フリーマン理論の人類文化への自然な拡張として理解できるので、その要点を以下に記しておきたい。

スペルベルは、ジェリー・フォーダーが提唱したモジュール主義的アプローチ[86]に基づいて、人間は心的表象（フリーマンの語彙では大域的アトラクターに対応する）を形成するだけではなく、心的表象についての心的表象を形成する能力、すなわちメタ表象能力を有していると考えている。通常の表象モジュールを第一階のモジュールとすれば、メタ表象モジュールは特殊な概念モジュールであって、いわば第二階のモジュールである。第一階の概念モジュールは事物――典型的には知覚された事物――の概念と表象を扱うが、これに対して、メタ表象モジュールは、概念についての概念と表象についての表象を扱う。メタ表象モジュールの領域は極めて明瞭である。すなわち、有機体がその存在や内容を推論したり他のやり方で把握したりすることのできるような、あらゆる表象の集合がそうした領域を形成する。一方、メタ表象を形成し処理する能力を有するこのモジュールの固有の領域は、素朴心理学（他人の考え・心理についての洞察）や、人間の振る舞いを引き起こす信念、欲求そして意図の領域である。他人の振る舞いを、単なる身体動作ではなく、その基底に潜む心的状態の観点から理解しカテゴリー把握する能力は、非常に多種多様なやり方で相互に助け合ったり競い合ったりしなくてはならない有機体にとって不可欠な適応能力である。

第一階の概念モジュールしか持たない有機体は、そのレベルにおける信念を持っているとしても、信念についての信念を何も持たないし、信念について「反省」する態度もまったく有していない。この種の有機体の信念が含む語彙は、有機体のモジュールの直接的な出力としての語彙に制限されている。そしてこの有機体は、新しい概念を構想したり採用したりすることができない上に、旧い概念を批判したり拒否したりすることができない。これとは対照的に、メタ表象モジュールを獲得した有機体は、概念や信念をそれとして表象し、それらを批判的に評価し、メタ表象的基礎に立ってそれらを受け入れ、あるいは拒否することができる。この有機体は、任意の概念領域に関係した概念や信念を形成することができる。こうして人間は、概念領域に特化した第一階のモジュールに根ざした信念と、表象に特化した第二階のメタ表象モジュールに根ざした信念という二種類の信念を持つことができる。

第一階のモジュールに根ざすのは「直観的信念 intuitive beliefs」であり、第二階のメタ表象モジュールに根ざすのは「反省的信念 reflective beliefs」である。反省的信念は、どんなモジュールのレパートリーにも属さない概念、それゆえそれらがはめ込まれた信念や理論を介して、単に内省的・反省的にのみ人間に利用し得る概念を含むことができる。文化が違えば大きく相違する（そして異文化の視点から見ると、しばしば理解不可能ないし非合理に映る）信念や概念は、典型的な反省的信念、および反省的概念である。反省的信念は直観に反することがある。より正確に言うと、そうした信念は、その主題に対する我々の直観との関わりで反直観的なものであり得る。同時に、その種の信念を我々が受け切れるメタ表象的根拠は、我々の直観に対して強制力を発揮する。つまりスペルベルの「メタ表象モジュール」という概念は、フリーマン理論の見地においては「メタ大域的アトラクター」とでも呼ぶべきものであろう（大域的アトラクターはいくらでも複雑化できるものなので、特に新たな種類のアトラクター形成機構を想定する必要はないが、大脳皮質の発達に伴って、その形成に関わる皮質領域が拡大するということは有り得る）。

スペルベルは、心を、フォーダーが言うような単一の入力モジュールの厚い層、あらゆる種類の第一階の概念モジュールからなる複雑なネットワーク、および第二階のメタ表象モジュールという三層から成るものとして描いている。このメタ表象モジュールは、それが活動を始めた当初においては、他の概念モジュールとそれほどの違いはなかった。しかし、メタ表象モジュールがコミュニケーションの発達を可能としたことから大規模な文化爆発が生じ、最後には、いくつもの文化領域に属する多数の文化的表象が生み出された(11)。このようにして、人間は真にモジュール的な心を宿すようになり。そしてこの心が、真の文化的多様性の生成に、主要な役割を果たしてきたのである。次に述べるヴェーダ時代からウパニシャッド時代にかけての自然の理法や社会規範についての考えの変遷は、このようなスペルベルの理論を裏付けるものである。

『リグ・ヴェーダ』に登場する神々の中で、武勇神インドラがアーリア人の敵を征服するのに対して、司法神ヴァルナ（水天）は宇宙の秩序を堅持している(77)(80)(81)。ヴァルナは宇宙の理法である天則（リタ ṛta）の擁護者・人間の倫理の維持者として人間の行為と深い関係を持っていた。天則の起源はインド・アーリア人が未だイラン人と共に住んでいた時代、すなわち前二〇〇〇～三〇〇〇年期にまで遡ると推定されている。天則は、秩序・均整・規律・真実・正義・善良・光明など、多くの意味を包含している。天則は、第一に天体の運行・四季の循環など大宇宙の秩序を維持するものとして、第二に祭式全般の規律として、第三に人間世界の倫理道徳の法則として現れる超越的実在である。その原型が先史時代から存在したということは、人間は道徳や社会規範を生得的観念として有しているとする近年の道徳心理学の見解を裏付ける一つの歴史的事実である。人間のみならず、神々の王でもあったヴァルナは、その権威の源泉を宇宙の理法である天則の守護者であることに有していた。しかしブラーフマナの時代に祭式万能主義的風潮が盛んになるにつれて、祈祷・祭式の神秘力を象徴するブラフマンがますます重要視されていき、その一方で、天則と神々の権威はますます低下した。人間の行動の規範・正義・義務・徳行を意味するダルマ（dharma）が、神々の掟を意味したダルマン（dharman）に取って代わり、後世の「法」の概念に近いものとなっていった。ウパニシャッドの時代になると、天則のみならず、一時は宇宙を支配する絶対的な力と見なされた祭儀もその価値を失った。それに代わって根本原理の実在性が強調され、「真実：サティヤ satya」がブラフマンと同列におかれ、業・輪廻の思想が倫理・道徳の領域において重要な位置を占めるようになった。またダルマも、ウパニシャッドにおいて重要性が高まり、宗教・倫理・社会・制度に関して、真・善・徳を包摂した概念となった[75][78][79]。

このような歴史的事実は、古代インド人の思考が、原始的・生得的観念と志向性の弧（行動―知覚サイクル）という第一階のモジュールに依存する呪術的・先論理的思考から、第二階のメタ表象モジュールによる内省的・論理的思考へと発展していったことを如実に示している。人類文化の多様性は、紀元前数世紀の間に世界各地で同様な心の発展が生じたことに起因するが、ヴェーダ～ウパニシャッド時代における古代インド人は、古代ギリシア人が外的世界の探求へと向かったのとは対照的に、ひたすら内的世界の探究に没頭した。そのような、まさに正反対とも言うべき民族レベルにおける性向の違いは一体何によるのであろうか？　現生人類のゲノムはほぼ同一であるとされているから、その原因がゲノムの違いにあるとは考えられない。そこには、気候・風土・地政学的環境・農耕／牧畜文化の違い等に加えて、カール・ユングが言うところの内向的・外向的性格というような生得的気質の違いも関与しているのであろう。

C　ウパニシャッドの思想

ウパニシャッド哲学において確立された梵（ブラフマン）、霊魂・我（アートマン）、梵我一如の思想、輪廻、業（カルマ）等の概念は、仏教の成立に大きな影響を及ぼした。本節では、先ずこれらの概念について簡単に説明し、次いで、フリーマン理論から見たそれらの意義について考察する。

1　ブラフマン（梵）

「梵」とは、古代インド哲学において宇宙の究極原理とされた「ブラフマン brahman」の漢訳語であり、元々は祈祷の文句並びにそれに宿る神秘力を意味し、祭式万能の気運が高まるにつれ神を左右する原動力とされ、さらには宇宙の根本的創造力の一つの名となった。(75)(78)(79) それは元来、中性の哲学的原理であったが、後に男性化されてブラフマー（梵天 Brahman）となった。「ブラフマン」の原義については、諸説紛々として定説がないが、確実なのは、ブラフマンが祭式万能のブラーフマナ時代に、宇宙の最高原理・至高存在と見なされるに至ったことである。『シャタパタ梵書』では、次のような句がある。「太初においてこの宇宙は実にブラフマンであった。それは諸神を創出した。それは諸神を創出したのち、これらの世界に分置した。この世界（地界）にアグニ（火神）を、空界にヴァーユ（風神）を、天界にスーリヤ（太陽神）を」。(80)

『リグ・ヴェーダ』に始まった宇宙の唯一の根本原因の探究は、ウパニシャッドにおいても執拗に続けられたが、人格神あるいは最高神に対する関心は次第に薄れ、もっぱら非人格的・抽象的な一元的原理を追究するようになった。ウパニシャッド初期の哲人シャーンディリヤは、「じつにこの一切はブラフマンである……さてまた、人は実に意向からなる」、と述べている。[81] 彼は、一切万有の根本原因を、ヴェーダにおけるように「かの唯一物」としてではなく「ブラフマン」と呼びかえ、それが、我々が経験する一切の事物、全宇宙と同一である、と断言している。言い換えれば、ブラフマンは現象世界の背後に、目に見えない形で存在しているのでも、それを超越して存在しているのでもなく、我々の経験する一切の現象がそのままブラフマンなのである。シャーンディリヤによれば、ブラフマンは「意 manas」、すなわち思考作用からなり、「気息を身体としていて、光輝を姿とし」、「一切の行為をなし、一切の欲望を持ち、一切の香りを備え、一切の味を含み」、それ故に「思惟したことは必ずその通りになり」、「虚空の性質を帯びていて」、「全宇宙に遍満している」。しかし、それ自体は差別相を超越しているので、「無言であって、無関心なもの」である。一方、彼は、絶対者ブラフマン（梵）は、実は我々の心臓の内に存在するアートマン（我）、すなわち本来の自己、自己の本体にほかならない、と高らかに宣言している。

　自己と絶対者とが同一であるという思想は、すでに『ヴェーダ』やブラーフマナ文献において、個人の生活機能と自然界の現象との対応関係——例えば、目と太陽、気息と風——として述べられている。このような宇宙観はプルシャ神話に淵源するが、この対応の思想がブラーフマナ時代に発達した「同置」と「念想」という思考法において徹底されることによって、諸機能の集合体である各個人は小宇宙であって、自然界の諸現象が構成する大宇宙と対応するという思想が確立された。このようにシャーンディリヤは、「梵我一如」であること、すなわち万有の最高原理が我々の存在の奥底に存在する自己・アートマンであることをはっきりと明言し、その理由を述べた最初の哲人とされている。[81]

　一方、『リグ・ヴェーダ』においては、「神々の原初の時代において、有は無から生じた」と明言されており、それがウパニシャッド初期における一般的な考えであった。[80][81] しかし、その後に現れた傑出した哲人であるウッダーラカは、「有は無から生じた」という考えを真っ向から否定して、太初においてこの宇宙は有のみであったとする「有の哲学」を説き、それは後のインド思想史においてバラモンの正統説として定着すると同時に、無の哲学を駆逐することとなった。このようなウッダーラカによるヴェーダ再解釈が可能であったのは、『リグ・ヴェーダ』時代の「無」は全くの非存在、虚無を表すのではなく、「非有」、すなわち限定された形を持たない混沌を指すものであったことによる。[80][81] ウッダーラカは、その「非有」を、自ら繁殖を意欲するという精神活動を具えた存在である「有」として再定義した。「有の哲学」では、最高実在（ブラフマン＝アートマン）を「有 sat ＝在るもの」として捉える。万物の始原は「有」であって、「非有」から万物が生じたのではない。有というものは精神性を持っている。、この有は先ず繁殖しようと思って、欲望を起こして火を作り出す。その火が欲望を起こして、水（精液を意味すると思われる）を作り出した。次いでその水が欲望を起こして食物を作り出した。その三つが混じり合った。そこに、根本にある有と言われるものが、さらに意欲を起こして生命としてのアートマン（自己）として、元素としての火・水・食物のなかに入り、そこで生命が与えられたから、ありとあらゆるものが展開して現し出されたという。その一方でウッダーラカはヴェーダの人間観を継承し、客観的な自然界を構成している要素と、人間の身体を構成している要素が同一であると考えた。つまりウッダーラカの宇宙生成論においては、それまでの自然発生的な神話的自然観が、より観念的・形而上学的なものへと変化しており、それは古代インド人の思考形式の、第一階のメタ表象モジュールから第二階のメタ表象モジュールへの進化を示すものである。オランダの碩学ヤン・ゴンダは、『インド思想史』[75] において、梵の概念を次のようにまとめている。

「梵の現象形態は、しばしば宇宙的局面と精神的局面から同時に考察される。梵は風（vayu）の本質的部分で、宇宙的自然的勢力である。他方、梵は〈呼気 prāṇa〉の本質的部分として、精神（＝霊）と物質とからなる小宇宙内で生命を維持する。それは一つの勢力の二つの局面、二つの機能である。この帰結こそ、宇宙と〈精神の世界〉がその基礎を同じくし、それ故、同一の法則により支配されるばかりか、後者を知り、これを統御すれば、前者も制御し、支配できるという、インドで広く流布した思想の基礎となったのである……要するに、梵は世界の第一原理、世界の基礎であり、自然界のあらゆる成因、全ての人間の生活機能の中に現れる。それは現象界の背後に在る唯一の実在であり、経験界に棲む生きとし生けるものを保つ力である。この意味で、梵は一切であり、〈実在 sat〉であり、事物の本性である。それは不変・唯一・永遠で、定義できない。梵は梵自身から世界を放出する。かくて、人々は〈絶対〉の観念に到達したのである」。

シャーンディリヤやウッダーラカからのこのような発想は、ヴェーダ時代のアニミズムやブラーフマナ時代の同置・念想等の原始心性のレベルを超えて、宇宙の究極原理という普遍的理念の探究を志向している。その意味で、ブラフマンという観念は、アリストテレスの「第一原因」という観念とも比較され得るであろう。しかし、アリストテレスの「第一原因＝神」は、世界を支配する因果律（直線的因果関係）の頂点に位置するものであったのに対して、ブラフマンは、原人プルシャの本質として、あくまで世界そのものであった。古代インドの伝統的自然観は、宇宙の出来事はすべて永遠に繰り返すとする永劫回帰の思想にあり、途方もない長さの時間の単位（「劫 kalpa」はブラフマー神（梵天）の昼の半日で、人間の年に換算すると四三億二千万年に相当する）が考えられていた。無限の時間と比較すれば、人間の生はむしろ極小の瞬間に過ぎないが、それは同時に永遠をも含んでいる。つまり、古代インド人にとって時間は無いに等しい。因果律とは時間の継起の内に成立するものであるから、ただ「有」だけが存在するというウッダーラカの思想は、シャーンディリヤと同じく、古代インドの原人思想と、永遠の相における無時間的な感覚に基づいているのであろう。永劫回帰の思想は、後に輪廻思想へと姿を変えるが、このような思考形式の根底を成すのは「循環的因果関係」であり、ここに東西思想の最も根本的な違いが存するのである。後に述べるように、ブッダの五蘊・十二支縁起等の教えは、世界・人間を循環的因果関係において捉えたものであるが、その意味において、ブッダはヴェーダ・ウパニシャッドの思想を全面的に否定したのではなくて、その根本的な世界認識を継承しつつ、それを新たな方向に展開した、ということが言えよう。

〔註19〕神酒ソーマ

事物の生起を時間の中に位置付ける能力は、大脳辺縁系、特に海馬が担っている。古代インド人がいかに時間感覚を欠如していたとしても、通常の時間感覚なしに日常生活を送ることはできないから、その海馬機能に特に異常があったとは考えられない。その形而上学的・歴史的思考における無時間的感覚が何に基因するのかは分からないが、それは脳科学的見地においても興味深い問題である。ヴェーダの時代から、人々は神酒ソーマを神々に捧げ、また自らも飲んだのであるが、それはベニテングタケを絞った汁であるという説がある（ただし確証はない）[76]。ベニテングタケはイボテン酸を含み非常に美味であるとされているが、多幸感・健忘・幻覚・時間感覚の喪失等の精神症状を起こす。シベリアのシャーマンが変性意識状態（トランス）になるために用いてきたことが知られている。神がかりとなるために向精神作用を有する食物、あるいはガス（古代ギリシアのデルフォイ神殿の巫女たちは、地底の割れ目から噴出するガスを吸って神託を下したとされている）を摂取する習慣は世界各地に存在し、それが引き起こすトランス状態は神聖なものと見なされてきた。したがって、古代インド人の時間感覚の欠如や梵我一如の心的経験はソーマが引き起こす幻覚に起因し、それが宇宙の真理を感得する至高の体験と見なされたという可能性も一概には否定できない。

2　アートマン（個我・霊魂）と「梵我一如」の思想

先史時代から、気息は生きていることの徴であり、身体に生命を吹き込むもの、あるいは生命そのものと見なされてきた。気息は大気・風・嵐と類似しているから、そこから「生命」とともに、「神」という概念が形成された。神＝生命を与えるもの＝気息・風・大気という観念は、アーリア人のユーラシア大陸進出に伴って、ギリシアでは「プシューケー」[87]、インドでは「アートマン」、中国では「気」（万物が生じる根元）等と呼ばれるようになった。この「アートマン」が、ウパニシャッドにおいて「ブラフマン」と並ぶもう一つの重要な概念となったのである。ユダヤ教ヘブライ語聖書に示されている神の名「ヤハウェー（ＹＨＷＨ）」も、強く息を吐き出くことによって発音され、「神」と「気息」との不可分な関係を示している。

ブラフマンが宇宙の最高原理であるのに対して、原人プルシャの観念に根ざすアートマンは、最初、肉体的・精神的意味での「自己（個我）」であった[75][78][79]。それは個体の本質、すなわち「われ・我」の本質であり、そこにはいかなる「神」の関与も考えられていない。ヴェーダ時代には、人が死ぬと、彼を構成している諸機能は、対応する自然界の要素のなかに解消すると考えられていたが、他方では、死んだ後に天上の世界に赴く影のような煙のような霊体があると信じられていた。死者が火葬に付されて（インドではヴェーダ時代から火葬が一般的に行われていた）、諸機能や身体が自然の中に離散してしまうと、その霊体は火神アグニの翼に乗り、風神マルトの涼風に支えられ、人類の祖ヤマが拓いた道を、ヤマの使者である二匹の犬に守られて進み、最高点にあるヤマの王国に至る。そこで死者は再び身体を得て、神々や祖霊たちと共に、美しい場所で、楽しく不死の生活を送るのである[81]。このように、死後天界に赴く霊体は、人が生きている間は彼の身体や諸機能を生かしている「生命」である。『リグ・ヴェーダ』において、それは生理学的な意味の生命を表す「アス asu」、あるいは思考・認識や情意作用の拠り所となる「意《こころ》：思考する働き」を表す「マナス manas」と呼ばれていた[80][81]。

しかしこのような楽天的な来世観はやがて維持されなくなり、ヤマの王国の住人にも死は必ず迫ってくるという考えから、人々は「再死」への恐怖に捉えられるようになった。ブラーフマナ文献では、祭式の執行によって再死が克服され、不死が達成されるということがしきりに説かれている。この再死への恐怖が人々を不死の追求へと駆り立てたのであるが、ウパニシャッドの時代になると、呪術的な方法はすでに顧みられなくなり、生命の本質や死後の運命についてのより深い思索が展開された。(75)(79)-(81) アートマンの本質に関する探究の手掛かりとされたのは睡眠現象であった。人の身体や眼・耳等の感覚器官の活動は睡眠状態において停止し、目ざめとともに活動を再開する。つまり、睡眠状態は謂わば一時的な死であるが、その間の生命機能は呼吸によって維持されるから、気息（プラーナ prāṇa）が生命の本質であり、それは眼・耳等の他の知覚器官の機能より優れたものと考えられるようになった。しかし、気息が他の諸器官の機能を代行したり統合したりすることはないので、気息はやがてその地位をアートマンに譲ることとなった。

「アートマン ātman」は、「プラーナ」と同様に、「呼吸する」を意味する語根「an-」を含んでおり、呼吸・気息あるいは風を原義とするという説が有力である。その語源についても諸説あるが、「アートマン」は、生きとし生けるもの——ヴェーダ時代の人の意識にとって生あるもの——の「いきいきとした」性質の根底にある何ものかを表す概念であった。しかし、それは次第に哲学的意義を帯びるようになり、ブラーフマナの『アタルヴァ・ヴェーダ』では、生き物を生かしている要素・機能ではなく、諸機能や身体の統合体である個体の「人格」を意味する語として用いられている。しかし「ブラフマン」がウパニシャッド以前に最高実在として確立されていたのに対して、ウパニシャッドで述べられている「アートマン」についての見解は様々である。なかでも後世に大きな影響を与えたのは、「アートマン」とは知覚や思考の主体であって、諸機能はこのアートマンが欲するままに見たり聞いたりするためのものであるという考えである。(80)(81) このアートマンは熟睡時には外物に影響されることなく純粋な主体として生きているが、それは目ざめているときにも個体の深層として存在し続ける。熟睡において開示された真実の自己、すなわち自己自身の深層をなすアートマンに、現実の世界においても到達したいと希求する者は、様々な修法を行うことによって、微細なアートマンを自己の内部に見出すと考えられた。

シャーンディリヤは、「心臓内部にあるアートマンは、思考力（マナス）から成り、諸機能を身体とし、光輝を様相とする」、と述べている。ウパニシャッド最大の思想家であるヤージュニャヴァルキヤは、シャーンディリヤの説を土台として、火（光）を生命原理とする思想を発展させた。アートマンは光そのものであり、ものを照らし出すこと、すなわち認識をその本性として、諸機能を統合する。ここで彼は、アートマンを「マナス（思考力）から成る」とは規定せずに、それを「認識（ヴィジュニャーナ vijñāna）から成る」ものと見なした。「認識 vijñāna」という語は「vi 分ける」と「jñāna 知る」の合成語であり、彼はその語を思考力（マナス）よりさらに高次の精神作用を表すのに用いたのである。アートマン自身は純粋意識である認識の塊であり、主客の対立を超越しているが、絶対主体であるアートマンは認識不可能で、「否、否 neti, neti」とのみ表現されるという。[80][81]

〔註20〕「vijñāna」について

ヤージュニャヴァルキヤが用いた「vijñāna」という語は、諸現象とそれらを支配する法とについての分別的知識を意味する。「vijñāna 識」という語は後に仏教教理に採り入れられ、眼・耳・鼻・舌・身の五器官（五根）がそれぞれ、眼識・耳識・鼻識・舌識・身識の五識を作るように、心の中心的な器官として第六識である「意 manas」を作るとされた。「mano-vijñāna」という語は「意」と「識」を併記した語であり、それは単なる「意識」だけではなく、「統覚的認識 apperception」をも意味する。一方、大乗仏教で用いられる「prajñā」という語は言葉や概念では表し得ない直接的体験によって得られた直観――リアリティーの真の性質である「空」の洞察――を意味し、それに到達することが「覚り」を得ることである。「智慧」は、「智 jñāna：知識」と「慧 prajñā」を合わせたものであり、六波羅密（人を菩薩たらしめる六つの道：布施・持戒・忍辱・精進・禅定・智慧）の最終段階であり、全智ばかりではなく、全世界への慈悲をも表す。仏教における道、すなわち仏道修行は、「prajñā」に始まり、「prajñā」に終わる。

諸機能の背後にあって、視覚的認識・聴覚的認識などをそれぞれ可能とする認識主体こそが、「認識すること（vijñāna）から成るアートマン」である。つまり彼は、物理的な火（光）の表象を残しながらも、アートマンの精神性を深め、それが純粋精神として捉えられるべきことを明示したのである。この普遍的アートマン、すなわち熟睡において開示された真実の自己・自己自身の深層をなすアートマンは「微細なアートマン、すなわち心臓の内部に住む親指大の人間（プルシャ）」として表象される。

〔註21〕ヤージュニャヴァルキヤとアリストテレス

ヤージュニャヴァルキヤがアートマンの本質を「識 vijñāna」としたとほぼ同時代に、アリストテレスが「能動理性」という概念に到達していたことは、人間の知性が古代ギリシアと古代インドにおいて並行的に発達していたことを示す。アリストテレスは、ヤージュニャヴァルキヤと同様に、心（プシュケー）は心臓に宿ると考えていた。[87]

ウパニシャッドの哲人たちのアートマンについての思惟はさらに発展を続け、それが個体の本体であるだけではなく、すべての存在の内なる本体、あらゆる存在の精髄であり、不可捉・不可壊の「最高の実在（真実）

sayasya-satyam」であると見なすところまで到達した。ここに至って、アートマンと梵の一致が登場することは何ら驚くには当たらない。ヤージュニャヴァルキヤは、次のように説いている：「自己を顕現しつつ、万物に内在する、かのアートマンたる梵、そは汝自身のアートマンなり」[75]。

ウッダーラカの「有の哲学」において、「有」は客体的に思惟されたものではなく、それへの帰入、あるいはそれとの合一の体験を通して、自らの根柢に見出されるべきものである。一切の生きとし生けるものは、「有を根とし、有を拠り所とし、有を根底としている」。ウッダーラカは、息子に最高の真理を伝えるに際して次のように語った。「この微細なるもの（「有」を意味する）はと言えば、――この一切（全宇宙）はそれを本質とするものである。それは真実（satya）である。それはアートマンである。おまえはそれである」。「おまえはそれである tat tvam asi」という文言は、「私はブラフマンである aham brāhmasmi」という文章とともに、ウパニシャッドにおける梵我一如の思想を端的に表現する言葉として有名である。人は、現象的・個体的存在としての自己を脱却する時にはじめて、真に在るものとして自覚されるのである。ウッダーラカは、自己の内奥にこの「有」を見出すべきことを、「おまえはそれである」という直截的表現によって息子に教えているのである[80]。

要約すると、アートマンは個体の諸機能を内部から制御しているのみならず、神格として表象される自然界の諸要素、さらには全ての被造物をも内部から制御するものと考えられている。換言すれば、アートマンは個体に内在してその内的本質をなすと共に、個体を越えて万物に浸透している普遍者（ヤージュニャヴァルキヤは、それを「内制者アンタルヤーミン」と呼んでいる）であり、宇宙的な最高実在ブラフマンそのものである。アートマンは諸機能を通じてすべてのものを認識するが、アートマン自体は決して対象化されない。このような主体としてのアートマンは、内観の道をたどることによって、自らの内面に直観されるべきものである。内観の道を歩む者は、その究極において、自己を対象化しようとする自己を突破しなければならない。自己の最内奥に絶対者が顕れ出ていることを直観する時、すなわち絶対者との合一を体験する時に合一の体験が生じる。そのとき、自己自身を見るものと見られるものとに分かつ立場は完全に超克され、客体化されない主体としての自己＝絶対者が自覚される。それが個体の本質であるとともに、万物の内部にある不死の「内制者」（アンタルヤーミン）としてのアートマンなのである。体験によって自覚された、客体化されないアートマンを言葉によって規定することは不可能であり、否定の道のみがそれを表す方法である。

内観の道を歩む者は、その究極において、自己を対象化しようとする自己を突破しなければならない。そのことは、自己の最内奥に絶対者が顕れ出ていることを直観する時、すなわち絶対者との合一を体験するときに可能となる。この合一の体験において、自己自身を見るものと見られるものとに分かつ立場は完全に超克され、客体化されない主体としての自己＝絶対者が自覚される。それが個体の本質であるとともに、万物の内部にある不死の内制者としてのアートマンなのである。梵我一如の思想について、ゴンダは次のように述べている。(75)

「個別的存在の本体が大宇宙の本体たる究極原理に一致するという梵我一如の思想は、心理学的傾向を強く持つインド思想史上、その意味をいかに高く評価してもしすぎることのない教義である。ここで、全宇宙の様々な勢力をめぐる〈思索〉は、今や越えることのできない頂点に達した。大自然の中に、また同時に、大自然の背後にある一個の大勢力が、人間が内省と自己分析によって求めることのできた最高の心理学的唯一原理に一致させられたのである」。

ウパニシャッドの深遠な思想の西欧への紹介は、一七世紀中葉に梵文原典からペルシア語に訳されたウパニシャッド集が、フランスのアンクェッティル・デュペロンによりラテン語に翻訳され、『ウプネカット』として一八世紀末に出版されたことを以て初めとする。それは、『意志と表象としての世界』(41)を表したショーペンハウアー（ここでの「意志 der Wille」とは、生命現象のうちに働いている「生命力 Lebenskraft」を意味する）によって激賞され、ゲーテやワーグナーを初めとする一九世紀初めの優れた哲学者や芸術家、また超越主義を唱えたラルフ・ウォルドー・エマソン(89)らに深い感銘を与えた。現代においても、梵我一如の思想は、精神と身体・自然との合一を未だ見出せないでいる西欧思想へのアンチテーゼとして、強い影響力を及ぼし続けている。

３　輪廻・業・解脱

最古のウパニシャッドにおいて、人びとを梵我一如の思弁へと導いた最大の動機は、死と再死から逃れたいという願望であった。『リグ・ヴェーダ』の時代から、インドの全ての階級の人々は現世的であり、この世の生を余すところなく享楽することを無上の幸福と心得ていた。当時の人びとが願った「不死」とは、百歳までの長寿や恵まれた老年であり、それは今も変わることのない人間の願望である。『リグ・ヴェーダ』の時代、人々は来世での生の存続を信じていたが、何が死後においても存続するかについての明確な観念を有していなかった。祭儀におけるバラモンの役割は、事物の神秘的関連についての知識に基づいて、死者が必ずや来世でもこの世と等しい姿を得るように祭式を工夫することであった。それでも人々の再死に対する恐怖は高まるばかりであり、より効験のある祭祀と一段と深い洞察（知識）が強く求められた。再死に対する恐怖は、輪廻という観念が死後の状態についてのより具体的なイメージを提供したことによってさらに増幅された。来世についての考えはヴェーダ時代においては曖昧なままであったが、後期ブラーフマナから初期ウパニシャッドにかけて、次に述べる「二道・五火説」がまず成立し、それが「業」や「解脱」の観念と組み合わされることによって体系的な輪廻思想が整備されていた[75][80][81]。

「二道説」とは、死者の辿る道は神々（天）・祖霊・地獄の三種に分かれるが、地獄は悪人が陥るべき場所であり、それ以外の者が死後に辿る道は、神の道と祖霊の道のいずれかに分かれるとする説である。「五火説」は、水を生命の根源とする思想に淵源すると言われ、人が死ぬとその生命である水は、火葬の煙となって天界に上昇し、①月に至って月を満たし、②雨となって地上に降り、草木に吸収されて、③食物となり、それは食されて、④精子となり、それは母胎に入って、⑤胎児となる。胎児は生れ出てこの世に生存し、寿命が尽きると、火葬の煙となって再び天界へと赴く。この世に再生する五段階の過程を、アグニへの五種の献供になぞらえた祭儀へと神秘化するこの説は五火説と呼ばれ、通常二道説と共に説かれたことから、両者を合わせて「二道・五火説」と呼ぶ。ここで特筆すべきは、この世に再生する者が「業に応じ、知識に応じ」た境遇を受けると考えられたことである[81][90]。「二道五火説」は、この世における素行の善悪が再び生れる時の境遇を決定するという倫理的意味合いを有していた。

しかしヴェーダの時代の宇宙生成説に由来するこの説は、まもなくヤージュニャヴァルキヤのアートマン説に取って代わられることとなった。彼は人の本体（霊魂）は水ではなくアートマンであると考え、さらにそれを業や知識を担う主体と見なすことによって、その後にインドおよび全東洋へと広まった輪廻説の基礎を確立した。彼によると、アートマンは認識の主体であるばかりではなく、その行為の余力（業）を来世まで担っていく者、すなわち、来世の境遇に自ら責任を持つ行為主体である。人に臨終が訪れると、アートマンは諸機能の光を摂収して、心臓へと降下してゆく。そしてアートマンはこの世で習得した知識と、為した行為（の余力）、および記憶を引き連れて、身体から外に出て行き、輪廻に入る。再死あるいは輪廻の鎖からどのようにすれば逃れられるかという当時の人々の最大関心事に対して、彼は旧来の輪廻説を概ね肯定した上で、輪廻の鎖は人が自らの内面にアートマンを見出したとき、すなわち梵我一如が到達された時に断たれる、という革命的な考えを提起した。[80][81][90]すなわち、欲望を余すところなく捨て去り、アートマンに専念する者は、自と他との二元性を離れ、ブラフマンと一体のものとしてのアートマンを自らの内面に直観する。そのとき彼は身体を蝉脱してブラフマンそのものとなって、輪廻を脱するのである。こうして輪廻の思想と梵我一如の思想が合体し、輪廻からの解脱への道が示されたのであるが、そこで改めて浮上したのが、解脱（mokṣa）はいかにすれば果たされるのか、という問題であった。

すでにウパニシャッド初期に、この世から完全に離脱するためには五火への献供の意義を知ること、また祭式の効果を信じて祭官に布施するよりも、人里離れたところで苦行に専心することが必要である、つまり解脱のためには、祭式よりも知識とブラフマンへの専心の方がより重要であるという考えが芽生えていた。シャーンディリヤは、人間の死後の在り方は、臨終時の「意向」によって決定されると考えた。しかしそれでは、生きている間にどんな悪い行いをしても問題にならないことになる。この意向の思想の欠点を補うものとしてヤージュニャヴァルキヤが唱えたのが「業 karman」の思想である。[75][80][81][90]それは、「（人は）よい業によって善いものとなり、悪い（業）によって悪いものと成る」、という当時としては全く新しい思想であった。業の思想によれば、人間の死後の在り方を決定するのは、その人間が生きている間に行う行為の全体である。業は、人間が死ぬときに、生気や明智と前世の記憶と共にアートマンに付随していき、来世において、その業にふさわしい結果を得ることとなり、その業が良いか悪いかによって、善人になったり悪人になったりする。この思想は、「善因楽果、悪因苦果」という思想として、ブッダに引き継がれた。[90]

同時期の古代ギリシアの考え方と比較すると、業の観念の特色がより明確となる。古代ギリシアにおいて、人間の運命とは運命の女神モイライの手に握られているものであって、人間に自由意志の余地はない。ギリシア悲劇『オイディプス王』に象徴されるように、人間とは、一国の王といえども、運命の女神の意のままに翻弄されるはかない存在でしかない。しかし、業の思想はそれとは正反対である。業とは、己の自由意志に基づいてよい行為を行えばよくなり、しかも自分で意志すればそれから全く自由となることができるものである。すなわちこの業の思想において、古代インド人は超自然的な力の支配を脱却し、人間は自らの運命を自らの手中に有するという、自由と主体性の思想を確立したのである。ブッダの「自由：自らに拠る」、また「天上天下唯我独尊」という言葉も、その根をヤージュニャヴァルキヤに代表されるウパニシャッドの思想に有している。ただし、それは超自然的な存在や己の間違った知識・固定観念からの自由を意味するのであって、西欧的な「liberty, freedom」、すなわち社会的・政治的な拘束からの自由とは意味が異なることに留意しなければならない。インドの修行者たちは、社会生活へのあらゆる関心を捨て去ることが、自己の全き自由、すなわち解脱を目指す修行の始まりであると理解していたのである。

輪廻の観念がこうしてより明確化していくにつれて、人々は、「解脱」、すなわち輪廻から解放されて、二度と生存世界に立ち戻らない状態に到達することを、究極の人生の目的と見なすようになった。(10)(80)(81) 彼らにとって、「再死」とは単なる観念ではなくて、疑い得ない宇宙的な出来事であったから、それは真に現実的な恐怖を引き起こしたのである。そこにはまた、彼らのこの世の生存の悲惨に対する敏感さも大きく関与していた。ウパニシャッドには、「骨・皮膚・筋・髄・肉・精液・血・粘液・涙・唾液・糞・尿・風・胆汁・痰の聚合なるこの悪臭を放ち、虚ろなるこの肉体において、欲望の愉悦もていかんせん。欲望・瞋恚……老・死・病にて攻めらるるこの肉体において欲望の愉悦もていかんせん。また、我ら、この一切は可滅なりと見る……かかるごとき輪廻にありて、欲望の愉悦もていかんせん。かかる輪廻にありては、我、あたかも枯井に住む蛙のごとし」、と歌われている。(75) ヤージュニャヴァルキヤは次のように言う。

「バラモンたちは、ヴェーダの学習により、祭祀により、布施により、苦行により、断食によってそれ〈アートマン〉を知ろうと望みます。それさえ知れば、聖者《ムニ》となるのです。遊行者たちは、まさしくこれを〈天上の〉世界として求めつつ、遊行するのです。まことにこういうわけで、昔の知者たちは、〈我々にはこのアートマンがあるのに、この〈天上の〉世界があるのに、子孫を持って何になろう〉と考えて子孫を望みませんでした。彼らは息子を得たいという願望、世界を得たいという願望から離脱して、乞食《こつじき》の遊行生活をしたのです。実に息子を得たいという願望は、財産を得たいという願望と同じであり、財産を得たいという願望は、そのまま世界を得たいという願望なのです。これらはいずれも願望であることに変わりがありませんから」(80)。

『カータカ・ウパニシャッド』には、ナチケータスという若いバラモンが死神ヤマの国を訪れて、死にまつわる秘説を聞き出そうとする有名な物語が載せられている。ヤマの教えの第三章における二つの自己、すなわち大いなるアートマン（宇宙我）と個人のうちにある個我についての説明は、仏教のみならず現代の意識理論にも通じるものを持っているので、次に抜粋して示す。

「三　アートマンは車に乗るものであり、身体は実に車であると知りなさい。統覚機能（vijñāna）は御者であり、そしてマナス（manas）はまさに手綱であると知りなさい。

四　人々は、諸感覚器官を馬と呼び、諸感覚器官の対象を道と呼びます。アートマンと諸感覚器官と意とが結合したときに、賢者はそれらが結合したものを経験の主体と呼びます。

七　分別なく、無思慮で、つねに不浄な人は、あの〈解脱〉の境地に達することなく輪廻に赴きます。

八　しかし、分別を持ち、思慮あって、つねに清浄な人は、あの〈解脱の〉境地に達し、そこからふたたび生まれることはありません。

九　理解力という御者を持ち、意という手綱を持つ人は、行路の目的地に達します。それは、ヴィシュヌの最高の境地（解脱境）です。

十　諸感覚器官よりも高いものとして、諸対象があり、諸対象よりも高いものとして意があります。さらに意よりも高いものとして統覚機能があります。統覚機能よりも高いものとして、大いなるアートマンがあります。

十四　立ち上がりなさい。目覚めなさい。恩典を得て、覚りなさい。剃刀の鋭い刃は、わたることが困難です。［それと同じように］詩人たちはその［アートマンを覚ること］を行路の難所といいます。

十五　声なく、触感もなく、形もなく、消滅することもなく、また味もなく、常住であり、また香りもないものであり、始めもなく、終わりもなく、大いなるもの（個人の本体）よりも高く、恒存するもの（宇宙の本体）、――それを思念して、死の神の口から解き放たれます。

十七　この最高の秘密の教理を、バラモンの集まりにおいて、あるいは祖先祭の際に、熱心に説く人がいるならば、それはその人を永遠の生命を受けるにふさわしい人とします[80]」。

このような思弁の発達は、やがて一部のバラモンたちを、祭式よりも、その意味の追求と個人的救済の道へと駆り立てた。カースト秩序から離脱した遊行者（沙門《しゃもん》 śramaṇa）たちは、この潮流に合流し、社会的価値観の中での救いを放棄して、輪廻からの、個人としての解放を目指す宗教観を形成し始めた。現在でもインドにおける人生の理想的な過ごし方とされる「生活期　アーシュラマ」という生活パターンが確立されたのは、丁度その頃である[76][80]。それは、①学生期、②家住期、③林住期、④遊行期の四期からなり、最後の遊行期において、人は家を捨て乞食をしながら苦行を行い、ひたすら瞑想に耽って、ブラフマンとの合一を念ずるのである。それを出家遊行というが、その模範を示したのが、ヤージュニャヴァルキヤである。彼が出家遊行に旅立つに際して妻マイトレーイーと交わしたという対話が『ブリハッド・アーラニヤカ・ウパニシャッド』に載せられており、その幾つかのくだりを次に示す。

「実に一切のものを愛するがゆえに、一切のものが愛しいのではない。アートマンを愛するがゆえに、一切のものが愛しいのだ。じつにアートマンが見られるべきであり、聞かれるべきであり、考えられるべきであり、熟考されるべきである、マイトレーイーよ。実にアートマンが見られ、聞かれ、考えられ、認識されたときに、この一切のものは知られたことになるのだ。

マイトレーイーは言った、「このことについてあなたがおっしゃることが私にはすっかり訳が分からなくなってしまいました。私は、このことを理解することができません」。

ヤージュニャヴァルキヤは言った、「わたしは迷わせるようなことを語っているのではない。じつに、このアートマンは不滅のものであり、本性上破壊されないものなのだ。なぜなら、いわば二元の存在する所においては、一方のものが他の一方のものを見、嗅ぎ、味わい、話しかけ、聞き、考え、触れ、認識する。しかし万物がその人のアートマンとなったときには、〈その人は〉何によって何を見るのであろうか？　何によって何を嗅ぎ、味わい、話しかけ、聞き、考え、触れ、認識するのであろうか？　そのものによって人がこの一切を認識するところのもの――それを、人は何によって認識することができるであろうか？　それだからこのアートマンは〈そうではない、そうではない：neti, neti〉」と（いわれる）。それは把捉され得ない。なんとなればそれは把捉されないからである。それは破壊され得ない。なぜなら、それは破壊されないからである。それは無執着である。なぜならそれは執着することがないからである。それは束縛されず、動揺することなく、害されることはない。ああ、何によって認識する主体を認識し得るであろうか？　マイトレーイーよ。あなたはこのように教えを受けたのである。不死性とは実にこれだけのものである」。ヤージュニャヴァルキヤはこのように言って、去って行った(80)。

このようなヤージュニャヴァルキヤの言葉は、アートマンとの合一を何としても果たそうとする修行者の情熱を端的に表していると同時に、意識とは何かを追究する現代脳（認知）科学者の問題意識にも通じるものを持っている。初期ウパニシャッドでは、「バラモンはヴェーダの学習により、祭祀により、布施により、苦行により、断食により、これ（＝アートマン）を知らんと欲す」と説かれている。アートマンとの合一が学習や内省や自己分析による知識だけでは得られないということは梵我一如の思想から当然結論されるところであり、到達すべきは「神秘的合一」という神秘的体験である。苦行や断食はそのために不可欠な努力であると考えられていた。その一方で、人が「輪廻からの解脱」を達成するためにどのような「道」を選ぶかは問題ではないとするプラグマティックな考えも存在した。

4　ヨーガ

前三〜二世紀に成立した『マハーバーラタ』中のクリシュナとアルジュナを巡る物語『バガバッド・ギーター』には、次のような一節がある。

「我（アートマン）を車に乗るものと知り、身体を実に車と知れ。しかして理性（buddhi）を御者と知り、また意（manas）を手綱と知れ。人は諸根（indriya）を馬と呼び、その対境を道と呼ぶ……思慮あり、常に意（の手綱）を緊《ひきし》むる（yukta）ものにとり、諸根の制御し易きは、あたかも良馬の御者に対するが如し……知識を御者とし、意を手綱とする人は、行路の終極、すなわちヴィシュヌの最高所（梵界）に達す」[75]。

ヨーガ行者（yogin）と呼ばれる人々は、極度に激しい苦行に意義を認めず、精神統一・内心の静安・悪行を止めることなどが、解脱に至る道であると信じていた。ゴンダは、「前六世紀以前に人々がヨーガとして理解したのは、肉体と精神の活動を組織的に停止し、かつ精神統一の方法によって一段と高い意識状態に上がろうとする努力であり、その目的は、自ら一種の催眠過程の助けで最高の〈宗教的真理〉を経験し、その結果、理性的概念を超えて洞察と体験を得ること、すなわち、純一な自己の観念に到達し、同時に解脱することであった」、と述べている[75]。救済の道として、仏教もやはり一種のヨーガ教程である。ヨーガと、呪術性に富み、一段低い現世的な目標のために利用された苦行（tapas）との違いは明白である。ヨーガは苦行におけるように心身に苦痛を与え、それによって欲望を抑えようとしたのではない。それは元来、精神的練成に対する障害を撲滅した上で、精神統一を行おうとするものである。

「yukta、緊《ひきし》められた」（yukta は、英語の yoke に対応する）を語源とするヨーガ（yoga）は、その起源をインダス文明にまで辿り得るとされ、輪廻からの解脱を究極の目的とする正統バラモン系統の六派哲学（サーンキヤ・ヨーガ・ニヤーヤ・ヴァイシェーシカ・ミーマーンサー・ヴェーダンタ）の一派である[78]。パタンジャリ（紀元二～四世紀）が表した根本経典『ヨーガ・スートラ』で、ヨーガは「心作用の抑制」と明らかに定義され、三昧に至るまでの修行の方法が述べられている。つまりヨーガとは、解脱ないし覚りに向けての正しい見方を得るための「瞑想・心統一」の実習の一部ないし総体と見なし得る。すなわちヨーガは、各個人が、内省・精神統一・忘我によって深い宗教的体験を得、恍惚の中で、尋常ではない仕方で、見えざるもの——アートマン——との合一に達しようとする努力のうちに根差している。梵我一如の思想が登場したとき、肉体的・

精神的機能をことごとく制御し、全力を集中して解脱に達しようとするこの方法は人々に早速採用され、それがインド精神の著しい特徴となった。仏教でも古来、基本的修行法として尊重され、ヨーガにおける禅（dhyāna：精神の安定と統一）と定（samādhi：心を一つの対象に集中させて、心の散乱を静めた瞑想の境地）はまとめて「禅定」とされ、八正道の第八である「正定」や戒・定・慧の三学として重要な実践大綱の一つとされている。ヨーガを実習する行者は「ヨーギン yogin」と呼ばれ、仏教の「瑜伽行派　Yogācāra」は、唯識思想によって、この行を体系化したものである。

ヨーガの目的について、ゴンダは次のように述べている。(75)

「ヨーガ行者は自らを最高神の背信的被造物と感じないし、父なる創造主の下に立ち返ろうとも思わない（文中の「背信的被造物」とは、キリスト教教義において、人間が創造主の命に背いて智慧の実を食べた原罪を負っていることを意味する）。むしろこの世の生存を、前世に蓄積された自己の業の所産と考える……彼は業と輪廻の機構の中に捉われたのであり、力を結集したのち、いわゆる正しい技法を用いて、この機構を打ち破ろうとするのである。たとえ激しくとも、鍛錬によってそれを突破できるという信念が、ヨーガ行者にやり甲斐ありとの感じを与える。この立場には、一方で、ヨーガにおける道徳的要素の貧困が関係している。すなわち、激情の制止に彼を駆り立てるのは利他の感情でなく、道徳上の契機でもない。利己的な関心、大目的への道を妨げる呪術的宗教的罪穢への恐れである」。

以上、古代インド人の思考形式についてバラモン教の教義を中心として述べてきたが、フリーマン理論の立場から言うと、ウパニシャッド哲学とは、人々が「志向性の弧」が創り出すより高次の脳機能の働きに目ざめ、それを発達させるとともに、その働きの虜となって行った過程を示すものである。解脱を求めた行者たちは、内的世界についての思考が、現実生活におけるあらゆる喜びを超越する「発見の喜び」や、神秘的合一の歓喜（それは、精神・身体状態の極度の緊張状態が引き起こす内因性オピオイドの分泌によると思われる）をもたらすことを知った。ウパニシャッド哲学の精髄とされる「梵我一如」の思想における「我・アートマン」は、ヤージュニャヴァルキヤの「ああ、何によって認識する主体を認識し得るであろうか？」という言葉が示すように、言葉を用いた思考によっては決して捉えることができないものとされる。また、ゴンダが指摘しているように、ヨーガ行者を忘我の状態における神秘的冥合の追求へと駆り立てた根本的動機は、利他の感情でも、道徳上の契機でもなかった。それは唯々、己の解脱と不死を目指すものだったのである。こうしてブッダ出現以前のバラモン教修行者たちは、極度の苦行か、あるいはヨーガの瞑想によって解脱を目指したのであるが、それが容易に到達し得ない目標であることはヤージニャヴァルキヤの嘆きが良く示すところである。バラモン正統の六派哲学は精緻な哲学的思考を巡らして解脱への道を見出そうとしたのであるが、それによって諸派間の理論的対立はさらに混迷の度を深めていった。(75)(78)

第3章　仏教教義とフリーマン理論

A　仏教誕生の社会的背景

紀元前六～五世紀においてバラモン教が瓦解の道を歩み、権威を失っていったのと並行して、インドの社会構造に著しい変化が生じていた。中村元著『原始仏典』(91)によると、ガンジス川中流地域は地味肥沃で小麦や米をはじめ多量の農産物を産出したことから、商工業が盛んとなり多数の都市が成立していた。これらの都市を中心として多数成立していた群小国家は、やがて国王の統治する大国に併合されていった。また諸都市においては商工業が著しく発達し、貨幣経済が浸透し、それとともに都市には莫大な富が蓄積された。こうしてバラモンより下層の階級でも、富さえあれば大きな権勢をふるうことができた。このような経済発展の中で、国王たちは思想の自由および発表の自由を認め、しばしば哲人たちの討論会を開いて自由に討論させ、そこではいかなる意見が述べられても処罰されることはなかった。このような自由の雰囲気とバラモン教の権威の失墜が相俟って、新しい思想が次々に輩出した。この時代に出現し、旧来のヴェーダを奉ずるバラモンに対立した自由思想家たちは「つとめる人（シラマナ、沙門《しゃもん》）」と呼ばれたが、ブッダもその一人である。当時、バラモン教に対して異端的な思想を唱えた代表的な思想家は六人おり、まとめて「六師」（仏教以外の宗教・哲学という意味で「外道」という貶称を付けて呼ばれることがある）と呼ばれている。同時期にギリシアではソフィストたちが、中国では諸氏百家が活躍していることは、人類の知性がユーラシア大陸の各処で同時並行的に発達し、一斉に開花したことを示している。

六師がどんな思想を唱えたのかというと、先ずプーラナという思想家は道徳を否定し、殺生、盗み、強盗、姦通、虚言などは全く悪ではないとした。バクダは、人間の個体は七つの要素の集合に過ぎず、それらの要素は独立不変のものであるから、それを断ち切ったとしても、それは刀の刃がそれらの要素の間を通り抜けるだけのことであるとした。ゴーサーラは、宿命論を主張し、人間の運命はもともと定まっているのだから、意志に基づく行為は成立しない。したがって、修行によって解脱に達することは不可能であるとした。アジタは唯物論を主張し、地・水・火・風の四元素のみが真の実在であり、人間は死ぬとこれらの四元素に分解し、後には何も残らないとした。この立場から出てくるのは、「生きている間は快楽を享受せよ」とする快楽論である。他方、マハーヴィラが開祖となったジャイナ教では、人間の行為の結果である業が、人間の霊魂を汚し束縛しているのであるから、苦行によって身心を浄め、霊魂の本性を明らかにしなければならないと主張するとともに、徹底的な不殺生（アヒンサー ahiṃsā）の思想を説いた。このように種々の考えが入り乱れていたために、人々は何を信じてよいのか分からなくなり、判断や思考は無駄であるから全て停止すべきであるとするサンジャヤのような懐疑論者も現れた。このような思想的混乱の中から現れたのが、シャカ族の聖者（シャカムニ）と呼ばれるゴータマ・ブッダである。

ブッダは当時のバラモン教学を真っ向から否定することはせず、その言葉を用いながら、しかもその意味を自らの教説に合うように換骨奪胎して説法に用いた。つまりブッダは、バラモン教・ウパニシャッド哲学において精緻に組み上げられた思想を、その言葉を用いつつ、全く新たな思想へと変貌させたのである。[10][90]

ゴータマ・ブッダの没後、彼の教えはしばらくの間は口伝で伝えられたが、やがて招集された会議（「第一回結集」という）において、韻文から散文の形態へとまとめられた。その内容も次第に拡充されて、ブッダの教えである「経蔵」と教団の戒律である「律蔵」が成立した。前三～二世紀の部派（アビダルマ）仏教時代には、初期経典を解釈・研究し体系化した論書類（論蔵）が作られ、こうして経・律・論の「三蔵」が成立した。並川孝儀氏によると、[92]『スッタニパータ』は南伝仏教の経蔵（小部）に収められているパーリ語の経典であり、その全５章の内の第４・５章が最古層の仏説を伝承し、ブッダの教えを最も直接的に伝えるとされる。ゴータマ・ブッダは、当時の社会状況の中で自らの独自性と優越性を明確に主張したのであるが、没後の仏教教団にあっては、ゴータマの教えを人々に浸透させ、教団を維持・拡大するための布教活動の必要性が増大した。そのために、当時の人々の人生観や世界観、また宗教的・思想的な潮流をある程度認め、場合によっては、ゴータマが批判した内容すら、肯定せざるを得ないこととなった。この傾向は時代が進むにつれて度合いを強め、現存する初期経典に説かれていることの大半は、実はこのような状況を色濃く反映している。したがって、ゴータマ・ブッダ自身が実際にどのような教えを説いたのかは、『スッタニパータ』や『ダンマパダ』の最古層に依るしかない。[10][90][92]

ここに示されているブッダの思想には、同時代の苦行者・マハーヴィラの思想と共にウパニシャッドの影響が強く見られる（五蘊における「名色 nāma-rupa」、「識 vijñāna」、「行 saṃskāra」などの語は、ウパニシャッドで用いられていたものである）。ゴータマ・ブッダは、ヨーガの伝統に基づき、禅定に入りつつ思惟して個体存在（名色）を放捨するよう勧めるが、ウパニシャッド哲学におけるように宇宙創造の真理の体得を説くことは決してなかった。[90][93]一方では、輪廻転生から解脱して自由になるべく、あらゆる生物に対する不殺生戒を説いたが、ジャイナ教とは異なり、決して身体を滅尽させよとは教えなかった。つまりゴータマ・ブッダは、ウパニシャッドとジャイナ教の両者の伝統から学ぶと共に、一方には個体存在を創造する宇宙の根本真理という存在、つまり「有」への執着があり、他方には身体存在を滅尽させるという「無」への執着があることを批判して、固有な「中道」の修行を説いたのである。[92][93]

先に述べたようにブッダ入滅から中国渡来までのインド仏教の歴史は、ブッダが現れた紀元前五世紀から、紀元六世紀に護法（ダルマパーラ）によって唯識教義が完成され、それが7世紀に玄奘によって中国にもたらされるまでの約一二〇〇年間にわたる。この間の仏教思想発展の歴史は、部派仏教が興った第一期（ブッダ入滅からほぼ西暦初頭まで）、大乗仏教・中観派が起こった第二期（紀元一～三世紀）、および大乗仏教・唯識派が起こった第三期（紀元四～五世紀）に分けられている。この間仏教教義は、錯綜した経緯を辿りながら発展・変化してきた。ここでは各期におけるインドの社会状況と仏教教団の発展との関係について、中村氏の上掲書[91]に依拠して簡略に述べておきたい。

第一期は、ブッダ入滅からほぼ西暦初頭までで、仏教が諸派の教団に分かれながら教義を確立していった時代である。ブッダの説法は、最初は何ら体系的なものでなく、ひたすら涅槃を目指すものであった。当時用いられていた言語で、先行するウパニシャッド哲学の言葉や概念を転用しながら行われたブッダの説法は様々な解釈を許すものであったので、弟子たちが教理問答や用語集成を編纂するに当たっては当然見解の相違が生じ、種々の学派が形成された。それら諸派をまとめて部派仏教と呼ぶが、特に仏滅後一〇〇年頃（マウリヤ王朝アショーカ王治世）までのインド仏教最初期の段階で、『スッタニパータ』を初めとするパーリ語仏典にまとめられたものを原始仏教と呼んでいる。紀元前三世紀にインドを統一したマウリヤ王朝のアショーカ王は、仏教を普遍的宗教として手厚く保護し、その慈悲の精神を広めることに努めた。こうして拡大した仏教教団は先ず保守的な上座部と進歩的な大衆部に分かれ、それらがさらに多くの部派へと分裂した。上座部は、現在南方仏教の公用語であるパーリ語を用いて経・律・論の三種からなる『三蔵』経典を編纂した。そのうち『論書abhidharma piṭaka』は、「法・ダルマ」について（abhi-）の理論的且つ精緻な著述である。各部派で同じような論書が作られたことから、部派仏教は「アビダルマ abhidharma、阿毘達磨」とも呼ばれる。こうしてブッダの教説は、基本的に新しい材料を付け加えることなく、伝統的教義学の体系として組みかえられた。

仏教諸派は、巨大な荘園と寺院を所有していたので、個々の僧はひたすら己の心を静め、煩悩を滅して「涅槃 nirvāṇa ニルヴァーナ」（薪が燃え尽きると自然に火が消えて何も残らないように、再死や輪廻から解放されていること。「涅槃」は、それが漢語に音訳されたものである）に達すること、すなわち「阿羅漢 arahat」となることをめざした。インド西北部で成立した説一切有部は、サンスクリット語を使用し、上座部のように保守的ではなく、新たな概念を用いながら法の形而上学的体系を作り上げようとした。部派仏教は、仏教教理の特徴を表す三法印、および「我：アートマン」と「梵：ブラーマン」の否定においては共通していたが、法や縁起に関わる学理上の問題に関しては意見を異にした。全体として、部派仏教はブッダの説いたダルマ（教法）を研究し、その意味を解明し、それを多方面から分析的に説明し、それに付随して新たな教理を発展させた。しかしその分析があまりに精緻になりすぎ、ブッダの真意を逸脱する傾向があった。自分が涅槃に入るという理想を追求することは、ただ選ばれた少数者だけが修行僧（ビク）としての生活を送ることによってのみ可能である。こうして部派仏教の僧たちは民衆の悩み・苦しみから遊離する一方で、在家信者のための仏塔崇拝や仏像供養の儀式などを通じて世俗化の傾向を強めて行った。

第二期は、最初期の大乗仏典が成立した一〜三世紀におけるクシャーナ王朝の時代である。クシャーナ王朝は二世紀、カニシカ王の治世に最盛期を迎えた。国土の中央アジア・イラン・インド全土への拡大に伴って、カニシカ王は普遍的宗教の必要性を認め、仏教を手厚く保護した。またクシャーナ帝国は、中国およびローマとも政治的・経済的・文化的交流をもち、領土内の西北地方に残存したギリシア文化の影響を受けていたために、東西の文化を包容融合し、種々な系統の文化的要素を併在させていた。当時のインド文化の国際化を考えれば、中村元氏が『仏教の真髄を語る』[94]で指摘されているように、アレクサンドリアの住人で新プラトン派の祖であるプロティノスがインド思想（特に大乗仏教）の影響を受けていたという可能性も十分に考えられるところである。このような清新活発な社会的雰囲気の中で、伝統仏教の革新を求める運動が民衆の中から起こった。二〜三世紀に活躍した龍樹は、「空の思想」を旗印とする中観派を創始した。

第三期は、三世紀に起こったグプタ王朝の最盛期にあたり、絢爛たるインド古典文化が花開くなかで、ガンダーラ地方の人で、ヨーガ行者であった無着（アサンガ）および世親（ヴァスバンドゥ）は、龍樹の「空の思想」を踏まえながらも、そのニヒリズム的な傾向の超克を目指す唯識派（瑜伽行派とも呼ばれる）の教義を確立した。かつては、伝統的仏教に対する大乗仏教は部派仏教を批判する大衆的な在家仏教運動の展開であると考えられていたが、歴史的研究が進歩した現在では、伝統的仏教諸派の生活態度を批判し、ブッダが掲げた本来の理念と実践に戻ろうとする、むしろ復古主義的な運動であると理解されている[91]。

大乗仏教はいわば新興宗教であったので、確固たる社会的・経済的基盤を持っていなかった。そこで大乗仏教の人々は、自分たちの宗教運動が旧来の仏教と異なって、しかも絶対に必要である理由を自己主張しなければならなかった。唯識説の開祖マイトレーヤとその徒アサンガが、大乗と小乗との差異は〈他人のため〉ということを考えるか否かにあると述べているように、大乗仏教の目指すところは、自分ひとりが救われるのではなくてあらゆる人々が救われること、すなわち利他主義である。それは、あらゆる人が仏の慈悲によって仏となることである。大乗仏教の唱道者たちは、伝統的仏教の態度は利己的・独善的であるとして蔑視し、それに「小乗 Hīnayāna：小さな乗り物」という貶称を与え、みずからは「大乗 Mahāyāna」と称した。大乗とは偉大な（mahā）「道あるいは乗り物（yāna）」を意味し、その理想は、現世での救いの完成に拘泥せず、菩薩（bodhisattva：仏の悟りを目指す衆生）として自利・利他に生きることである。[9][94][95]

　こうして大乗仏教は利他行を強調し、慈悲の精神に立脚して、生きとし生けるものすべてを苦から救うことを希求する新たな宗教となった。[91][95] 大乗仏教は伝統部派が理想とした阿羅漢（arhat）の貧弱なイメージを放棄し、クシャーナ帝国の経済的・文化的興隆を背景とする様々な仏伝文学や説話を積極的に題材として採り入れることによって、豊かな聖者・菩薩像を作り上げた。一方大乗仏教は民衆のあいだから起こった宗教運動であったから、その教化方法は、当時の民衆の精神的素質あるいは傾向に迎合するような仕方に頼らなければならなかった。そこで、仏・菩薩を信仰し帰依するならば、多くの富や幸福が得られ、無病息災となると説いた。特に注目すべきは、教化の重要な一手段とし呪句（dhāraṇī）を用いたことである。呪句を用いることは原始仏教においては固く禁じられていたが、大乗仏教は一応民衆と妥協してその禁を解いたのである。また、慈悲に基づく菩薩行は、理想としてはだれでも行わなければならないものであるが、一般の人にはなかなか実践し難いことである。そこで大乗仏教は、諸仏・諸菩薩に帰依し、その力によって救われ、その力に与って実践を行うことを説いた。

　大乗仏教では、ブッダ以外に、阿弥陀如来・弥勒仏・薬師如来・観世音菩薩・文殊菩薩・普賢菩薩・地蔵菩薩など多数の仏・菩薩を拝み、その慈悲によって救われることを願った。[91] このような諸仏・菩薩に対する信仰が高まるにつれて、それらの身体を具体的な形に表現してそれを崇拝したいという熱望が生じた。以前は菩提樹とか仏の足跡などがブッダの象徴として崇められていたが、ギリシア彫刻の影響を受けた西北インドのガンダーラ地方において、初めて人間の形で仏が表現された。仏・菩薩を描いた仏教美術は、ガンダーラと中央インドのマトゥラーを中心地として大いに興隆し、仏教の普及にはかり知れないほど大きな役割を果たした。初期の大乗仏教教団はこのような方法を持って民衆の心をとらえることによってその社会的勢力を拡張しようとし、そして非常な成功を収めたのであるが、後世、大乗仏教が堕落した原因もここに含まれている。大乗仏教は急速にアジア諸国に広がり、張騫の西域遠征（紀元前一三九－一二六年）によって東西の貿易ルート（シルクロード）が開かれてからまもなく、ガンダーラを経由して中国に伝えられ始めた。中国に伝来した仏教は、その伝統的思想である道教と混淆しながら独自の発展を遂げ、やがて日本にも伝えられた。

先に述べたように、仏教はブッダ没後約一千年の間に、部派仏教（アビダルマ）・中観派・唯識派という歴史的変遷を経ながら大きく変質してきたので、「何がブッダの本来の教えか」ということは、簡単には決められない。以下における仏教教義についての考察は、主に、現代においても全ての仏教宗派の基本教義として学ばれている唯識に依拠している。しかし硬直的なドグマと化した教義に現代的な解釈の余地を見出すためには、大本である原始仏教、さらにはヴェーダ・ウパニシャッドにまで遡って、その意味を問い直すことが必要となる。

B 仏教思想

1 四聖諦

前章で述べたように、業・輪廻（再死）・識・解脱等の観念は、既にウパニシャッドの時代において十分に発展し、インド全土に行き渡っていた。バラモンの修行者たちは、アートマンとの合一を究極の目的とし、それを果たすためにはヴェーダの学習・祭祀・布施・苦行・断食が不可欠であると考えていた。では、バラモン教の衰退に伴う思想的混迷の時代に出現したブッダの教説は、いかなる点において革新的であり、また多くの大衆を引き付ける説得力と普遍性を有していたのであろうか？

ブッダはネパールに近いインド北部の小国の王子として生まれ、何不自由なく育ったのであるが、「四門出遊」の伝説では、偶々都の東西南北にある四つの城門から外出し、それぞれ老人・病人・死人・出家者を目の当たりにして深く心に感じるところがあったために出家を志したという。つまり、ブッダに出家を促した直接の動機は民衆の苦しみに対する深い同情であり、それはバラモンや様々な主義主張を有する沙門が求めていた自分自身のみの救済（アートマンとブラフマンの合一による輪廻からの脱却）とは全く方向が異なるものであった。ブッダは家族を捨て、一沙門として遍歴しながらヴェーダ・ウパニシャッド哲学や六師外道の思想を吸収し、また自らもバラモンの伝統にしたがって苦行に励んだが、旧来の、また当時の思想のいずれにも自分が求めているものを見出すことができなかった。こうしてブッダは全く新たな思想を完成させたのであるが、それは生きとし生けるものに対する同情の念（慈悲）を基にして旧来の思想を「脱構築」し、あらゆる人間の（精神的）救済を可能ならしめるような教えである。(93)-(95)

〔註22〕「慈悲 maitrī-karuṇā」

「慈悲」の「慈 maitrī：パーリ語で mettā」は「友 mitra」から派生した「友愛」の意味を持つ語で、他者に利益や安楽を与えること（与楽：kindness, benevolence）を意味する。(78)(95)「maitrī」は生きとし生きるものへの、執着を離れた善行の心（博愛）である。その語源は、インド／イラン・アーリア人が篤く進行していた神ミスラ（ミトラス神）にまで遡る。それは『リグ・ヴェーダ』においては魔術的なヴァルナ神と対をなす、契約・約束の神であり、ササーン朝ペルシアの聖典『アヴェスター』においては英雄神、太陽神として広く信仰され、紀元一～二世紀にはローマにもミトラス教として波及した。一種の密儀宗教であったミトラス教が聖牛供儀の神話を有していたことは、牛に対する崇拝が、古代インド・オリエント・ローマに拡がっていたことを示しており興味深い。一方「悲 karuṇā：compassion, active sympathy」は、他者の苦に同情し、これを抜済しようとする（抜苦）思いやりであり、仏・菩薩の特出した性質である。「悲 karuṇā」という語は、自分の「福＝ka=sukha＝楽」を「制止する ruṇaddhai」という二つの語を語源とするという。「悲」は生きとし生けるものすべてに及ぼされる能動的・行動的な感情であり、むしろ受動的な感情である英語の「pity, sympathy」とは区別される。ゴンブリッチによると、ブッダは同時代のジャイナ教の宗祖であるマハーヴィラの影響を受けて、慈悲および不殺生（アヒンサー）の観念を自らの教説に取り入れたという。[90]

慈・悲・喜（他者の楽を喜び、ねたまない事）・捨（好き嫌いによって差別しないこと：心の平静さ）は「四つのはかり知れない利他の心（四無量心）」と呼ばれる。「四無量心」の原語は、ブッダがその説法で用いた「brahma-vihāra」神々の天上の住居」という語である。それは「ヴィシュヌの最高の境地」と同様にバラモン教における解脱を意味する語であることから、アビダルマの僧たちは、それに教義的な重要性を認めなかった。しかし、ブッダは、教えを乞いに来たバラモン教の沙門のために、「方便」として、このバラモン教的な言葉を用いたのである。「それが〈方便〉であることをアビダルマが理解せず。したがってブッダが説いた〈慈悲〉の意義を軽視したことは、仏教史における一大痛恨事である」、とゴンブリッチは述べている。[90]

最初の説法（初転法輪）において、ブッダはその覚りの大要を、苦・集・滅・道の「四（聖）諦」と、八つの正しい道・「八正道」として示したとされる。「苦諦」における「苦 duḥkha、suffering、unsatisfactoriness」

とは、迷いの生存は苦であるという真理であり、その代表として生・老・病・死・怨憎会苦・愛別離苦・求不得苦・五取蘊苦の「四苦八苦」が挙げられる。「集諦」とは苦の原因が渇愛などの煩悩であるという真理であり、「滅諦」とは、渇愛が完全に捨て去られたときに苦が止滅するという真理であり、「道諦」とは、苦の止滅に至る道筋が八正道にあるという真理である。ブッダは当時行われていた極端な苦行主義や快楽主義のいずれにも片寄らない「（不苦不楽の）中道」を特徴とする「八正道」によって悟りに到達したとされる。八正道は、正見（正しい見解）・正思（正しい思惟）・正語（正しい言葉）・正業（正しい行い）・正命（正しい生活）・正精進（正しい努力）・正念（正しい思念）・正定（正しい精神統一）を言う。「中道 madhyamā pratipat」とは、相互に矛盾対立する二つの極端な立場のどれからも離れた自由な立場である「中」の実践を意味する。「中」とは対立する二項の中間ではなく、それらの矛盾対立を超えたものであることを、また「道」は実践・方法を意味する。

四諦における苦は病状に、集は病因に、滅は病気の回復に、道は治療にそれぞれ対応するから、それは病める人々の救済を目的とする医学の根本原理と合致する。つまりブッダは、彼の教説が単なる形而上学や哲学ではなく、人間をあらゆる苦しみから、あらゆる方法を用いて救うことを目的とする実際的（プラグマティック）な救済宗教であることを、「四諦」として宣言したのである。自分だけの救済ではなく、生きとし生けるものすべての救済を究極の目的とした点において、ブッダの教えは真に革命的であった。しかもその教説は、人間の心の構造についての透徹した洞察に基づいていた。そのような理由から、仏教は普遍宗教として急速に発展したのである。

2　五　蘊

「五蘊」（pañca-skandha）とは、色蘊・受蘊・想蘊・行蘊・識蘊という、人間と世界の五つの構成要素であり、心の現象学としての仏教の理論的土台を成すものである。漢語の「蘊」は「薪《たきぎ》」を、原語の「skandha」は「集まり・集合、aggregates; 薪《たきぎ》の束」を意味する。この語にはヴェーダ・ウパニシャッドを通じて発展してきたところの、「火」を万物の根源とする思想が色濃く反映されている。ブラーフマナ文献では、薪は火神アグニの「隠れた」形態であり、祭火はその「あらわな」形態であると述べられている。(81) ウパニシャッド最大の思想家であるヤージュニャヴァルキヤは、火（光）を生命原理とする思想を発展させ、アートマンは光そのものであり、ものを照らし出すこと、すなわち認識をその本性として、諸機能を統合すると述べた。ここでアートマンとは、ブラフマンと同様に、永久に変化することのない恒久不変の「実体」と見なされていたことに注意しなければならない。それとは反対にブッダは、「火」を、人間を含む万物が常に生成流転して止まないことのメタファーとして用いたのである。(10)(90)

　結婚して家庭を持った者が「五火説」に従って家庭に火壇を設置し、朝夕、火神に牛乳を捧げる簡単な儀式（アグニホートラという）は、当時広く行われていた。またヤージュニャヴァルキヤは、アートマンを「認識から成るもの」と定義し、生命の本質が気息（プラーナ）や思考力にあるとする「五重のアートマン説」を述べていた。(81) そういう意味でも、「五蘊」という語・観念は、一般人にとって親しみを感じさせるものであった。彼らは、そうしてブッダの言葉に耳を傾けているうちに、その教えが従来の五火説とは全く異質なものであることに気付くのである。それは「恒久不変」から「生成流転」へという世界観・人間観の劇的な転換であるが、それほどの発想の転換を、ブッダ自身はどのようにしてなし遂げたのであろうか？

　それと似たような発想の転換はソクラテス以前の古代ギリシアにおいても生じている。パルメニデスが恒久不変の「実体」という観念を唱えたのに対して、ヘラクレイトスは、世界の根本原理は火であり、万物は流動して止むことがないと主張した[97]。ここから、その後の西洋哲学史を二分する「実体の存在論」と「過程の存在論」の対立が始まったのである[35]。このような世界観の分裂を生ぜしめた原因についての論考は目にしたことがないが、ブッダの場合について想像することは比較的容易である。シャーンディリヤやヤージュニャヴァルキヤにおける「火」のイメージは常に天空の「太陽」であったのに対して、ブッダにおけるそれは地上の火、すなわち焚火や屋内の灯火であった。太陽が放つ光と熱は恒久不変であるのに対して（少なくとも古代人はそう考えていた）、地上の火（炎）は常にその形と勢いを変化させ、燃料がなくなれば消え去る。暗闇の中でゆらめく炎は、人の心を引き付ける魔力を有している。

ウパニシャッド哲学において、「火」は「識 vijñāna」のメタファーであった[90]。ブッダはその考えを継承し、「火」を人間存在のメタファーへと拡張した。「涅槃 nirvāṇa」とは、人間の死を、燃料が尽きると火が消え去るという単純な事実として表現したものである。英国の仏教学者であるリチャード・ゴンブリッチが、ブッダの思想における「火」のメタファーの重要性に着目し[10][90]、「蘊」という語が「ダイナミック・プロセス」を意味すると述べていることは極めて重要である。現代科学の言葉で表現するならば、火・炎とは一つの散逸系が自己組織的に形成する形（パターン）であり、それ自体が「ダイナミック・プロセス」である。「蘊」と同様に「法・ダルマ」を「プロセス」として理解し得ることは、ブッダの世界観を、そのまま現代の科学的世界観に重ね合わせることが可能であることを意味する。換言すれば、「五蘊」を「プロセス」として理解することは、ブッダの教えを現代的・合理的理解へと開放することにほかならない。それは、パーリ語経典を長年にわたって研究し、ブッダが何を考えたのかを徹底的に追究してきたゴンブリッチにしてはじめて言い得ることであり、それだけに強い説得力を持っている。本書の企図も、こうして拓かれた新たな思考の地平における一つの知的冒険と見なすことができよう。

〔註23〕「プロセス：過程」とは何か？

ゴンブリッチが、どのような意味合いで「プロセス」という語を用いているのかについて、説明を追加しておく。「過程 process」という語は近代科学発祥以来の重層的世界観を背景とし、第1章で述べたような、実体の存在論と過程の存在論の対立を含意している。アリストテレスは、プラトン的な実体の二元論を、機能と構造の相互依存的関係に置き換えた。アリストテレス的観点において、自然の下には、実在の究極的な構成単位や水準は存在しない。実在は複数の水準（レベル）を有し、ある構造（システム）の構成単位（部分）は、それと全体との関係において実在性を獲得する。すなわち、自然は全体的なものであり、構成単位や関係は、共存し相互依存するものである。この相互関係が過程（プロセス）であり、秩序とは過程の規則性のことである。一言で言えば、「プロセス」とは、世界が関係性で結ばれた有機的な統一体であるとする認識を前提とした部分間の相互関係である。プロセスについてのこのようなアリストテレス的観念は、現代において、ホワイトヘッドの「有機体の哲学」(98)や、ギブソンの生態学的心理学(34)の中心的概念へと発展したが、複雑系理論の発達に伴って、それはカオスや自己組織的過程を含むものとなった。ゴンブリッチは、このような現代科学的自然観を踏まえて、ブッダの「五蘊」という語が「ダイナミック・プロセス」に対応すると述べているのである。五蘊を「プロセス」として理解することは、「縁起」を「関係性」として理解することにほかならない。ホワイトヘッド哲学の後継者であるジョン・カブは、上掲書(98)に付された月報に載せられた論文において、ホワイトヘッドのプロセス思想と仏教思想との間に明らかな関連が存在すると述べている。しかしホワイトヘッドの「有機体の哲学」は、あくまでも形而上学として構想されたものであり（それは後に「プロセス神学」へと発展した）、複雑系理論に立脚するフリーマン理論が出現した現在においては、すでにその歴史的役割を終えたと著者は考える。

ブッダの三回目の説法は「火（炎）の説法」として知られているが、その冒頭の「すべては燃えている」という句における「すべて」とは五蘊を意味する。つまり五蘊とは「もの」ではなくて、火のような「プロセス」であり、それぞれが「燃えて」出す炎が一つとなって、絶え間なく変化する意識となるのである。前章で述べたように、既にウパニシャッドの時代において、宇宙我（アートマン）と個我、認識機能（vijñāna）、意識（manas）、諸感覚器官の働きなどの関係についてのおおまかな理解は形成されていたが、そこでは宇宙生成にまつわる神話（存在論）と、人間に関する意識論・認識論が入り混じったままであった。後に述べるように、ブッダはウパニシャッド以前のヴェーダにおける宇宙生成神話の一部を残し、その他の宇宙の生成や存在論に関わる一切の形而上学的思考を排除することによって、人間存在を「心 citta」、すなわち「意識 vijñāna」と見なす意識論（心理学的考察）を展開したのである。

〔註24〕心 citta

「心 citta」は「意 manas」、「識 vijñāna」と同義異名であるが、文脈や宗派によってややニュアンスが異なる。「citta」は、語源的には種々の（citra）の対象を認識する、あるいは集める（cinoti）ことを意味する。前者の場合は「六識」を、後者の場合、特に唯識では「アーラヤ識」（アーラヤとは蔵の意である）を意味する。「manas 思慮する」は、唯識においては「マナ識」を指す。「識 vijñāna」とは認知する働きであり、「了別」と訳される。六識は「vijñāna」、または「saḍ-vijñāna」と呼ばれ、その六番目の第六意識は、「mano-vijñāna」と呼ばれる。ウパニシャッド哲学は、心を「アートマン」という単一の形而上学的実体として考えていたのに対して、ブッダは心を五蘊というプロセスから成る「有機的な構造」として把え、そのモデルを提示した。心のモデルとは、言うなれば、エンジン・ブレーキ・ハンドルなどのパーツの集合概念である「自動車」のような統一的・機能的集合概念であって、それぞれのパーツがどのようなものであったとしても、「自動車」という概念が変わることはない。五蘊とは、言うなれば心のパーツであり、それが有機的なプロセスによって統合されたものが心（citta 集めたもの）である。仏教とフリーマン理論が共に提示しているのは、観念的構築物としての「心のモデル」である。それらを言葉の違いを乗り越えて比較することができるということが、スティーヴン・ミズンが言うところの「認知的流動性」[11]にほかならない。

ブッダは外界の事物の存在を認めないのではなく、それを考察の外においているだけであるから、その教説は主観的観念論でも唯心論でもなく、フリーマン理論と同様な認識論的独我論である。ブッダはひたすら、「人間とは、己とは何か」という問題（「己事究明」という）と取り組み、人間存在を「火」のように絶え間なく形を変える意識の流れとして捉えた。意識の流れを、古代原子論におけるように「もの」の動きとしてではなく、あくまでも火のような「プロセス」として捉えたことが、ブッダの教説が「プロセスの存在論」である所以である。したがって、そこに「ブラフマン」や「アートマン」のような形而上学的実体が入り込む余地はない。こうしてブッダは、色・受・想・行・識という五つの蘊が人間存在の構成要素であるとしたのであるが、ここで「五蘊」とは燃える物——例えば薪——の五つの束ではなく、それが現に燃えているところの五つの火（炎）である。この五つの火が交じり合って一つの火となったものが意識である。肉体の死において、意識は燃料が尽きた火のように、跡形もなく消え失せる。そのことを「涅槃：ニルヴァーナ nirvāṇa」という。

英国の仏教学者であるダン・ルストハウスは、『Buddhist Phenomenology. A Philosophical Investigation of Yogacara Buddhism and the Ch'eng Wei-shih Lun』[96]において、西欧の現象学と比較しながら仏教教理を読み解き、全ての仏教教理は「五蘊」という観念の開展（unpacking）にほかならないと述べている[96]。仏教教義をフリーマンの学説と比較するための前段階として、ルストハウスによる五蘊についての説明を以下に示す。

(i) 色 rupa

『岩波仏教辞典』[99]によれば、「色（rūpa）」とは認識の対象となる物質的存在の総称である。仏教教理において、世界とは山河、草木、岩石などの物質界（器世間 bhājana-loka）と、心情を持つ生物界（有情世間 sattva-loka：生きとし生けるものすべて）とから構成されるものである。物質界と生物界を構成する共通の要素は四大元素（地・水・火・風）であり、「五蘊」である。一般的には、五蘊は四大元素から作られる物質的要素である「色」と、心理的要素である「受・想・行・識」の四蘊から成り立っていて、これらが仮に結合し合って（五蘊仮和合）、我々の個体と、それを取り巻く環境世界が構成されると説明される。しかしブッダの教説がブラフマンやアートマンなどの恒常不変なる実体の存在を否定する認識論的独我論である以上、物質的存在とは、実在論的な意味合いにおける「もの」、あるいは恒久的な実体を指すものではなくて、あくまで感覚を通じて心の中に構成されるところの「心象」である。仏教における「物質」とは「四大種」、すなわち地・水・火・風の四元素を意味するが、それらは現代の我々が考える物理学的な意味での物質的元素ではなく、事物の感覚的要素の基本とでもいうべきものである。「感触」としての四大種のうち、地は堅（堅固な性質）、水は湿（湿っぽい性質）、火は煖《なん》（暖かい性質）、風は動（動く性質）である。ブッダの物質観は、あくまで物質を主観の内部、心のなかに還元して捉えようとする主観的物質論であった[100]。

古代人の宇宙観において、天体は恒久不変なるものであり、地上の物質的存在は生々流転するものであった。ヴェーダ／ウパニシャッドは、人間が恒久普遍なるものと一体化することを「梵我一如」として理想化したのであるが、ブッダは天上的・形而上学的・永遠的なるものの一切を排除し、自分の意識に映じたままの心と身体がすなわち世界であると考えた。存在論から意識論（認識論）へのこのような転回の起点が「色」なのである[96]。

(ii) 受 vedanā

「受 vedanā」は「痛」・「覚」とも訳され、我々が何かを認知するときに生じる快（sukha）、苦（duḥkha）、快でも苦でもない中性の感情（不苦不楽 upekṣa）などの印象・感覚をいう。後世の説明では、「受」は「根 indriya」（眼・耳・鼻・舌・身・意の六根）と、「境 viṣsaya」（六根の認識の対象）と、「識 vijñāna」（眼識・耳識・鼻識・舌識・身識・意識の六識）との「触 sparśa」（接触和合）から生じるとされる。それは心の働いている時にはいつでも働いている精神作用である。「受」は全ての経験に対する我々の「感じ方」だけではなくて、将来の経験の仕方をも条件付ける。例えば「快」なる経験は、その持続あるいは再現への欲求を生じ、「苦・不快」なる経験は、それを終わらせその再現を阻止しようとする欲求を生じる。こうして「受」は我々にあるものを欲求し、あるいは回避する習慣や明示的・非明示的な記憶を植え付けることによって「業 karma」を生み出すもと（因）となる。

(iii) 想 saṁjñā

「想 saṁjñā」は、事物の形象を含む特徴を捉えること、心に思い浮かべることであるが、それは「saṁ まとめる」＋「jñā 知ること・知識」の合成語であり、「受」によって生じた認知を概念としてまとめること、つまり一般に我々が思考したり推論したりする上で不可欠な「統覚 apperception」を意味する。ここで仏教が強調するのが、「想」は不規則・ランダムに生じるのではなくて、次に述べるような様々な原因——「縁起」——に基づいて生じる、ということである。

a. ある知覚表象はそれだけで単独に生じるのではなくて、必ずその背景を伴って現れる。換言すれば、それは複数の「jñā」との関係において生じるものである。つまり「saṁjñā」という語には、現代心理学で言うところの「ゲシュタルト」という意味が含まれている、

b. 認知は先行する経験に基づいた文脈の中で生じる、

c. 全ての思考は、例えば「赤い鉛筆」という表象が「赤」と「鉛筆」という異なるカテゴリーの組み合わ

せであるように、あるものとあるものとの意識的・無意識的な比較、あるいは連合によって生じる。「平和」とか「柔軟性」というような高度に抽象的な観念も、様々な記憶・想念・下位概念等の複合である。つまり「想」とは、ある対象が関係性の総体（それが「十二支縁起」や「空」と呼ばれるものである）のなかで、それとして認知され、思考され、概念化されることを意味する。そのような関係性から離れて「想」が生じることはない。

(iv) 行 saṃskāra

「行 saṃskāra」は「kṛ 為す、作る」と「saṃ 共に」という動詞語幹を含む複数名詞であり、「有情《うじょう》」（心・感情を有する生きるもの全て：sentient beings）、「形成力 formation」、「現象世界の消滅変化する全存在」、「思考形成力 mental formational forces」、「欲望・意欲 volition」、「志向 intention」など、多様な意味を有する。「形成力」という場合、それは英語の「formation」と同様に、形成のプロセスあるいは形成されたものを意味する。

ルストハウスによると、「行」は「身体化された縁起 embodied conditioning」である。「業 karma」とは、個々の有情において、その過去および現在において生起しつつある因縁のすべてが、その心身に埋め込まれていることを意味するが、それから発するものが「行」である。系統発生（進化）・個体発生（発達）・成長（個体史）の過程において獲得したものの全て（業）が、一人の人間（および全ての生物）の「いま」に顕現し、意欲・志向性・煩悩などとして発出することが「行」である。行は潜在的であり通常意識下にあるから、それを直接的に意識することはできない。行は経験においてそれ自身を示すことはないが、それがある条件においてあることをしたいと思う「欲求 volition」、あるいは「思（意志）」として現れることによって、縁起を知ることができる。行は認知的・習慣的・心理的傾向の広い領域にわたって働いており、それは意識に上って明確な形をとる以前の推定や仮定、さらに意識下の動機までをも含んでいる。したがって、それは認知的であると同時に情動的である。

行についてのルストハウスの解釈は、瑜伽行派の「citta-viprayukta」（意識が直接的にアクセスできない心的過程）という概念に基づいている。一言で言えば、行は脳の意識下の働きである。現代（脳）認知科学は、日常における脳の働きのうち意識に上るのは一〇％以下に過ぎず、その大部分が意識下に止まりながら、意識の働きを支配していることを明らかとした。すなわち、それはフロイトが言う「無意識」よりも、はるかに広い意味を持つ概念である。パーリ語仏典に「無意識 unconscious」という概念は存在しないとする研究者も存在するが、ルストハウスはパドマシリ・デ・シルバの、フロイト学説とパーリ仏教心理学に高い類似性があるとする見解(101)を支持している。

(v) 識 vijñāna

「識 vijñāna」とは、「区別する vi-」ことによって「知る・認識する -jñāna」ものであり、「了別」とも訳される。意識は他の蘊およびそれ自体の活動を対象とする。それは全ての蘊を燃料として燃える火・プロセスとして個人を個人として特徴付けるものであり、それ自体として存在するものではなく、常に何かを捉えて燃えているものである。前節で述べたように、「識」自体は善悪に関しては中立的であるが、それは火と同じように次々に新たな燃料を求める。そこで最大の燃料となるのが、「思」が引き起こす「煩悩 kleśa」である。このように意識自体が燃える火であるとすれば、解脱を達成するうえで最も確実な方法は、意識を消滅させることであるが、そのことに関してのブッダの考えは、バラモン教やヨーガ行派とは大きく異なる。

『スッタニパータ』の最古層を見る限り、ブッダ自身が輪廻を信じていたか否かは定かではないが(92)、その次の時代の古層においては、輪廻からの解脱こそが衆生にとっての最大の救いであるという考えが強調されている。それはブッダの教えの、後世の弟子たちによる部分的改変を示す一例である。ともかく、ブッダがバラモンの苦行を自ら体験し、それが解脱に達する道ではないことを覚ったことは確かである。またブッダは、アートマンという恒久不変の実体がそもそも存在しないと考え、ヤージュニャヴァルキヤが主張するような、アートマンの認識の追求は無意味な努力であるとした。ブッダはヤージュニャヴァルキヤと同様に「知る」ことの重要性を認めていたのであるが、その知るべきことの内容を、アートマンという不可知の実体から、心の観察によって誰でもが知ることのできる心の構造、すなわち主観的な認知のプロセスへと置き換えたのである。人間を自分の運命を自分自身で決定していく自律的・主体的な存在と見なした点において、ブッダはヤージュニャヴァルキヤの思索の跡をなぞっている。しかし、探究の対象を「アートマン」という形而上学的実体から、生きている人間の心と身体へと転換した点において、ブッダの思想はヤージュニャヴァルキヤの思想と決定的に異なる。

〔註25〕アブラハムとブッダ

ユダヤ人の祖であるアヴラム（アブラハム）は、前二千年紀の初め近くに、バビロニアの都市ウルに住んでいたシュメール人である。彼は「神の声」に促されて、家族とともにカナンへと旅立った。マックス・ウェーバーは『古代ユダヤ教』(102)において、旧約聖書に「アヴラムは行った」とだけ記されているこの「アヴラムの旅立ち」は、オリエント的永遠回帰の世界の住人が、ある時突然、「神」と対峙しながら現実を自らの手で決定し形成していこうとする「個人」へと変身したことを示す、人類史上最も革命的な出来事であり、そこにおいて西洋文化・精神の核心を成すアイデンティティを有する「個人」と、不可逆的な時間の流れとしての「歴史」という観念が誕生した、と述べている。トマス・ケイヒルは、アヴラムに語りかけた神は、まだユダヤ教の神ではなく、『ギルガメシュ叙事詩』においてギルガメシュの守護神であるルガルバンダのような土俗神であったと推測しているが(103)、旧約聖書に述べられている神とアヴラムの数々の接触・交渉の物語が示すように、ここでの「個人」とは、あくまでも「神」

に隷従する存在であった。[103] アヴラムにとって神の命令は絶対的なものであったから、「アヴラムの旅立ち」は西欧的な「個人」の誕生を意味するとしても、ブッダにおけるように、「天上天下唯我独尊」と表現され得るような、自由意思と主体性を持った個人の確立を意味するものではない。キリスト教社会における倫理はあくまで神が定めた掟であり、一方、仏教における倫理は、個人における「実存」の追求から生れるものである。そのことを仏教は「己事究明」というが、それは現代人における「私とは何か」という問いに通底するものである。人類文化の東西への分裂は、シュメール・メソポタミアからユーラシア大陸の異なる方向へと進出していった民族が辿った歴史を反映しているが、それぞれの文化の特質を決定付けたのが、アヴラムとブッダであったと言えよう。

先に述べたように、人間と、その心を構成する五蘊は火のように燃えるプロセスであって、それは自然的なプロセスによって左右されるものではあるが、超自然的な何かに支配されるものではない。すなわち人間は徹頭徹尾自由な、「自らに由る」存在である。[94][95] ブッダの分析によれば、人間は五蘊という火であり、その火を掻き立てて苦を増大させる原因となるのが貪・瞋・癡の三毒に代表される煩悩である。その事実を知ることが無明を脱することである。その三毒を滅する方法を学び、それを実行することによって悪業から開放される。そうして初めて、人間は輪廻と再死・再生の運命を脱することができるのである（ブッダの「涅槃」という観念には、輪廻も再死も含まれていないから、このような表現はブッダ没後の弟子たちの脚色によるものであろう）。業を生み出すのは意欲・志向性・煩悩であるところの「行 saṃskāra」であって、識（意識）ではないから、死あるいは苦行・瞑想によって意識を消滅させることは、なんら救済の役に立つものではない。「識」――知性――によって、人間を「五蘊」として理解し、その業を作る原因である三毒を滅するように努力していくということは、すなわち人間が自分自身の運命に対する責任を担いながら主体的に生きていくということである。

ブッダは、あくまでも火のメタファーを維持する見地から、従来の「解脱」という語の代わりに、「涅槃 nirvāṇa」という言葉を用いた。その原語はパーリ語の「nibbāna 消え去る」であり、煩悩という燃料を失った五蘊の火が静かに消え去ることを意味している。[10][90] ここで、もし輪廻からの解放に意識の消滅ないし鈍磨が不可欠であるとすれば、知的理解と実践を重んじるブッダの教説自体が無意味となってしまう。ゴンブリッチは、そこにブッダが「行」すなわち「欲求 volition」を「識（意識）」から分離し、それに善悪に関わる倫理的な役割を担わせた大きな理由があるとしている。[90]

古ヴェーダの宇宙生成論において、「非有非無の混沌」が生み出す「意」は主に「欲求 kāma」を意味したが、「ヴェーダ」という語自体が「知る」ことを意味するのであるから、そこに「識」の概念が含まれていることは当然である。ブッダが「識」から分離した「意＝欲求」とは、すなわちフリーマンが言うところの「志向性」である。志向性が意識を生み出すプロセスを、ブッダは十二支縁起として示し、それは後世の唯識において五位百法の体系へと発展した。それと、フリーマンの「志向性の孤」がどのような対応を有するかについては、後に改めて考察する。

ブッダは「三昧 samādhi」への到達を目的とする教派（ヨーガ行派）の修行も経験した。「三昧《さんまい》」は、「dyāna: 静慮《じょうりょ》あるいは禅那《ぜんな》と音訳される」、あるいは「瑜伽《よが》 yoga」とも呼ばれ、一つの対象に注意を集中して心の安静を深め、次第にその散動をなくして、ついに心のあらゆる動きが全く止滅した境地に達することを言う。それは重要な修行法として仏教にも採り入れられたが、ブッダは、ヨーガ行派が最高の境地とする「滅尽定 nirodha-samāpatti」（意識と感情が止滅する一種のトランス状態）は、恒久的なものでも不可逆的なものでもないとした。[90][92][93] 真の「涅槃 nirvāṇa」とは、「観察 vipaśyanā」、すなわち澄み切った理知の働きによって諸々の法の姿や性質を観察することによってのみ到達されるのであって、意識が消滅した状態は涅槃ではないのである。『スッタニパータ』(104)では、「眼を下に向けて、うろつき廻ることなく、瞑想に思念して、大いにめざめておれ。心を平静にして、精神の安定をたもち、思いわずらいと欲のねがいと悔恨とを断ち切れ」と述べられている。「よく気をつけよ、目覚めておれ」との教えは、意識の働きを停止させようとすることの反対であり、その意味でブッダは「buddha 目覚めたもの、覚者」と呼ばれるのである。

ともかくブッダの教説は、衆生の救済を目的とするプラグマティズム（効用主義）・知性主義・合理主義、さらに人間をありのままに見る現実主義を土台としている。それはフリーマン理論やトマス・アクィナスの哲学に遥かに先行して、人類の知性に新たな次元をもたらしたものであることを、ここで強調しておきたい。

3 三法印

「三法印」とは仏教教理の特徴を表す三つのしるしであり、「諸行無常――あらゆる現象は変化してやまない」、「諸法無我――いかなる存在も不変の本質を有しない」、「涅槃寂静――迷妄の消えた悟りの境地は静やかな安らぎである」の三つをいうが、それに「一切皆苦」を加えて「四法印」とすることもある。(99)いずれもよく知られている言葉であるが、その理解において注意を要する点について以下に述べる。

先ず「諸行無常 sarva-saṃskāraanityāḥ」についてであるが、そこにおける「saṃskāra」は名詞複数形であるから、「作られたもの、形成されたもの」を意味する。したがってこの言葉は、「人間存在を含めあらゆる現象は変化して止むことが無い」ことを意味する。それはヘラクレイトスの「万物流転 panta rhei」と同じことを意味しているが、ここでブッダはさらに考えを進めて、万物がそのようであるのは「縁起 pratitya-samutpada：縁って生起すること」による、という認識に到達した。ヘラクレイトスは流動する万物を対立と闘争において捉え、その基本的な考え方は約二四〇〇年後に、ヘーゲルによって観念論的弁証法として完成された[97]。それとは対照的に、ブッダは万物の関係を相互的依存関係（関係性・循環的因果関係）として捉えた。我々の認識するあらゆるものは、直接的・間接的なさまざまな原因（因縁 hetu-pratyaya）が働くことによって、現在、たまたまそのように作り出され、現象しているに過ぎない。しかし、いかなる一瞬といえども、直前の一瞬と全く同じ原因の働くことは有り得ないから、いかなる現象も同一では有り得ず、時の推移とともに移り変わって行かざるを得ない。このように「諸行無常」は、単に現象が絶え間なく変化することだけを述べたものではなく、その背後に「因縁」という原因が存在することを含意している。ゴンブリッチが言うように、このようなブッダの基本的発想に、現代的な「プロセス」という概念の原型を見出すことができるのである。[90]

『スッタニパータ』などの最初期のパーリ語経典によれば、「諸法無我 sarva-dharmā-anātamānaḥ」とは、ウパニシャッド的・形而上学的な「アートマン＝我」の否定（anātman）を意味する。[90][92][96]「アートマン」が否定される理由は、「諸行無常」の原理が示すように、諸法――我々が認識するすべてのもの――は、さまざまな因縁（原因）が働くことによってはじめて生じるものであるから、それらの原因が失われれば直ちに滅し、そこには何ら永続不変の実体的なものがない、ということにある。ゴンブリッチは、「無常・無我」の概念を正確に理解するためには、「恒常不変の unchanging」という語を付けて考えるのがよいと述べている。[90]例えば「無我 no self」という語は、「恒常不変の我はない There is no unchanging self」と言い換えれば、間違って理解されることはない。つまりブッダは、「アートマン」を全面的に否定したのではなく、それが恒常不変という性質を有することを否定したのである。中村元氏も、『原始仏典』[91]において、次のように述べられている。

「ゴータマ・ブッダは、アートマン〈自己〉を否定したのではなく、人間の倫理的行為の拠り所としてのアートマンを承認していました。ヒトが人間の理法を実践するところ真の自己が具現されると考えました。かれの臨終の説法の一つは、〈自己〈アートマン〉にたよれ。法にたよれ。自己を燈明〈または島〉とせよ。法を燈明〈または島〉とせよ、ということでした。かれ以前のウパニシャッドの哲学においては、アートマンを形而上学的な実体と見なす傾向がありましたが、彼はそれを実践的主体に改めたのです」。

「一切皆苦 duḥkhāḥ sarva-saṃskārāḥ」は、全ての「行：人間存在を含めたあらゆる現象」は「苦 duḥkhāḥ」であることを意味するが、ここでの「苦」は「苦しみ suffering」というよりはむしろ「不安定な、困難な、望ましくない」こと（unsatisfactoriness）を意味する。仏教は苦を、肉体的苦痛である「苦苦」、損失による精神的苦痛である「壊苦」、凡夫の迷いの世界のありさまである「行苦」の三つに分類する。この行苦が「皆苦」の意味であり、「涅槃寂静」とは、執着、特に我執の否定ないし超越を実践し続けることによって、清浄で平安な「涅槃 nirvāṇa」の理想が現世において達せられることをいう。つまり三（四）法印は、行（業）・法・因縁・苦・涅槃を軸とする論理的関係を有しているのであるが、「行」と「涅槃」については既に述べたので、次に「法」と「因縁＝縁起」について述べる。

4　法・ダルマ dharma

三法印における「法」は、仏教界においては一般にブッダの教えを意味するが、法・ダルマの語根「dhṛ」は、保つ、維持するといった意味を持ち、それには「保つもの、支持者、秩序、掟、慣習、法則、性質、基準、原因、教、聖典、最高真理」等々の多くの意味がある。ブッダの最後の教えは、「自燈明・法燈明」、すなわち「自己を燈明とし、自己を頼りとして、他のものを頼りとせず、法を燈明とし、法を拠り所として、それ以外のものを拠り所としてはならない」ということであった。「法・ダルマ dharma」をブッダの教えとして理解することは仏教信者にとっては当然であるが、ブッダが上の言葉において弟子たち、またすべての衆生に伝えようとしたのは、普遍的真理である法を自らの思考の拠り所とせよ、ということである。したがって、「法」とは何であるのかを理解することが、仏教理解の出発点である。「法」の概念について、ゴンダは次のように解説している。(75)

「ヴェーダ以後のインド人たちの文化において、〈法 dharma〉と〈方正なる行状、善行 ācāra〉の教えが、業と輪廻の教義に密接に結び付いた。この文化に最も著しい特徴は規範と連帯感であり、それは伝統に根を下ろし、深く根付いて、生活と思惟の全領域に登場してくる。〈法〉とは、自然界の出来事、社会制度、身に定まった行為などの全てが、いつ、いかなる時にも基準として従っているような太古からの規範、あるいは永遠の法則の成果であり、その発現である。個物はいずれも全体と不可分の関係に立ち、それぞれ個として全体を分与する。要するに、法は、ある事物、またはある人物が規範にあずかったことによってそれぞれ固有となり、独自のもの、あるいは独自の人となるような性質と特性の総和であり、合法則性、規則正しさ、調和、さらに一切が各自の規範に従う時、自然界と人間社会に現れる基本的平等のことである。完璧な法とは、絶えず人々に完全な満足を与えるような、安定したもののことである」。

ここで述べられているのは、古代から現代に至るまでインド全土で用いられている「法 dharma」という語の一般的な意味であるが、それは前章で述べたように、インド・アーリア人がインド侵入以前（紀元前二〇〇〇～三〇〇〇年期）において既に有していた「天則：リタ ṛta」の概念が、ヴェーダ・ウパニシャッドの時代においてさらなる発展を遂げたものである。ブッダの遺言における「法」は、そのような古来の「天則」

に基づく普遍的真理を意味するが、その後の仏教において、それはブッダの教えそのものを意味するようになった。アビダルマにおいて、法は「自性を保つ」、すなわち、およそどのような状況になってもそれ自身に変わるところがないもの（西欧哲学における「本質 essentia」、あるいは「実体 substantia」の概念に対応する）を意味する。中村元氏によれば、法・ダルマとは、我々が経験的に知覚する自然的存在ではなく、自然的存在を可能ならしめているありかたである。[9] 自然的存在としてのものは現在一瞬間で無くなってしまうが、我々の意識において志向されているありかたは決してなくならない。「その意味において、それは存在の構成要素として最も究極的なもの、存在の究極的な単位である」。

また中村氏は、「あらゆる法の本質は超越的にして不可知である。意識的生命の流れを形成しているのはただ諸法の自性あるいは現象に過ぎない（傍点著者）。このようにして、意識の流れを構成している要素は〈法の現象 Erscheinungen der darma〉に過ぎないが、しかし、簡略化してしばしば〈法の現象〉という語に代えて〈法〉という術語を用いている。そういう場合、法を直接、要素（Element）という語で翻訳することができる」、というオットー・ローゼンベルグの言葉を引用されている。[9] ここで重要なのは、「法・ダルマ」の概念が、社会的規範という意味から、個人の心における「意識の流れを構成する要素」へと変容していることである。本書がこれからの考察の対象とするのは、この「意識の流れの構成要素」としての「法・ダルマ」である。

さて、仏教教理の巨大な森の中に一旦足を踏み入れた者は、入り組んだ思考の迷路の中に一生閉じ込められることにもなりかねない。それはそれで結構であるが、本書の目的は、ブッダがほぼ二五〇〇年も前に創始したこの思想体系を、現代思想、特に現代脳科学の言葉・概念を用いて読み解くことにある。そのためには、それぞれの理論体系の核心を成し、しかも両者に共通するようなキーワードを先ず見出さなければならない。すでに著者は、ブッダの「火・炎」のメタファーが現代的な「プロセス」の概念と合致することを述べた。その考え方を法・ダルマに適用して、それに対応する言葉・観念を現代脳科学の内に見出すことは果たして可能であろうか？

仏教における「法」の概念の重さを考えるならば、そのような試みが大きな抵抗や反発を引き起こすことは必定である。それは重々承知の上で、著者は、「法」がフリーマン理論における「大域的アトラクター」に対応するという考えを提起したい。「法」は、「人間の意識の流れを構成している要素」と定義される限りにおいて、「大域的アトラクター」に対応するという考えが、著者が本書全体を通じて検証しようとしている作業仮説である。大域的アトラクターは、自己組織化によって形成された独自の形（パターン）を有しているが、それ自体としての本質を有さない現象――プロセス――である。厳密に考えれば、その生成に関わる自然法則が、本来の意味での「法」ということになるだろう。ローゼンベルグは、「意識の流れを構成している要素は法の現象にすぎないが、しかし、簡略化してしばしば〈法の現象〉という語に代えて法という術語を用いている」と述べているが、それと同じ考え方を、大域的アトラクターと、それを生み出す自然法則（＝法）にも当てはめることができる。大域的アトラクターは脳回路が自然法則（＝法）に従って生み出す現象であるが、簡略化して、それを「法＝心の要素」と呼ぶのである。

アビダルマから唯識へと受け継がれた五位百法における「法」は、「心王・心所」と呼ばれており、それはまさに「人間の意識の流れ（心）を構成する要素」である。一方、フリーマン理論における大域的アトラクターとは、志向性の弧が形成するグローバルな振幅変調パターンであり、その遍歴的な軌道がすなわち意識の流れである。それは志向性に駆動されながら観念・思考・感情・行動など、人間の意識と意識的身体活動の全てを生み出す。この見地において、五蘊を構成する色・受・想・行・識は、それぞれが独自の働きを有しながら、全体として全ての法を生み出していく機構である。一方、志向性の弧の各ループは相互的に作用しながら回転し、次々に大域的アトラクターを生み出していく。したがって、「法＝大域的アトラクター」と見なすことは、「五蘊」を「志向性の弧」と同じものと見なすことを意味する。このことが、これから本書で検証しようとする作業仮説である。「法」という言葉が出てくるたびに、「アトラクター」という言葉と、それが含意しているフリーマン理論の体系をイメージし、そのシチュエーションにおいて両者が重なり合うか否かをチェックするというプロセスを繰り返していくならば、これら二つの理論体系がどれほどの対応関係を有しているかが自然と明らかとなってくるであろう。また共通するキーワードが新たに発見されるたびに、両者の重なり合いについての理解を修正しつつ拡大していくことができるであろう。それは二つの異なる言語の対応関係を調べるときに、同じ意味を持つ単語を一つずつ発見していくことと同じプロセスである。

常にフリーマン理論と比較しながら考察を進めることによって、長い歴史の間に巨大で堅固な建造物と化した仏教教理に自分の思考が絡めとられることを防ぐことができるかもしれない。またそうしなければ、仏教思想を現代思想と比較し吟味することなどできる筈がない。仏教教理をフリーマン理論の言葉で表現することとは、その硬直化した教理体系を現代脳科学の諸概念によって脱構築することであり、それによって仏教思想に新たな生命を見出すことである。その一方で、仏教思想をフリーマン理論に合致するように捻じ曲げてしまうことが危惧される。それは著者が古代インド人ならぬ現代日本人である以上ある程度は避けられないことであるが、その問題は、過去における数多の学究の見解をできるだけ多く参照することによって切り抜けていくしかない。次節から、十二支縁起・空・五位百法など、仏教教義の核心部分に踏み込んでいく。ブッダがその教えの理論的基盤として設定した五蘊とは、法を生み出す心的機構である。それから生み出された法・ダルマがどのようにして人間存在、すなわち「意識の流れ」を形作っていくかを定式化したものが「十二（支）縁起」である。

5 「縁起 pratītya samutpāda」とは何か？

五蘊は人間の心の働き（認知プロセス）を五つの法に区分したものであるが、それらは互いに独立したものではなく、循環的（円環的）な因果関係（関係性）によって結ばれている。その流動的な相互依存性を、ブッダは「因縁 hetu-pratyaya」（直接的な原因を〈因 hetu〉、間接的な原因を〈縁 pratyaya〉と呼ぶ）、あるいは「縁起 pratītya samutpāda：縁って生起すること」と呼んだ。この縁起の理法こそがブッダの基本思想であり、諸行無常・諸法無我・涅槃寂静・一切皆苦の四法印、空、中道という観念の根本を成すものである。

中村元氏によると、「法」とは一切の存在の軌範となって、存在をその特殊性において成立せしめるところの「かた」であり、法そのものは超時間的に妥当する。[9] ここで「かた」という語には、二通りの意味があると考えられる。一つは「意識的生命の流れを形成している存在の究極的な単位」であるから、それは個々の心的現象、およびそれを生み出す「心的モジュール」という現代心理学の概念に該当する。ここで「心的モジュール」というのは、米国の心理学者、ジェリー・フォーダーが『精神のモジュール形式』[86] で述べた概念であるが、それをフリーマン理論の言葉で表現するならば、特定のタイプの局所的アトラクターの生成に関与する脳回路の働きを意味する。しかし、フリーマン理論によれば、いかなる心的モジュールも志向性の孤を中心軸とする脳の全体的な働きから独立したものではない。一言で言えば、「心的モジュール」は独立した脳回路ではなくて、あくまで相互依存的な心的機構である。

一方、中村氏が言われる「かた」という語を、社会的・歴史的に形成された思考形式、すなわち広い意味での社会規範として理解することもできる。ダン・スペルベルの言葉では、それは「第二階のメタ表象モジュール」に該当する。[85] 脳回路のより低位のレベルにおいて形成される「局所的振幅変調パターン」（基本的には感覚と知覚）は個々人の脳に特異的であるが、大域的アトラクターは、脳のゲノムと進化的プロセスの同一性、および社会を通じての意志疎通や相互理解を介して、多くの人々に共有される。そのような普遍性を獲得し、社会におけるその意義が長い年月の間に検証され、確立されたものがインド古来の意味における「法・天則」である。換言すれば、それは個々の心的要素（ダルマ）ではなくて、規範としての「法」、あるいは「倫理・道徳」である。つまり社会規範としての「法」は、個々人の心における「法」を要素として構成された有機的構築物であるが、それと同じことが大域的アトラクターについても言い得る。それは個々人の脳において形成される「大域的アトラクター」が多くの人々の脳において「同化」され、普遍性を獲得するに至ったもの、すなわち「共有された大域的アトラクター」である。

古代エジプト・シュメール・メソポタミア・古代インド、また中国においても、それは「天則」として認識され、尊重されていた。一方西欧において、それと同様の観念は古代ギリシア哲学の中で萌芽的に成立し、キリスト教の神の掟の教説と合流し、トマス・アクィナスの哲学を介して、近世の自然法思想へと流れ込んだ。しかし、たとえ神が存在しなくても人間の社会的な自然本性によって自然法の実在を確認し得るという考えは、一七世紀のオランダ人、グロティウスによって提唱されるまでは、キリスト教世界においては存在し得なかったのである。

〔註26〕「混沌からの秩序」としての「法」の誕生

ある文化において自然発生する様々な「法」は、一時的・局所的な安定性を有するが、それらが社会的変動と密接な関係を有することについて、フリーマンは『脳はいかにして心を創るのか』(2)において、次のように述べている。「個人と社会の関係についての二つの極端な形式が、エミール・デュルクハイムなどの文化人類学者によって提唱されています。その一方の極には、全構成員において思考と行動が緊密に一致し、私秘的な意識などありえないほど緊密に統合された社会が存在します。他方の極には、すべての個人が無政府主義に至るまで己の自律性を追求する社会があります。デュルクハイムが言う「アノミー」とは、社会秩序の崩壊とその再構築の狭間で、個人が社会基準によって緊密に制約されていない過渡的な状況を意味しています。そこでは同化された意味が欠如しています。このような幕間の出来事は、脳におけるカオス的状態遷移、特に、自己が存在する唯一の時期であると谷淳が信じているところの、「無秩序から秩序への移り変わりにおける前兆的な変動」と同じ特徴を有しています」[105]。

ブッダが出現したのは、諸王国に分裂していたインドがマウリヤ王朝という統一国家へと生まれかわる「アノミー」の時代である。ある時代における思想的カオスが、一人の天才の頭脳において新たな秩序へと統合されることは、人類史上幾度となく起こってきたことである。そしてブッダが見出し構築した「法」の体系が現代においてもその意義を失っていない最大の理由は、彼の「心」に対するアプローチが合理的、かつプラグマティックであったこと、さらにその洞察が人間の心の構造を正確に捉えていたことにあると考えられる。

さて、このような法の体系として、ブッダは先ず五種類の法の領域である個体を構成する五つの集まり（五蘊）、認識、および行動の成立する領域としての六つの場（六入）などを構想した。しかし法の体系をいかに基礎付けるか、すなわち法の体系を可能ならしめる根拠はどうか、という問題に関しては、なお考究の余地を残していた。原始仏教聖典の初期に属する資料からみると、これを基礎付けるために縁起説が考えられていたことを知り得る。「法」の体系を縁起によって成立せしめようとするのである。それは、個々の「かた」である「法」、即ち「意識の流れを構成している要素」が、どのような関係によって相互に結ばれているかについての現象学的な考察であった。

〔註27〕縁起と志向性の弧

「法（ダルマ）の体系を縁起によって成立せしめる」という考え方は、現象的な心とは志向性の弧が生み出す大域的アトラクターであるとするフリーマン理論と合致する。しかしフリーマン理論には、現象的な心をその種類によって分類し体系付けること（それは脳科学というよりもむしろ心理学の仕事である）、まして仏教におけるように、ある倫理観に基づいて、それらを善悪に区分するということまでは含まれていない。

パーリ語仏典の研究によって、縁起に関しても、その初期には種々の系列が考えられ、後になってついに十二支の系列のものが決定的に優勢となったことが明らかとされている。(90)-(92)「十二因縁」、あるいは「十二支縁起」とは、現実の人生の苦悩の根源を具体的に追究し、その根源を断つことによって苦悩を滅するための十二の条件を系列化したものである。ではブッダは、いかなる思考方法に基づいて自己存在を追求分析し、十二因縁を構想していったのであろうか？　パーリ語経典の『相応部経典』によると、ブッダは先ず、「此れ有るが故に彼有り。此れ無きが故に彼無し」という根本的因果法則に沿って自己の内面を観察したとされている。(9)それは、何事にも原因と結果という因果関係が存在することを意味しているが、十二支縁起を正しく理解するためには、「因果関係」とはいかなるものであるかを、先ず明らかにしなければならない。

〔註28〕縁起の根本思想

中村元氏の『龍樹』(9)によれば、縁起の根本思想は、『倶舎論』の、「此の縁起の義は、即ち是れ説くところの、此れ有るに依るが故に彼有り。此れ生ずるが故に彼生ず」という句に表されており、それは原始仏教経典における定義と全く一致しているという。しかし、この文句をいかに解するかによって各派の説が相違してくる。アビダルマの説一切有部は、それを時間的生起の関係を意味するものと見なしたが、龍樹は『中論』において、それを「相依性」（相互依存）、あるいは法と法との論理的相関関係を意味するものと解した。つまり彼は、一切の事物は相互に限定し合う無限の相関関係をなして成立しているのであり、何ら他のものとは無関係な独立固定の実体を認めることはできないという主張の下に、相依性の縁起を説いたのである。ブッダは、十二支の一つ一つが、〈自ら作られたものでもなく、他のものによって作られたものでもなく、自作にしてまた他作のものでもなく、自作にも非ず他作にも非ざる無因生のものでもなく、実に縁起せるものにほかならぬ〉と説いたという。したがって、縁起が時間的生起の関係を意味するのではないという思想は最初期の仏教に由来する点もある、ということは明瞭である。ゴンブリッチは、「此れ有るに依るが故に彼有り」に対応する原始仏典の「evaṃ sati idaṃ hoti」（It being thus, this comes about）という章句に依拠して、ブッダは我々の全ての生活経験を、火のような、ランダムではない（non-random）プロセス、すなわち因果関係に従属するプロセスとして見た、と述べている。[90] 彼によれば、ブッダの「すべては燃えている」という言葉は、すべての事象（意識・法・業を含む）がプロセスであることを意味している。ランダムでも厳密に決定されているのでもないことが「中道」という言葉の一つの意味であり、そのことが自由意思の存在を保証しているのである。

十二支間の因果関係は、「此れ」をA、「彼」をBとすれば、「A有るが故にB有り」という命題として表現される。ブッダは眼前の事実である「苦・老死」から出発して、その原因を次々に探究し、最後に「無明」に辿り着いたという。こうして出来上がった十二支縁起を、その最初の「無明」から「老死」まで、「此れ有るが故に彼有り」という法則に従って辿っていく縁起観を「順観 anuloma」という。それに対して、「此れ無きが故に彼無し」という法則にしたがって、例えば「老死」を滅するには、その原因である「生」を滅すればよい、というように「老死」から「無明」まで遡っていく縁起観を「逆観 pratiloma」という。しかし逆観においては、「此れ」と「彼」がそれぞれ指示する対象（AとB）が、前後の文で入れ替わっているのでなければ、元の命題と論理的に等価値である対偶、すなわち「B無きが故にA無し」とはならない。「A無きが故にBなし」は「Aあるが故にBあり」の「裏」の命題であり、元の命題と等価値ではない。つまり、順観が全て真であるとしても、その「裏」である「逆観」は必ずしも真ではない。並川孝儀氏は『スッタニパータ。仏教最古の世界』(92)において、十二支縁起の説明の重点は順観におかれ、逆観についてはあまり具体的に説かれることはないと述べられているが、それはここで述べたような理由によるのであろう。

この問題はさておき、十二支縁起において最も重要と思われることは、「此れ有るが故に彼有り。此れ無きが故に彼無し」という根本的因果法則が、「～が故に because」という語を含むことである。「～によって」という表現も用いられるが、ブッダは全ての「実体」を否定したのであるから、それは個物間の直線的因果性ではなくて、「～が故に」と同様に、プロセス、すなわちダルマ間の関係性を示すものとして理解すべきである。フリーマンは、因果律についての理解の仕方は「原因」という言葉の意味をどう考えるかに掛かっている、と述べている。(2)その第一は、原因を何らかのエージェントと考えることであり、それが直線的因果性である。第二は、エージェントを立てずに、事物（プロセス）間の関係を説明することである。それは「because」という語を含んだ文脈において用いられ、「循環的因果性」、すなわち「関係性 relationality」を意味する。第三は、デイヴィッド・ヒュームが述べたように、因果律を人間が有する観念間の関係、すなわち「因果性のクオリア」と見なすことである。十二支縁起における各支が、「～が故に because」という接続詞で結ばれている以上、因縁・縁起は「循環的因果性＝関係性」を示すものとして理解すべきである。

前章で述べたように、ウパニシャッド哲学・バラモン教における因果関係は「念想：ウパース」という原始的な思考形式に依拠するものであり、それは志向性の孤におけるプリアフェレンスとエフェレンスの重なり合いが生み出すところの「因果性のクオリア」にほかならない。並川氏の上掲書[92]によると、『スッタニパータ』の最古層において「〜によって」という概念を表す語は、「アンヴァヤ、ウパーダーヤ、ニダーナ」等のウパニシャッドの用語である。ブッダはこれらの古い言葉に「〜が故に」という新たな意味を盛り込むことによって、古代のアニミズム的思考を、現代においても通用する合理的・関係的な思考へと飛躍させたのである。並川氏は、ブッダが考えた縁起とは、後世に完成されるような思想としての縁起（pratītya samutpāda）ではなく、現実世界における体験を通して苦しみなどの起こる原因を分かりやすく説き示したものと考えるほうが適切である、と述べられている。つまりブッダが心の働きについての正しい認識に到達することができたのは、彼が現実に生起する心（現象的な心）をあるがままに（tathatā）観察したことによる。

このことは、同じく古代オリエントに源を有するユダヤ教・キリスト教が「神」という究極的エージェントを想定したこととは対照的である。西欧思想は「神」という究極的エージェントを措定したが故に、全てを「直線的因果性」において理解しようとし、それが後世における科学的思考の母胎ともなったのであるが、「直線的因果性」に縛られていることが、科学による心の理解を今もって不可能ならしめているのである。一方ブッダは、古代インドで発祥した循環的因果性という観念に基づいて心を理解した。それが「十二支縁起」である。

6　十二支縁起

先ず、アビダルマにおいて完成された形の十二支縁起を図4に示す。

十二支縁起自体、またその解釈は幾多の歴史的変遷を経ており、現代の解説書においても著者の立場によって見方が異なる。ルストハウスは、仏教心理学をフッサールやメルロ＝ポンティによる西欧的現象学以上に成功した「心の現象学」とし、それに「psychosophy」（「心理哲学」と訳すべきか?）という新たな呼び名を与

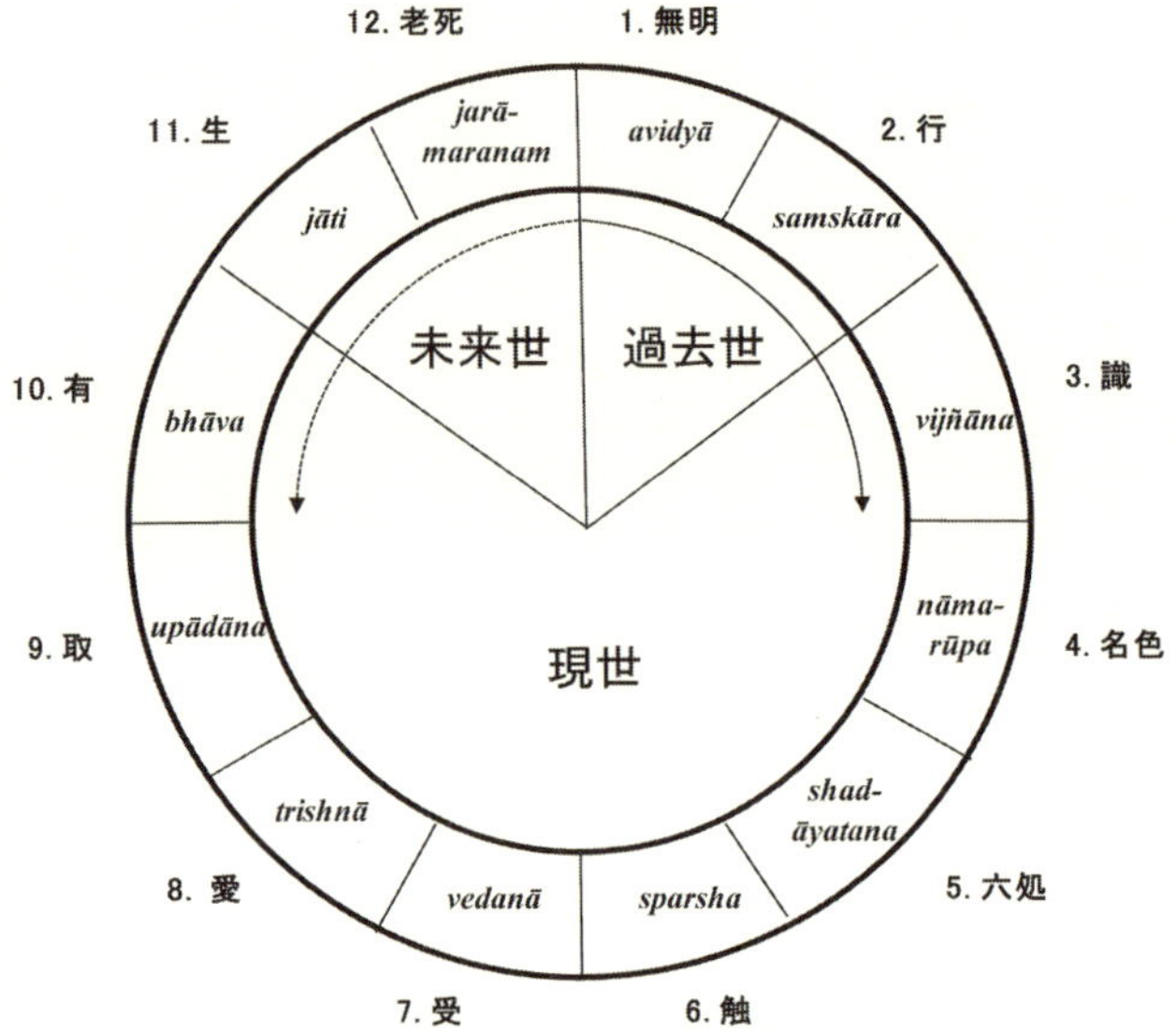

図４　十二支縁起（アビダルマの三世両重の縁起説）

えている。[96] 彼の十二支縁起についての解説は、唯識の解釈を基としているが、仏教思想を理解する上で資するところが多い。以下、主にルストハウスの著書に依拠し、十二支縁起の各支について解説する。

第一支　無明《むみょう》 avidyā

アビダルマ以降、「無明」とは生きているものすべて（有情、または衆生）を生死輪廻に縛り付ける根源的な「無知」であるとされている。無明の正確な定義については諸説あるが、どの見地においても、それが人間存在の根本問題であるとされていることに変わりはない。初期パーリ語仏典では、「無明」は内心に潜む悪に向かおうとする性向ないし性癖を意味する「結使 anuśaya」（煩悩の異名）という観念と結び付いていた。アビダルマにおいて、無明は「有為 saṃskṛta」（因縁によって作り出された一切の現象）の束縛に陥ることを防いでくれるような三法印についての知識や洞察の欠如を意味した。このような無知の故に、次の支、「行」が生じるという。一方唯識において、「無明」

とは虚妄分別の持つ働き、すなわち心作用の一つと見なされた。

高崎直道氏は『唯識入門』[106]において、「この無明が起こると、それが形成力（行）を起こすわけです」と一言で述べられているが、その「わけ」がどういうものかを理解することは容易ではない。ここで著者には、次のような疑問が生じる。その第一は、無知でなくとも（ブッダの教えを知っていたとしても）、煩悩（形成力）が生じることはあり得る、というより、むしろその方が普通であるから、無知は形成力（行）の唯一の原因ではないと考えられる。無知以外にも、形成力を生じる原因が存在する筈である。そこにブッダが「行」すなわち「欲求」を「識」から分離した理由がある、とゴンブリッチは述べている[90]。第二は、「無知」は、それが生じる以前に「知る働き＝識」が存在することを前提としている、ということである。無明が「識」における無知であるとすれば、「無明→行→識」の三支は論理的に循環することとなってしまう。つまり無明を、心・意識の究極的な起源と見なすことはできなくなる。したがって「無明」は、単なる「無知＝知識の欠如」ではない何かを意味しなければならないのであるが、この問題については、後に詳しく考察する。

第二支　行《ぎょう》 saṃskāra

「行」は先に述べた五蘊の一つであり、ルストハウスによれば「身体化された縁起」である。それは「無明」の内から生じる形成力・欲望・意欲・志向であって、次に「識」を生み出すものである。初期仏教においては、意識下に潜む行の危険な働きを気付きの光の下に引きずり出してそれを滅することが最大の課題であった。それは正常な気付きの外部で作用し、正常な意識を形成するとともにそれに悪い影響を与えるものと見なされていた。アビダルマにおける探究の焦点は、意識的および無意識的な経験が潜在化し、それが過去の受（vedanā）によって色付けされながら現在の欲求（思 cetanā）として現れるメカニズム、また過去の「受」の経験が、現在および将来の「受」に影響を与えるメカニズムなどに向けられたが、彼らが最も重要視したのは、これらの機構がどのようにして業を形成していくかという問題であった。「行」とは全く「業」的なものであり、「潜在的業」とも言い換えることができるものである。このように、アビダルマの内でも特に上座部において、行は無意識的なもの、つまり明示的に捉えられないものであり、それを蔽っているものを剥ぎ取り、それを確実に消滅させることが涅槃の理論的且つ実際的追求の基盤とされた。

「行」を形成力・欲求・潜在的な業・志向・無意識のいずれとして捉えようとも、それが「無明」からいかにして発するのかを理解するためには、「無明 avidyā」という語が何を意味するのかを先ず明らかにしなければならない。それを十二支縁起や三法印についての無知と解し、それが「行」を生み出すと解することには、前節で述べたような問題がある。このことから唯識は、明示的な意識である「識」以外に、意識に上らない「無(下)意識」の働きを「無明」とし、それが「アーラヤ識」にほかならないとした。唯識は、「無明→行→識」の三支を合理的に理解するために、「アーラヤ識」という新たな「識」を想定しなければならなかったのである。それが単なる「無知」でないことは明白である。

第三支　識《しき》 vijñāna

十二支縁起における「識」とは、五蘊における「識」と同じものである。部派仏教までは、識として眼識・耳識・鼻識・舌識・身識・意識の六種しか考えなかったが、「唯だ識のみがある vijñapti-mātra」をモットーとする唯識派（瑜伽行派）は、記憶・性向など現在の瞬間において必ずしも生起するのではない識を含めるため、また「行」を発するものとして、第六の界（根・境・識）に二つの新たな意識を付け加えた。つまり「意識 mano-vijñāna」を眼識・耳識・鼻識・舌識・身識の五識を対象とする第六識の感覚器官とし、「manas」を第七識である「マナ識」として格上げし、さらに業の根本的・流動的・瞬間的な流れである「行」の蓄積と発現を第八識、すなわちアーラヤ識（ālaya-vijñāna）とした。唯識教義に関しては後に述べる。

第四支　名色《みょうしき》 nāma-rūpa

「名色 nāma-rūpa」とは「名と形」であり、心身統一体としての五蘊を意味する。名色が第5支の「六処」と第六支の「触」に先行していることは、我々がいかなる感覚をも、「行」によって予め定められているように知覚することを意味する。換言すれば、我々は音があるからそれを耳で聞くのではなく、我々は耳（それは聞こうとする志向性の発現である）を持っているから、音を感知するのである（このような考え方は、感覚器官の進化についての現代生物学の考え方と合致する）。先に述べたように、「色 rūpa」とは西欧的な観念における「物」ではない。例えば、耳は物質の物理的・感覚的な塊ではなく、聴覚という特質を有する知覚を常に成り立たせるための、志向的で、いつでも作動することのできる器官である。従って、耳および他のいかなる感覚器官も、単なる物理的対象へと還元できるものではない。色は感覚し、且つ感覚されるものである。「名色」の理解においては、「nāma-rūpa」がヴェーダ・ウパニシャッドにおいて用いられていた語であることを勘案しなければならない。ゴンブリッチは、ブッダがこの語に付け加えた意味について、以下のように述べている。(90)

「ヴェーダ宇宙創成神話において、創造物に名と形を与えることは、創造者であるアートマンが最終的に行った行為であった。例えば、古くから伝えられている新生児の命名の儀式においては、父親は命名という行為において、名も形もない混沌からその子を引き出し、彼を最終的に〈創造〉するのである。ブリハッド・アーラヤニカ・ウパニシャッドによると、アートマンは創造された世界の中に〈その爪先まで〉完全に潜り込む。こうして主観（識

vijñāna）となったアートマンはその身体における自らのアイデンティティを客観として認識し、それを形づくる。同時に、またまさにこの行為によって、アートマンは自らを主観として創造するプロセスを継続するのである。コスモスの内部において、彼はさらなる認識能力を身に付けることによって、その認識をさらに高めていく。父親が子供の中に生きているように、アートマンは名が付けられ形を有する自己（self）の中で認知を行うのである。しかし、名と形による自己表現は、創造者の自己認識を可能ならしめるということ以外の意味を持っている。彼は様々な名と形に分割されること（vi-jñāna）によって自己自身を隠し、全体として見られる能力を失ってしまうのである。こうして、名と形を与えるという行為は、認知を、不可能とまでは言わないにしても困難なものとする」。

ブッダが心（識）を有する生きものを示すのに「名色」という古い語を選んだのはこのような理由による、とゴンブリッチは考えている。自らに名と形を与えることは認知プロセスを遂行する主体としてのアートマンを否定してしまうことである。したがって、識（vijñāna）を「名色」（名と形）に分割することは、（全体的な）認知を妨げるというネガティブな結果のみを来たすことになる。十二支縁起は、このような「名色」を中に持つことによって、人間を彼自身についてのさらに深い無知へと追いやることとなるが、それこそブッダが十二支縁起において意図したことであった。「名 nāma」という概念——名称——を設定して対象を表示することは、因と縁によって生じ、言葉によって指示されるすべてのものは仮構的存在にすぎないことを意味する。ここにも「無我・アナートマン」ということの一つの根拠が示されている。仏教においては伝統的に、あらゆる言説は「仮《け》、施設《せせつ》 prajunapti」、「仮名《けみょう》、仮説《けせつ》 upacāra」、「戯論《けろん》 prapañca」などと呼ばれ、それが悟りへの到達を妨げるものであることが強調されている。

〔註29〕ブッダとポパー

言語分析を中心とする分析哲学は、フレーゲとラッセルの論理学的研究に起源を持ち、現在では哲学のほぼ全ての分野にわたっているが、ゴンブリッチは、ここに述べたようなブッダの言語に対する考え方が、「我々は世界についての知識と理解を進めることはできるが、決して確実性に到達することはできない」とするカール・ポパーの考えと一致していることに感嘆を禁じえない、と述べている。(90) さらにゴンブリッチは、ブッダが「律蔵 vinaya」において示した教団運営の規則とその改変の手続きが、現代に至るまでの教団の存続と繁栄の基礎を築いたものであるとし、そこに示された原則が、ポパーが言うところの「推論と反駁 conjecture and refutation」、あるいは「試行錯誤 trial and error」というプラグマティックな考え方と一致することも強調している。つまりブッダの思考方法は、現代哲学による批判にも耐え得るものである。

第五支　六処《ろくしょ》 ṣaḍ-āyatana

「六処」とは、眼・耳・鼻・舌・身・意の六つをいう。眼・耳・鼻・舌・身・意はそれぞれの認識を成立せしめる器官（根 indriya）であり、「処 āyatana」とは、それぞれの感覚器官が対象とするところの「認識領域 viṣaya」（順に、見えるもの、聞こえるもの、匂い、味、触れられるもの、法）を認識対象とする。根と処を合わせて「十二処 āyatana」という。それぞれの感覚は独立に、眼識・耳識・鼻識・舌識・身識・意識等の「六識 ṣaḍ-vijñāna」を生み出す。意（manas）は法（ダルマ）を対象とする根であり、「意識 mano-vijñāna」を生み出すが、それは他の五識をある程度取り入れ、解釈する働き（統覚 apperception）を有する。六根・六境・六識を合わせたものが十八界（dhatus）であり、それは感覚のすべてを包含する。したがって、それが仏教における「全世界」であり、それ以外には何ものも存在しないとされる。ここでルストハウスは、六処を基にし言語を介して成立する「識」が誤謬と迷妄から逃れ得ないものであるとする仏教の考えに関して詳しく解説している[96]。それはフリーマンの知覚論とも密接な関係を有するので、以下にその大意を示す。

> 「仏教では、感覚はそれぞれ独立した認知領域を構成する。したがって、例えば〈おいしそう〉と〈見えるもの〉とは異なるカテゴリーであるから、「〈おいしそうなもの〉が見える」という言い方は、カテゴリー過誤である。それらが一つの対象を指示するように考えるのは「意識 mano-vijñānavijnana」が持つ統覚作用による。しかし、このように統合された知覚は、現実に生じている感覚とは異なるものを意識によって推論することに過ぎない。このような知覚の誤りは、意識による推論がそのもとである直接的な感覚を隠蔽することから生じるのであって、事物の「そのものであること、――本性、identity」とは、このような推論の塊に過ぎない。「私はりんごを食べた」というような言明が、帰納的（heuristically）・名目的（nominally）には「仮 prajnāpti」として成立するにすぎないということを知っていることが、「勝義・真如 paramārtha」、すなわち物事をありのままに見ること（yahābhūtam）なのである。例えば、「私はりんごを食べた」ことを自分が信じているとしても、そのことの真実性は認知と言葉と記憶の正しさに依存する。

このような認知的過誤は、人間がいつでもどこでも同一の自己でありたいという深い欲求（我執 ātma-dṛṣṭi）が生ぜしめる一つの症状であり、それはいずれ死ぬ運命にある自己が有する限界や浮き沈み、あるいは有限な時空次元における孤独から逃れたいという欲求である。人間は、己の生の次元を拡大し、自己を普遍化するために、個人よりも大きなアイデンティティを提供する理論（例えば、伝統、宗教、家族、同族集団、政治集団等々）にしがみ付く。それらの理論を生じさせるもとである言語・認知・行動自体が、このような不安に根差しているのである。不安は、これらの人間が作った構造物の内部に自らを隠し、あるいはそれらの構造物そのものとして自らを顕す。さらに知覚は、それが構成的な働きである以上は、行動と見なし得る。つまり、言葉（nāma）は、常に非言語的な対象（処 ayatana）に言及しており、一方行動（業）はいかなる場合においても目に見えない形で、主観を客観へと言及する言語によって媒介されているのであるから、行動は、その〈文法〉、すなわちそれを表現するための明確な構造を有している。

ある対象に対して行動している自己は、指示するもの（signifier）が指示されたもの（signified）に対して指示することと同じ基本的構造に従っているのであるから、言葉と行動は同一の文法――構造――を分かち持っている。この構造において、言及する主体（referent）が実体ではなく言語で表現されたものにすぎないことが忘れ去られると、言語化（prajñapti）において経験されたすべての事物が実体的であると誤認されるに至る。こうして言及という行為は、言及されたものが言葉の領域の外に存在するという幻想を押し付けることによって機能するのである。唯識では、これと同様な幻想が意識の全ての作用に随伴すると考える。すなわち、意識は対象を、それが実際は意識の内部以外にはどこにも存在しないのに、それが意識の外部に存在するかのように認識するのである。」

〔註30〕行動と言語

（このようなルストハウスの考えは、「ノーム・チョムスキーに追随する研究者は、様々な言語における主語―動詞―目的語の関係の〈深部構造〉の探索において、脳の行動―知覚サイクル以上のものを探し求める必要はありません。というのは、言語は脳と身体の志向性の弧をなぞっているにすぎないからです」、というフリーマンの考えと合致する。つまり言葉は、行動と同様に、志向性の孤の活動の一部に過ぎない。

皮肉なことに、言語と行動はまさにその「言及する refer」能力の故に、それらが属する次元を超えることができない。つまりそれらは、それら自体を超えて言及することはできないのであり、そのことをルストハウスは「閉じ込め closure」と呼んでいる。仏教用語の「生死輪廻 saṃsāra」とは業の「閉じ込め」であり、それは全ての有情が、縁起に縛られた無常（anitya）なる存在であるにも関わらず恒常なる実体であることを欲求することによって推進するところの生と死、あるいは生起と止滅の止むことなき反復である。この生死輪廻において、人間は自己と対象を実体的なものとして見出すが、それはあくまでも仮・戯論としての事態なのである。

ここまでにルストハウスが十二支縁起について述べたところを要約すると、身体化された縁起（embodied conditioning）は、ある根源的な洞察の欠如（無明 avidyā）によって、その作動と開展を続ける。識（vijñāna）は感覚能力（āyatana）と共に爆発するところの、生きられた身体（nāma-rūpa）として発生する。この段階において、知覚的意識を生み出す感覚器官と対象との間に存在する回路は、メルロ＝ポンティが言うところの「志向性の弧 intentional arc」（ルストハウスは上掲書の前半で、メルロ＝ポンティの志向性の弧について詳しく論じている）を構成する。このことが仏教的「志向性」という概念を基礎付けるのであるが、それはフリーマンが言うところの「志向性」と明らかな共通点を有している。

〔註31〕「心についての知恵」――「Psychosophy」

こうして「十二支縁起」は、ルストハウスの哲学的解釈およびメルロ＝ポンティの「志向性の弧」を介して、フリーマンの学説と結び付く。ルストハウスは仏教における「心の現象学」を表現するために、「Psychosophy」という新たな語を作った。このようなルストハウスの考えは、著者がフリーマン理論と仏教教理を「同じ土俵」の上にのせて比較・検討するための十分な哲学的根拠を提供している。しかし歴史的に考えてみれば、〈心についての知恵〉である「psychosophy」は、もとはブッダに発したものが中近東を経て西欧に伝わり、それがプロティノスやトマス・アクィナスを初めとする無数の哲人・賢人に受け継がれ、メルロ＝ポンティにまで及んだものかもしれない。そうでなければ、近・現代における西欧知識人のかくも多くが、仏教の哲学・心理学に共感するということは起こり得ないであろう。

第六支　触《そく》 sparśa

「六処」が常に志向的に働くことによって、第六支の「触 sparśa」が生じる。それは感覚器官と感覚対象との単なる接触ではなく、能動的・構成的なプロセスであり、その意味においてのみ「知覚 sensation」と呼ぶことができる。ブッダにとって、知覚とは受動的なものでも、純粋に身体的（神経的）なものでもなかった。諸感覚が相互に接触することによって、知覚が生じる。このプロセスが正常に行われるためには、感覚器官と認知対象とが正常に作動していることが必要であるが、そのこと自体が、言語的複合体である「意識する身体 embodied consciousness」を前提としている。さらに「触」は、六識のいずれかにおいて、いかなる瞬間においても作動している。したがって各瞬間は、一つあるいは複数の感覚領域において作動している志向性によって構成され、またそれを構成しているのである。別の言い方をすれば、経験とは常に知覚（sensorium）の領域のうちに存在し、且つそれを構成するものである。このような考え方は、人間とは「世界内存在 being in the world」であるとするハイデガー、メルロ＝ポンティなどの実存的現象主義者、およびフリーマン理論と合致する。

第七支　受《じゅ》 nidanā

十二支縁起の第七支である「受 nidanā」は、五蘊におけると同様に、全ての経験が、苦・楽・不苦不楽（苦でも楽でもないもの）のいずれかとして感受されることを意味する。「人 person」という語が、苦楽によって生じ且つ苦楽を生じるところの生死輪廻における指示的なラベル（prajñapti）に過ぎないという限りにおいて、人は苦楽、例えば喜び・悲しみ・報酬・処罰などのポジティブ／ネガティブな強化の繰り返しの経験によって条件（縁起）付けられる。

ルストハウスによると、仏教と行動主義心理学は、自己というものの性質の理解において一致する面を有している。両者にとって自己とは、快苦の条件付けに起因する行動（すなわち業）の名目上の代理物にすぎない。一方両者の相違点は、目立たない行動、あるいは無意識的なプロセスが、条件付けを下支えしたり、それを実際的に操作したりすることの重要性に対する認識が異なる点にある。行動主義心理学者は、快を起こす刺激Xが、強化されたり、繰り返されたりする場合に行動Yを起こすことを確かめるだけで満足する。一方仏教は、「無意識的な動機」が過去に経験された条件付けに起因するというだけではなく、経験による条件付けは身体化された潜在的な条件付け（縁起）が予め存在するが故に有効なのであり、さらにこれらの潜在的な傾向は、その条件付けられた行動の発現に時間的・論理的・心理的に先行するが故に一層根本的な重要性を持つと考える。それが、唯識において「無明」［あるいは「アーラヤ識」という語が意味するところである。行動主義心理学者は、行動を変えるためには、適切な強化方法を見出さなければならない（例えば、子供にはお菓子を、大人にはより多くの給料を）と考えるが、その際の強化方法を何にすべきかの選択においては、純粋にランダムで実効的な原理に従う。行動主義者は、個々の具体的条件よりも一般的原理に重きを置いている。それに反して仏教は、個別の具体的な条件を重要視する。各人の条件付けが最優先の課題なのである。条件付けの原理（縁起）は、それのみでは何ら直接的な救済的意義を有していない。仏教とは、各個人が、それぞれの条件付け（縁起）、すなわち「無明」を了解し克服することを支援するための方法以外の何物でもないのである。その救済的な側面は、その個人における独自の状況に焦点を当て、それを改善する程度に応じてのみ発揮される。「方便 upāya kauśalya: skill in means」とは、特定の状況における特定の個人を対象として、その利益のために個別的な治療方法を考案する能力を意味する。

〔註32〕方便と tailor-made medicine

過去の医療が治療の対象としてきたのは疾患という普遍的な病態であって、病を抱える個人そのものではなかった。同じ疾患であっても、その病態は個々人で大きく異なる面があるので、画一的な治療に問題があることは早くから指摘されていたものの、治療効果に個人差が生じることの原因を確定することは困難であった。しかし最近のヒトゲノム計画によって、個人の遺伝情報を簡便に読み取ることが可能となって以来、ある個人に最適な治療方法を計画することが可能となってきた。それを tailor-made medicine、またはオーダーメイド医療という。現代医学におけるこのような考え方は、仏教が言うところの「方便 upāya」と軌を一にしている。

ブッダは、その時の聴衆の理解能力に応じて説法することの重要性を説いている。縁起を知ることは、人を形而上学的思考へと導くかもしれない。さらに問題なのは、このような知識が、各人がそれぞれの身体化された縁起を乗り越えることには何の役にも立たないことである。各人は彼自身の縁起（条件付け）を明らかにしなければならないのであって、理論的万能薬を得たことで満足してはならないのである。行動主義者がある条件付けの形を他と取り替えることで満足してしまうのに対して、仏教は条件付けのプロセス自体を克服することを試みる。仏教が関心を持つのは、人がそのように行動するのは何故であるか、また苦楽は何故にかくも至るところにあって人間の本性を成しているのか、という問題である。ここで決定的な重要性を持つのが潜在性（latency）に関わる問題である。業とは、苦・楽・不苦不楽の条件付けプロセスを指示する標識であると理解されてきた。このように、ブッダは人の行動（業）が快楽原則と現実原則によって決定されることを、フロイトより二千年以上も前に述べたのであるが、人の行動（業）を具体的に形成するのが、次の支・「愛」である。

第八支　愛《あい》 tṛṣṇa

「愛 tṛṣṇa」は、「欲望・欲求 desire」を意味するが、その原意は「渇き」である。仏教において「愛（渇愛）」は、単なる欲求（lust, wanting, craving）よりも遥かに強い意味を持っている。先に「受」によって生じた経験が煮え立ち合体するにつれて、それらは特定の志向（「思」：cetanā; intention）へと具体化する。生得的な傾向と素質の運動がある目的に収斂したとき、それを「欲望 desire」と呼ぶ。欲望とは、ある対象物あるいは利益（artha）への固着（fixation）、あるいはそれへと自己を向けさせるような固執である。「渇愛」は砂漠にさまよう人が渇を満たす以外には何も考えられないような、絶対の必要性の感覚を伴う強迫観念となる欲望である。このようなときには、金、セックスなど他のすべての誘惑は力を失い、水を得るためには何でも犠牲にする。こうして人は、渇きが命じるままに、その価値基準や権利の全てを投げ捨てるのである。愛・欲望は、何かを求めるポジティブなものでも、何かを避けようとするネガティブなものでも有り得る。仏教においては、物質的なものに対する欲望が問題なのではない。それよりも根本的であるのは、考えや理論に対する欲望である。何故かというと、その種の欲望が、我々にアイデンティティの感覚を持たせ、それが物質的なものに対する愛着を起こさせる原因となるからである。例えば、我々はファッション、自動車、成功などを追求するが、それはそれらの対象における物質的なもののためではなくて、それに我々が見出す考えや価値のためなのである。つまり、考え・理論（dṛṣṭi）とは、「閉じ込め closure」、すなわち「戯論」の言語認知的な網の働きの一部にほかならないのである。

欲望は、我々の世界と自分自身に対する基本的な志向性の中に表現される。メルロ＝ポンティによると、志向性とは生きられた身体が知覚野へと向けられること、およびその逆である。それは意識が同時に客観と主観であることとである。生きられた身体と知覚野の相互作用を介する獲得（appropriation）は、このような主観と客観の同時性によって構成されているのである。我々が体験する世界における、いわゆる「対象 objects」とは、ある目的に固着された欲望の厚い織物であり、砂漠に水を求めて彷徨う旅人が見る蜃気楼と同じように、人を惹きつけてやまない魔力を持っている。冷静にして「客観的な」科学者といえども、仮説の証明、原理、また彼が観察し操作する事物の理解に対する欲望に取りつかれている。「理性はそれ自体が情熱であり欲望の表現である」と言ったキルケゴール、また「理性は情動の奴隷である」と言ったヒュームと同様に、無明と愛が（有情を迷妄の内に閉じ込める上で）等しい力を持つことを、仏教は再確認する。「無明」と「愛」という対は、「行」と「受」という対と、ほぼ同じ意味を持っている。いずれにおいても、意識下あるいは無意識的な条件（縁起）が先に存在し、その潜在的なるものが意識に上るのである。

こうして無明とは根源的な認知の誤りであり、愛は同じく根源的な感情（情動）の誤りであると見なされる。「煩悩 kleśa」は英語では「defilements, affliction, evil paasions」などと訳されるが、それは健康な精神状態を撹乱するような精神的混乱を意味する。唯識では無明と愛が苦の二つの根源的原因であることを、夫々「所知障 jñeyāvarana」、「煩悩障 kleśāvarana」と呼んでいる。つまり、認知的（理性的）障害と情動的障害はともに根本的問題なのであるが、無知（無明）は欲望（行）よりもさらに根源的であるので、煩悩障は所知障を拠り所とするとされる。ここで理性と情動がどのような関係にあるのかが問題となるが、それについては第４章で改めて考察する。

第九支　取《しゅ》 upādanā

「取」は、感覚機能が働いている生きた身体において、快（楽）／苦によって縁起される行の運動である。人は快を繰り返し、苦を避けることを欲する。快なるものを繰り返し、手を伸ばして掴もうとすること、あるいは苦を与えるものからは遠ざかるようにすることが、「取」（appropriation）と呼ばれる。取は一種の「自己への獲得」であり、フリーマン理論における「同化」に対応する。「取」においては、ある意味で自己の外部であるもののみが獲得される。それが既に自己の内部にあるならば、それはすでに私のものであるから、それを「取る」ことはできない。私の最も内部にある感情や思考は、それらが、私が現在見出している私自身とは別のものである限りにおいて、「取る」ことができる。仏教では、すでに私のものとなっているものは、本質的且つ内在的な「私」（私の「自性 sva-bhava」）ではなく、過去において「取」が獲得し蓄積したものなのである。我々は、自己を拡大し、強化し、肯定するために「取」を行う。我々は「取」によって自己を定義し、アイデンティティを見出すのである。他なるものは己となるか、あるいは自己の境界——私が私であるところのもの——を確定する標識となるかのいずれかである。自己は、より多くのものを所有するにしたがってより大きくなる。このような「取」の概念において、唯識は自己の外なるもの、すなわち外界の存在を認めているのであるから、徹底的な唯心論ではない。

逆に、ネガティブな獲得——それも取の一つの形である——は、何を自分が拒否するかによって自分を定義する。ネガティブな取は私が常に持ち続けている物——例えば以前に経験した苦痛——を自分の中から追い出そうと試みることである。しかしそれは、自己を拡大し、強化し、肯定するという方向性においてはポジティブな取と同じである。こうして取は、自己の限界を設定し定義すると同時に、その限界を常に変更しようとしている。私が獲得あるいは喪失するたびに、私は自己——自己の地平——を拡大あるいは縮小させる。アイデア・もの・人々・関係・履歴・信念・私が経験した感覚や感情・その他を獲得する（取る）することによって、私は、「それが私だ」と指示出来るような人間となる。このような「自己確認 identification」は、常に後ろ向きで意識的な構成である。

愛がゴールや目的を情動的に確立するのに対して、取はそれらを能動的に捉え、しがみつく。取は愛の行動的な相関物である。それらは行動を推進する力（conation）の二つの側面であり、愛（desire）は主に精神的な面を、取（appropriation）は主に行動の遂行に関わる面を表している。愛（desire）とは、志向（intent）であり、取とは志向を達成するための努力である。「身口意の三業」といわれるように、愛と取は、それらが感覚的・認知的・言語的な活動である限りにおいて、業という観点において同じ構造（conative structure：行動を推進する力を生み出す構造）を有するのである。

瑜伽行派において、「取」は決定的な重要性を持つものである。世親（ヴァスパンドゥ）の「唯識 vijñapti-mātra」教義では、「取」の客観化（客体化）／主観化（主体化）が核心的問題とされる。世親は、主観・客観そのものには重きを置かず、その働きを重視した。即ち「能取 grāhaka」を「取るところのもの」、また「所取 grāhaka」を「取られたところのもの」として定義した。[106] 能取は、その志向的・獲得的構造を強調するならば、フッサールの用語で一般的には理性の作用を指す「ノエシス noesis」に、また所取は「ノエマ noema」に対応する。ノエシスがノエマータ（ノエマの複数形）を構成していく運動が、取（upādāna：appropriation）である。「取」は志向性の弧の内で活動することにおいて、ノエシス的な主体がノエマータに向かって、またその内部にそれ自身を投影し位置付けるような世界を構成していくが、世親はまさにそこ（取）においてカルマの連続性を断ち切ろうとした。それは己の識や生命を滅することではなく、現世において自らの心身のあり方を変えること（後に述べる「三性説」における「転識得智」）である。条件（縁起）付けられた欲望（愛）

の具体化として、取は主体と客体に経験を注入する。そのような取の活動（業の形成）は、取を生じさせる条件（縁起）に影響を与え、こうして自己継続的な取のダイナミズムが生れる。このダイナミックな自己継続性が、次の支・「有 bhāva」である。

第十支　有《う》 bhāva

ルストハウスは、この「有 bhāva」という語は、「運動力 impetus」、「衝撃 impulse」、あるいは「動かすこと motiv-ation」と翻訳すべきである、と述べている。それは時に「〜になること becoming」とも訳されるが、最も適切な訳は「進み続けること ongoing」であるという。「有 bhāva」は、動かす力としての「慣性 inertia」という概念と重なり合う。それは常に何かが動き続けているという事実を指示しているのである。我々の身体や、そのまわりの何を見ても、全てが動いている。すべてのものは、「運動力」によって、次の瞬間へと絶え間なく動き、動かされている。しかし仏教において、この「運動力」とは一義的に心理学的なもの――縁起によって形成された生得的傾向の具体化――であって、形而上学的実体、あるいは物理学的エネルギーを意味するものではない。

〔註33〕「有」と志向性の弧

　ここで述べられている「取－有」というプロセスが、フリーマン理論における大域的アトラクターの生成と遷移のプロセスによく合致することは明白である。志向性によって駆動される能動的知覚作用（それ自体が、脳の自己組織化を表す）は、それに関与する脳回路の賦活・抑制によってシナプスの伝達特性を変化させ、それが広い意味での記憶（脳だけではなく、筋肉・血管・内分泌など全ての身体機能を含む）を形成する。それが「取」であり、フリーマンの言葉では「同化」である。一方、それらの活動による大域的アトラクターの形成に伴って、そのアトラクターに対するニューロン活動の隷属化が生じ、こうして脳は、新たな活動の次元へと移行し、それが新たな記憶として保持される。一旦成立した大域的アトラクターは、その時点での「自己」（の一部）であるが、それは海馬に内在するカオスを介して志向性そのものにも作用し、以前とは部分的、あるいは全体的に異なる新たな志向を生み出すので、ここで新たな志向性の弧が生じることになる。つまり、志向性の弧は間断なく、新たな大域的アトラクターを生み出すように働き続けるのであって、それが「ongoing」としての「有」である。

アビダルマ・上座部にとって、生死輪廻からの解放とは、「有 bhāva」、すなわち「動き続けること ongoing」の止滅であった。それを涅槃に到達する道とする以上、有は永続的・形而上学的な実体ではあり得ない。それはむしろ個人的な何かであって、覚り（道 mārga）に到達すれば、継続することを止めるものである。有は、取の継続的な具体化によって生じるのであるから、それは常に志向的であり、したがって何かに向かっているという方向性を有している。この方向性こそが、「有」が基本的に時間的であることを示し、時間それ自体が動機によって機能すること、あるいは時間とは「内部的衝撃 im-pulses」を測る一つの方法以外の何ものでもないことを示唆しているのである。これらの「衝撃」が合体して次の支・「生 jāti」となる。

第十一支　生《しょう》 jāti

「生」とは誕生、あるいは縁起により生じることである。

第十二支　死《し》 maraṇa、あるいは老死《ろうし》 jarā-maraṇam

文字通り「死」であるが、時にそれはブッダの「生・老・病・死」の「生」を除いた三つを指す。第十一・十二支の「生」と「死」は、単なる個人の生死を意味しているのではない。それらは、瞬間瞬間における縁起されたものの生成と止滅を象徴しているのである。「生成と止滅＝有為・諸行 samskṛta」は、「生死 saṃsāra」の止まることのない無常の流れとともに、その内にある対象・志向・人・時などの生滅をも意味する。この過程を「生起と止滅」として言い表すことによって、仏教は、全てのものが存在を得、またそれを失うためには、縁起に依らなければならないことを強調しようとしているのである。さらに、すべての縁起されたものは止滅あるいは死滅するしかない。従って「生成と止滅」は、生と死が不可分であることと同時に、全てのものがそれぞれ獲得した力と生命力は、それらが頂点に達した時点においてすでにその限界と終焉と死を表していることを意味している。そのことが、すなわち「無常」である。十二支縁起は特に円環として示される場合、第十二支が第一支を導くことになるが、それは死が無知へと導くこと（死によって人はそれまでの経験から獲得した智慧を全て失ってしまう）とともに、「無知・無明」の原因が死、より具体的には「忘却 forgetfulness」、つまり「覚めていること mindfulness の欠如」であることを意味する。

ルストハウスは、十二支縁起の理解においては、各支を独立した「もの」として見るべきではなく、それらが相互的に連関するダイナミクスを理解するための通路と見なすべきであることを強調している。例えば、第八支「愛」は、それだけで独立して作用し得るものではない。それは第七支「受」と第九支「取」との相互的関係を言い表すための言葉である。他の各支についても同じことが言える。さらに、隣接する支の相互への還元を、全ての支の全ての支に対する還元へと拡大することができる。つまり、十二支は常に同時的に生起しており、どの一つの瞬間もその全てによって構成されているのである。このことは、十二支が時間的な因果関係ではなく、空間的な「関係性」によって結ばれていることを意味する。

ここで、無明とは死の（間接的な）原因であるから、それをいかにして滅するかが最大の問題である。（ルストハウスの無明についての定義によれば）無明を滅するためにはある種の知識（jñāna）が必要である以上、人生の問題を乗り越える上でそれ以上に重要なものはない。したがって仏教における実践は、「如実 yathābhūtam」、すなわち「あるがままに」物ごとを「見る」（観察 vipaśyanā）ことを中心とする。この洞察（jñāna）の発展が「慧 prajñā」である。さらに、死という問題は単に知的あるいは抽象的な問題であるのではなく、強力にして恐ろしい実存的・心理学的次元に及ぶものであるから、仏教における「理性 reason」は、知的なものを実存的・心理学的なものとすることに努めると同時に、それを通して精力的な論証を行うのである。方法・アプローチの別を問わず、それこそが、全ての仏教宗派が追求する「psychosophic」な目標である。

C　十二支縁起の解釈

1　「無明・行」についての伝統的解釈

十二支縁起は仏教の核心を成す教義であり、その長い歴史において様々な解釈がなされてきた。前節に述べたルストハウスの解釈は唯識に依拠したものであり、十二支縁起をメルロ＝ポンティの「志向性の弧」と比較し、両者に多くの共通点を認めている。しかし過去における十二支縁起の解釈として最も有名なのは、アビダルマ・説一切有部の「三世両重の因果説」（分位縁起の説）である。[107] それは図4に示したように、十二支の一－二を過去世の因、三－七を現在世の果、八－十を現在世の因、十一－十二を未来世の果と見て、胎生学的と言われる見方で解釈するものである。すなわち、無明は迷いの根本、行は無明から識を起こす働き、識は受胎の初めの一念、名色は母体の中で心の働きと身体とが発育する段階、六処は六感官が備わって母体から出ようとしている段階、触は二－三歳ごろで苦楽を識別することはないが物に触れる段階、受は六－七歳ごろで苦楽を識別して感受できるようになる段階、愛は一四―一五歳以後に欲がわいてきて、苦を避け、楽を求めたいと思う段階、取は自分の欲するものに執着すること、有・生（生存）は愛・取の段階とともに未来の果が定まる段階、さらに生・老死は未来世の果、というように、縁起が三世と二重の関係になっていることをいう。

これは分かり易い解釈であるが、よく考えると大きな問題を含んでいる。第一に、「胎生学的」解釈とは、比較的後期のアビダルマ（説一切有部）において成立したものであることが既に立証されている。(9)(92) 第二に、第三支からの識―名色―触―受―愛―取という心的プロセスの発達の順序が、人間心理の発達過程と必ずしも平行していないことは、例えば幼児でも愛や取を示すことから明らかである。第三に、十二支を過去世・現在世・未来世という時間の流れに分割することは、十二支における相互関係を時間の流れに沿った直線的因果関係として捉えることであり、空間的・流動的な相互依存関係を否定することになる。龍樹はまさにその点を衝き、ブッダ本来の考えへの回帰として「空」の思想を確立したのである。

十二支縁起のおおよそは理解できるとしても、「無明→行→識」という最初の三支の連関は、長い間著者の頭を悩ましてきた問題である。唯識を含む全ての教派は、無明を迷いの根本、行を無明から識を起こす働きと説明しているが、そのことについての諸家の説明は正直なところ、極めて分かりにくい。分かりにくい理由は、ほとんどの解説書が「無明」という概念を、「無知」すなわち「ブッダの教えを知らないこと」と定義していることにある。それは既に仏教の権威が確立された後の解釈としてはあり得るとしても、果たしてブッダ自身がそのような説教をしたのであろうか？

『スッタニパータ』(104) には、「わが説にのみ清浄があると説き、他の諸々の教えには清浄がないと言う。このように一般の諸々の異説の徒は様々に執着し、かの自分の道を堅く保って論ずる。自分の道を堅く保って論じているが、ここに他の何人びとをも愚者であると見ることが出来ようか。他（人の説）を〈愚かである〉、〈不浄である〉、と説くならば、かれはみずから確執をもたらすであろう」、というブッダの言葉が示されている。それは思想的混沌の時代において他説にも寛容であり、その良いところは進んで自説に取り入れようとしたブッダの懐の深さを示している。説教の冒頭で、「自分の教えを知らないものは無知である」と決めつけることは、バラモン教徒が大部分を占める聴衆の反発を買うだけであり、「方便 upāya」（衆生を導くための巧みな手段）を重んじるブッダの信条にはそぐわないと思われる。

それはともかくとして、「無明」という観念をいかに理解するかが本質的な問題である。著者が考えるところ、「美しくない」という言葉が「美しい」という概念を前提としているように、「無知」とは「知らない」ことであり、それは「知る」こと、すなわち「識」が既に存在することを暗黙の前提としている。つまり、「無明」に先行して「識」が存在しなければならないのであるが、それでは、「無明」を十二支の最初に持ってくることの意味がなくなってしまう。このことに関して中村元氏は、「無明」そのものは「明」に基礎付けられていると述べておられる(9)。無明とは「諸法実相を解しないこと」であり、無明を断ずるということは、人間存在の根源への復帰を意味する。したがって、無明を断ずるということが可能なのであるという。

〔註34〕諸法実相

岩波仏教辞典によると、「諸法実相」とは、「全ての事実――法――のありのままの姿、真実のありよう」であり、それは仏の方便によってのみ我々に知られる言語・思弁を超えた真実の世界である。それは大乗仏教を一貫する根本思想であり、般若波羅密によって観ぜられる世界が「畢竟空」（究極絶対の空）であることが「諸法実相」である。「般若波羅密 prajñā pāramitā」とは、「空」すなわち完全な無執着の実現であり、一切の「執着」を離れ、実体的な考えを徹底的に否定することである。すなわち中村氏は、龍樹の「空」の思想を基にして「無明」を説明されており、それは大乗仏教の立場における、論理的に一貫した解釈である。「空」は「十二支縁起」と同じことを意味するから、原始仏教以来の伝統的解釈と矛盾するものではない。しかし「無明」という語は、それより数百年も前に用いられていたものであるから、大乗的な解釈は、必ずしもその原義を示すものではない。さらに、このように無明を強調していくことによって、「覚性」（衆生が仏となる可能性：仏性・如来蔵と同義）との矛盾・対立が生じるようになった。大般涅槃経では「一切衆生悉有仏性」と宣説され、中国で作られた『大乗起信論』では、衆生が悟りの本質を潜在的に具備し、本来的に仏であること（「本覚」という）が説かれた。つまり「無明」という概念は、当初は「十二支縁起」あるいは「空」について知識の有無だけを問題としていたのであるが、そこに認識する主体とは何か、さらにその主体が存在するとすれば、それはブッダの教えを理解する能力を具えているのかという問題が生じたのである。この問題については、次節で考察する。

「空」の観念を徹底するならば、「諸法実相」を知る者も知らない者もすべて「空」である。したがって、殊更に「無明」という概念を立てて、両者を区別する必要はない筈である。にも関わらず「無明」という語が重要視されてきたのは、やはり、「認識する主体とは何か」という問題が、人々の心を捉えて離さなかったためであろう。ここで生じたのは次のような問題である。「無明」を断ずる「明」とは、人間がそのような智慧を先天的に有している、あるいは後天的に有し得ることを意味しているのであろうか、あるいはそれは、無明に閉ざされた個人の心とは別のところ――別次元――に存在することを意味しているのであろうか？　前者の考えは仏性・如来蔵思想と呼ばれるものであり、それについては次節において改めて考察する。一方、後者の見地において、無明に閉ざされた「我」が「明」を有することはできないから、それは宇宙に遍満する仏の智慧というようなものを意味していると考えられる。神の存在を信じていたアインシュタインは、それを「宇宙意識」と呼んだ。この語はウパニシャッドの「梵我一如」に似た神秘的な響きを持っている。しかし、「宇宙意識」

をどのようなものとして理解しようと、それが人間の「意識」とカテゴリーを異にすることは明白である。人間の「意識」が宇宙の法則・原理に依拠していることは疑うべくもないが、だからと言って、宇宙が人間的な「意識」を持つとは言い得ない。

さらに著者の腑に落ちないのは、十二支の逆観において、「無明」を滅するためには、先ず「識」を滅しなければならないということである。[106]-[108] それは表面的な論理としては一応理解できるが、果たしてブッダは、識を滅することを望んだのであろうか？　ブッダは、ヨーガの「滅尽定」（心の働きがすべて滅びて尽きてしまった禅定であり、一種の無意識状態）に到達することを瞑想の目的としなかっただけではなく、無明を滅して悟り（涅槃）に至るためには、「あるがままに」物ごとを「見る」（観察 vipaśyanā）こと、すなわち洞察（jñāna）の発展である「慧 prajñā」が不可欠であるとした。そのことを踏まえて、中村元氏は、「無明そのものは明に基礎付けられている」と述べられたのであろう。とすれば、「無明→行→識」の三支に関する限り、逆観は意味を成さないことになる。

横山紘一氏の『仏教思想へのいざない――釈尊からアビダルマ・般若・唯識まで』[109] は、全体として大変分かりやすく書かれた解説書であるので、著者の疑問に関連する部分を以下に引用する。

「では、この〈名色〉の原因は何か。それは〈識〉すなわち肉体と精神を統一する認識作用である。今、識を〈認識作用〉と訳したが、生命体としての自己存在を維持せしめる精神的根源体とでもいうべきものである（後に唯識思想では、これをアーラヤ識と考えるようになる）。では、その〈識〉の原因は何か。それは〈行〉すなわち〈形成力〉である。〈行〉を形成力と訳したが、広くは、現象界すべてを形成する力、せまくは、自己の業を形成する力すなわち意志を意味する。ここでは生命維持体としての精神〈識〉を形成するところの力をいう。それは具体的には我々自身のさまざまな肉体的精神的活動〈諸業〉である……では「行」の原因は何か。それは最後の最後の、究極の原因としての〈無明〉である。では無明とは何か。無明は言語でアヴィドュヤー〈a-vidya〉といい、知らないこと、すなわち〈無知〉を意味する。何を知らないのか。経典によれば〈縁起を知らないこと〉〈四諦を知らないこと〉をいう。無明を真に理解しようとするならば、釈尊と同じ道を歩み、同じ精神的遍歴をへて、自己の内部に、自己自身によってそれを直に把握する以外に途は無い。仏教思想において、〈無明〉ほど、重要でありながら同時に理解困難な概念は無い……十二支縁起は、つきつめれば、我々の究極の開く、根本の煩悩である〈無明〉を自己の心底から払拭し去ることがその目的である。十二支縁起は人間存在――広くは生命あるもの――に関する因果法則であるといった。しかし、それが自然的法則、科学的法則と本質的に相違する点は、まさにここにある。十二支縁起とは、自己の内面を客観的に観察することから得られる法則ではない。それは釈尊という覚者が発見した法則であり、我々は、その法則の真なることを自己の内部で追体験し確認しながら、最後に、根源悪たる〈無明〉を滅しなければならない、というそのような因果法則である。前に〈縁起説〉といった。しかしそれは縁起を理論的ないし学問的にとらえたよび名である。縁起はあくまでも〈縁起観〉である。観法と分離された縁起は、瓦礫のように無価値のものとなる」。

ここで横山氏は、仏教思想において、「無明」ほど重要でありながら同時に理解困難な概念は無いということを認めておられる。しかし「無明を真に理解しようとするならば、釈尊と同じ道を歩み、同じ精神的遍歴を経て、自己の内部に、自己自身によってそれを直に把握する以外に途は無い」、「十二支縁起とは、自己の内面を客観的に観察することから得られる法則ではない」と断言されてしまうと、ブッダの教えを合理的なものとして理解しようとする立場は成立しようがなくなってしまう。そもそも、釈尊と同じ道を歩むことなど、現代日本人はもとより、釈尊以外のいかなる人物にとっても不可能なことであろう。横山氏は、中村元氏と同様に、「無明」を、仏教を宗教として成り立たせる上での核心的な観念として捉えられている。しかし、ここで合理的思考を放棄することは、仏教にとって望ましいことなのであろうか？　それは単に、仏教に神秘主義を持ち込むことに過ぎないのではないだろうか？

竹村牧男氏は、『仏教は本当に意味があるのか』(3) において、「十二縁起の縁起説は、あくまでも個体の生死輪廻に関する説であり、業の法則を説こうとするものであって、必ずしも世界全体のありかた、存在そのもののあり方を説明するものではない。世界をすべて縁起・無自性と主張するためには、さらに別の理論が必要になると思われる」、と述べておられる。その「別の理論」と目される唯識については後に改めて考察するが、ともかく、ここまでに示した中村・横山・竹村の三氏の「無明」観、したがって「縁起」観は、十二支縁起を個人心理の閉じた円環として捉える点において共通している。しかし最近、これらとは全く異なる「無明観」が英国の仏教学者であるリチャード・ゴンブリッチによって提起されている。それは、ここまでに述べたような著者の疑問を氷解させ、本書の構想に、ジクソーパズルの最後の一片のようにぴったりと当てはまるものであった。次節では、このゴンブリッチの学説の概略を示すとともに、それについての著者の考察を述べる。

2　「無明・行」についての新たな解釈

リチャード・ゴンブリッチは、オックスフォード大学サンスクリット語講座の教授であり、Pali Text Society 会長などの要職を歴任する傍らオックスフォード仏教研究センターを創立し、現在はそのセンター長を勤める英国仏教学界の重鎮である。近著、『What The Buddha Thought』(90) において、彼は十二支縁起のうちブッダが逆観として最初に辿ったのは第十二支から第八支の愛（渇愛）」までの五つであるとした。つまりブッダが最初に打ち立てたのは第八支から第十二支までの渇愛縁起であり、「無明→行→識」という三支は、その後(ブッダ自身、あるいはブッダ没後の弟子たち)によって継ぎ足されたものであるという。十二支縁起は、ブッダが完成したものではなく、その後の長い歴史の中で徐々に形を整えていったものであるとされている。[9][90][92] 並川孝儀氏は、「今日、ゴータマ・ブッダはこの縁起の法を観察したことによって覚りに到達したと考え、仏教の根本真理は縁起であると確信している人は多い。しかし、これらの伝承の多くは後世の仏教者たちの手に依るもので、彼が本当に覚った時に体得した真実の世界であったのかどうかは判らない。また、それが十支縁起であったのか十二支縁起であったのかも疑わしい。いずれにしても、これらのことは歴史的事実として確信できるほど簡単な問題ではないのである」、と述べられている。[92]

ブッダが最初に作ったのが八支からなる渇愛縁起であったとすれば、それに先行する支は、どのようにして構想されたのであろうか? 先に述べたように、五蘊における各蘊は円環的な因果関係で結ばれており、行が「形成力・意欲・志向性」としてそれらの働きの原動力であることから、それを始めとして、〈行→識→色→受→想〉という順に並べ換えることができる。その〈色→受→想〉を〈色→六処→触→受〉とより詳しく説明し、それに〈愛→取→有→生→老死〉という渇愛縁起を接続すれば、十一の支からなる縁起が出来上がる。そこでなお欠けているのは、行を生み出すもの、すなわち人間および万物の究極の原因たる何かである。それがどのような理由によって「無明」とされたのかは、現存する最古の史料に基づいて推測するしかない。

ブッダが説く「涅槃 nibbāna」とは、ヴェーダ/ウパニシャッドにおける「解脱 mokṣa」とは異なり、あくまで現世における覚りを目的としている。[94][95] したがってブッダは、古代の宇宙観に基づく輪廻や解脱などに触れる必要を感じなかった筈である。その一方で、ブッダ自身が否定したアートマンや輪廻の思想が、ブッダ没後まもなく仏教思想に取り入れられたことが、『スッタニパータ』の最古層と古層の比較から明らかとなっている。[90][92]

ブッダ没後に仏教教団を維持する役割を担った弟子たちが圧倒的なバラモン勢力に対抗し、一般大衆にブッダの教えを広めるためには、古代インドの土着思想を部分的にでも取り込まざるを得なかった。つまり彼らは、バラモン教における輪廻・再生・解脱等の観念とヴェーダの宇宙観をそのまま取り入れることはできないにしても、それに対抗し得るような自分たちの宇宙観を示す必要に迫られたのである。ここでバラモン教〈ウパニシャッド哲学〉の五火二道説や「梵我一如」の思想をそのまま取り入れることは勿論できない。かといって、全く新たな宇宙生成説を作り上げることは、個体存在を創造する宇宙の根本真理という存在、つまり「有」への執着を批判したブッダの「中道」の教えに背くことになる。そこで彼ら（あるいはブッダ自身）が着目したのが、ウパニシャッド哲学においてブラフマンとアートマンという概念が成立する以前のヴェーダ神話における最初の部分、すなわち宇宙は、［非有非無の混沌→意（manas：思考）→意欲］という順序で展開するという宇宙生成説であった。

ゴンブリッチの学説は、「無明 avidyā」という語の語源に関するジョアンナ・ジュレヴィッチの論文[110]を基にしている。それによると、「avidyā」の動詞語幹「vid」は、主に「知る」ことを意味するが、それにはもう一つの意味があって、それは「見出す、得る」という意味である。その受身現在形である「vidyate」は、「知られる」という意味と、フランス語の「se trouve」と同じように「〜がある」、すなわち「存在する」という意味の両方を有する。したがって、否定辞の「a」をつけた「avidyā」という語は、「無知」という意味と共に「非存在」、すなわち「非有」という意味も有するのである。『リグ・ヴェーダ』の『ブラフマナス・パティの歌』では「神々の最初の世において、有は非有より生じたり」と歌われ、初期ウパニシャッドの『タイティーリーヤ』では、「太初には非有のみがあった。それから有が生じた」と述べられている[81]。ヴェーダの宇宙創成神話、特に『宇宙開闢の歌』では、宇宙の始まりは「非有非無」であったとされている。ヴェーダの詩人たちにとっては、「知る」ことがすなわち「存在する」ことであったから、「非有非無」とは、意識が存在しない時点においては存在そのものを知ることができないことを意味する。つまり「無明 avidyā」という語は、ヴェーダ的な宇宙生成論・存在論と意識の根源に関わる認識論・意識論の両方を含意していたのである。

『宇宙開闢の歌』は、「愛 kāma」が開展の基本原理であるとする思想である。[78] 創造のプロセスを開始させたという意味において、「kāma」は「形成力 formation」とも訳されるが、ゴンブリッチはそれが「心の最初の種 the first seed of mind」であるという意味において、「意欲 volition」・「衝動 impulse」と理解すべきであると述べている。[90] 岩波仏教辞典[99]でも、「行」は「意識を生じる意志作用」とされている。つまり、十二支縁起における最初の三支の［無明→行→識］という連関は、ヴェーダ宇宙生成論における［非有非無の混沌→意→意欲］という連関を下敷きにして、ブッダ（あるいはその直近の弟子たち）が構想したものである、ということがゴンブリッチの学説の趣旨である。以下、このようなゴンブリッチの学説について、著者なりに想像を巡らしてみたい。

前章で述べたように、リグ・ヴェーダから初期ウパニシャッドにかけては、「太初には非有のみがあった。それから有が生じた」とする考えが支配的であった。[81] ここで「非有 avidyā」とはまったくの非存在・虚無を表すのではない。天則（リタ）に従って秩序ある宇宙を構成している存在である「有」に対するものが「非存在」、すなわち「非有」であって、それは秩序付けられた存在様式を持たない、無限定な、混沌としたものを意味した。[81] 中期ウパニシャッドの哲人・ウッダーラカは、「有は無から生じた」をという考えを否定して、太初においてこの宇宙は有のみであったとする「有の哲学」を説いた。[80][81] それはバラモン教の正統説として定着したものであるから、当然、ブッダが取る所ではなかった。ヴェーダの宇宙生成説においてブッダが着目したのは、ウッダーラカの「有の哲学」ではなくて、それに先行するところの、「非有」から「有」が生じるとする宇宙開闢説であった。そもそもこのヴェーダの宇宙生成論自体が、意識の発生という心的プロセスを宇宙創成のプロセスに投影したものである。したがって、既に出来上がっていた十一支に「無明」を付け加えることは、その逆変換、すなわち意識の生成プロセスを、宇宙（マクロコスモス）から人間（ミクロコスモス）へと引き戻すことであった。

誰もが知っているヴェーダ神話を説教の最初に置くことにより、ほとんどがバラモン教徒である聴衆の心理的抵抗を和らげ、その興味を惹き付けることができる。それから後の論理の展開によって生死輪廻が明快に説明されるが、そこで聴衆は、アートマンという実体（つまり魂）を措定すること無しに自らの生死輪廻を理解することができることに気付くのである。それはまるで手品のようなやり方であるが、それがまさに、ブッダが言うところの「方便 skill in means」にほかならない。それはバラモン教の中心教義である「アートマン」を否定する「無我 anātman」という革新的な考えを、聴衆に心理的な抵抗なしに受け入れさせる上で、極めて有効な戦略であったに違いない。さらに、古ヴェーダの宇宙生成説への回帰は、バラモン教の煩瑣な形而上学に飽き飽きしていた聴衆の目には、極めて清新な思想として映ったであろう。ルソーやニーチェの例を引くまでもなく、ある文化の変革期において、その民族の根源的精神に戻ろうとする思想は、常に大衆の心に強く訴えるものを持っている。しかもそこには、十二支縁起を現代思想と結び付ける重要な鍵が秘められているのである。

その鍵とは、十二支縁起の起点である「無明」が「非有・カオス」に対応するということである。「カオス」と言うと我々はすぐに難解な複雑系理論を連想するのであるが、それは実のところ、古代人が自然現象の内に見出していたものである。金子邦彦氏と津田一郎氏は、共著『複雑系のカオス的シナリオ』(17)において、次のように述べられている。

「カオスは我々の身の回りにいくらでも存在している。このようなありふれたものならば、古くから人類はカオスを発見し、その概念を明確にしていたのではないかと想像したくなる。実際、多くの神話ではカオスは天地の未分化な状態（すべてが混合している状態）で天地創造のエネルギー体のようなものとして描かれている。さらには、いくつかの古典においては現代的な意味でのカオスに非常に近い意味でカオス概念が使われている。古代ギリシャや中国、さらには日本においても、人びとはカオスを直感していたのである」。

両氏が言われるようなカオスに対する直感は、インド・アーリア人古来の拝火思想や古ヴェーダの宇宙生成説に胚胎するものであり、ブッダはそれを「火」のメタファーを用いて表現したのである。そもそも「カオス」を意味する「混沌」という語は、老子の「無」の哲学を引き継ぎ発展させた荘子の言葉である。「無明」が「非存在」すなわち「カオス」であるとすれば、〔無明→行〕の二支は、「カオスからの秩序の生成」という原初の自然認識を象徴する。「生成」を思考の根底に置く古代インド人の（また古代東洋人の）精神的傾向は、龍樹の「空」の思想にも反映されている。中村元氏は『龍樹』(9)において、「このように空といい無自性といっても、ともに〈縁起〉を意味しているのであるから、空観はしばしば誤解されるようにあらゆる事象を否定したり、空虚なものであると見なして無視するものではなくて、実はあらゆる事象を建設し成立させるものである」、と述べられている。

「行」は、それが「意：カーマ」であることによって、人間の「業」を形成する原動力となる。つまり「行」とは、原初的な（換言すれば過去の経験、すなわち業によって意識下に蓄積された）欲望あるいは志向性であり、それが欲求や志向として「識」（意識）に上る。「行」は、渇愛を生み出す原動力―心的機構―であるのみならず、それが生み出す渇愛そのものをも意味する。「渇愛」は、貪・瞋・癡の三毒に代表される煩悩を生じさせ、それが全ての苦を生み出す。このように、「無明↓行」という宇宙原理こそが、人間存在が苦であることの根源的原因なのであるが、そのことを「知らずに avidyā」、唯々、もがき苦しんでいるのが人間である。このように、古ヴェーダの宇宙生成論を含意する「無明」という語を冒頭に置くことによって、十二支縁起は、宇宙と意識の始原のみならず人間の苦の原因をも一挙に説明することができるような、広汎にして深遠なる教義へと変貌したのである。

ゴンブリッチは、五蘊とは「プロセス」であるとしたが、心が脳から生れることは何人も否定し得ない以上、それは脳のプロセス以外の何ものでもあり得ない。すなわち十二支縁起とは、ヒト脳の特性に根ざした意識の働きである。この生物学的見地において、「無明↓行↓識」の三支は、夫々、「爬虫類脳↓旧哺乳類悩↓新哺乳類脳」というヒト（新哺乳類）脳の発生学的な構造と、それらが有する基本的機能によく対応する。その各層は、一方向的な直線的因果関係ではなく、循環的因果関係によって結ばれている。この複雑生命有機体の活動を開始させ、それを維持する原動力が「行」すなわち「志向性」であり、フリーマン理論によれば、それは海馬におけるニューロン活動のカオスに淵源する。つまり、十二支縁起における「無明↓行」の二支は、志向性の孤における「カオス↓志向性」というプロセスと一致するのである。

以上に述べたところから、「無明」という語が、「無知」という伝統的な意味に加えて、「非有」すなわち万物を生み出す「混沌・カオス」という意味を有しているという考えには十分な信憑性があると考えられる。この新たな解釈によって、「無明↓行↓識」の三支は、アビダルマ以来の伝統的解釈の桎梏から解き放たれ、ヴェーダ↓ウパニシャッド↓ブッダという古代インド思想の歴史を包含する深重広大なる意味を獲得する。つまり十二支縁起は、認識論あるいは心理学であるにとどまらず、人類の起源にまで遡る存在論としての意義を有するのである。さらに、「無明」が「カオス」に対応するということは、そのことを足がかりとして十二支縁起と志向性の弧の対応について検討することが可能であることを意味する。

3　五蘊・十二支縁起と志向性の弧の重ね合わせ

志向性の弧と五蘊・十二支縁起の対応を検討するにあたっては、その双方において構成要素間の相互作用が円環的に繰り返し進行するものであること、またそのループが、前者では自己（身体）の内部と外部に分かれているが、後者では内部ループしか想定していないことを念頭に置く必要がある。唯識の認識論・意識論において、知覚とは、アーラヤ識の種子によって心の内部に存在している「名色」を認識することに他ならない。そのことは、「識」の内部に既に存在する「名色」を、六根が感覚する関係（点線で示す）として表される。したがって「名色」に対する「取」も内部ループにおける出来事であると説明される。しかし唯識は、外部世界の存在を「器世間」として一応認めている以上、外部ループの存在を全く否定しているわけではなく、むしろそれを一応認めた上で内部ループに取り込んでしまおうという考え方である。こうして五蘊と十二支縁起の各支、さらに唯識における五位百法・遍行の触・作意・受・想・思の各心所（後述）を、志向性の弧の各ループに順次重ね合わせていった結果を図5に示す。

フリーマン理論によれば、対象物からの物理的刺激によって発生したパルス系列の神経回路における処理は、物理記号システム仮説におけるように受動的なものではない。海馬を中心とする大脳辺縁系から発現する志向性は、身体の状態および身体に埋め込まれた進化の歴史と経験の全てを反映しながら、全ての知覚・認知・経験・行動を生み出す。海馬におけるカオス・ダイナミクスが「無明」に対応し、そこから発出する志向性が「行」、すなわち、「身体化された縁起 embodied conditioning」に対応する。志向性の孤においても、十二支縁起においても、意識下の脳活動である「行＝志向性」（エフェレンス）が、知覚と行動に先行する。知覚を発生させ

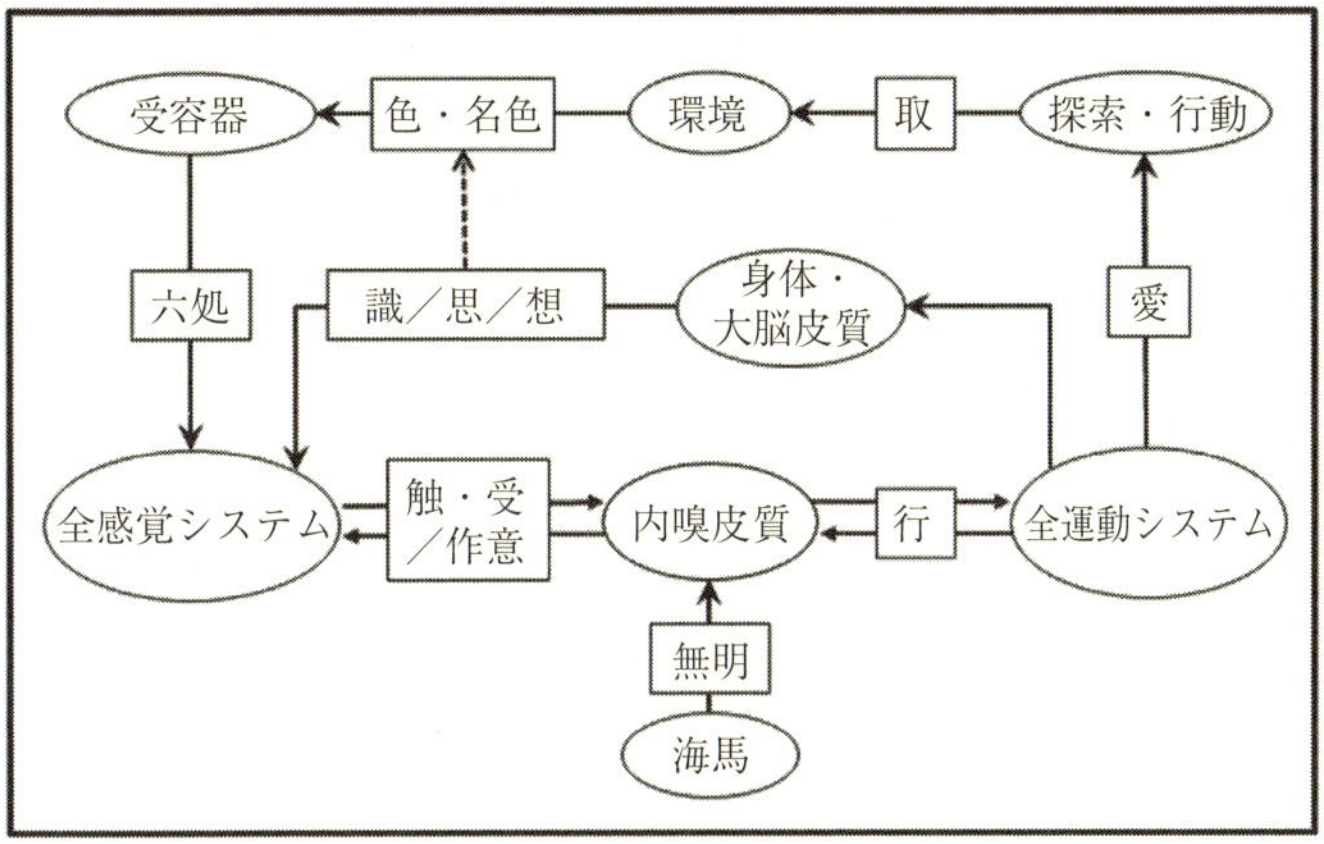

図５　志向性の弧と五蘊・十二支の重なり合い

るのが「作意」であり、それはフリーマン理論における「プリアフェレンス」に対応する。感覚システムが生み出した様々な様式（モダリティ）の知覚を総合する働きである「統覚」が「想」に対応する。「触」は、根（感官）・境（対象）・識（認識主体）の和合（三事和合という）によって成立するが、それはフリーマン理論における「同化」の概念と合致する。

内嗅皮質へのコンバージェンスによって統合され、海馬において時空間の内部に定位された知覚情報は、大脳皮質の広汎な領域に投射され、そこで処理された情報が再び内嗅皮質・大脳辺縁系へとフィードバックされる。このサイクルが繰り返されることによって大域的アトラクターが生じるのであるが、このプロセスがすなわち「識」である。この「識」は、運動システムと感覚システムを循環することによって次第に形を整えて具体的な行動の目標とプランを形成し、それが実際の探索行動として発現する。唯識は、「識」の形成に関わるメカニズムを、五位百法における心王・心所の縦・横の自由な相応関係として捉えたが、それはカオス・ダイナミクスの原初的・観念的な表現として理解することができる。「受」によって触発される情動（特に快・不快の感情）によって志向性がある特定の目標に強く向けられることが「愛」および「思」であり、その固着が「取」である。この「渇愛縁起」に関しては、第4章において、パンクセップの情動神経科学と五位百法を比較しながら考察する。「有」とは、志向性の弧、あるいは五蘊・十二支縁起のこのような回転が、絶え間ない志向性・無明の働きによって生み出されるそのあり方であり、そこから生命の持続である「生」、またその一時的、あるいは恒久的な終焉である「老・死」が生じる。第十一・十二支の「生」と「死」は、瞬間瞬間における縁起されたものの生成と止滅、すなわち「生死saṃsāra」の止まることのない無常の流れを象徴するとともに、その内にある対象・志向・人・時などの生滅が、縁起に依らなければならないことを意味している。換言すれば、人間の一生は、十二支縁起あるいは志向性の孤を基本的構成要素とするフラクタルな構造を持つものとして理解することができるのである。

後に改めて述べるが、唯識における五位百法のうち、「(五) 遍行」として分類される触・作意（注意）・受・想・思（意志）の各心所は、志向性の弧の、主に知覚・認知面の働きを表している。この五種類の遍行が心王という意識階層の全てのレベルにわたって常に回転し続けることによって、個別的な、様々な心の働き（ダルマ）が生じるという唯識の考えは、志向性の弧が現象的な心である大域的アトラクターを生み出すとするフリーマン理論と合致する。つまり「遍行」の心所とは、「志向性の孤」にほかならない。「識」は単に環境への働きかけを行うだけではなく、抽象的な表象・概念をも形成する。こうして形成された諸表象・諸概念は、それぞれが一つの大域的アトラクターとして成立したものであり、脳内に次々に記憶（同化）されて、アトラクターの集合が形成する「アトラクター・ランドスケープ attractor landscape」を更新していく。それは成立当初においては全く主観的なものであり、現実と乖離した単なる想像・幻想であることも稀ではない。しかし志向性の弧は、識と身体を介する内部的なサイクルと、行動と環境（外部対象）を介する外部的なサイクルという二重構造を有し、そのことが企図された結果と実際の結果との比較を可能ならしめる。こうして有機体は、仮説と検証を繰り返しながら、己が欲する目標の達成へと進んでいく。十二支縁起自体には、志向性の孤におけるような外部サイクルによる検証のプロセスが含まれていないが、ブッダの「如実知見 yathā-bhūta」という言葉が、それを補う意味合いを有している。

このように、志向性の弧と五蘊・十二支縁起との重なり合いが示されたのであるが、それらが本質的にも類似していると言うためには、各要素を結ぶ関係のあり方もまた類似しているのでなければならない。志向性の弧のすべてのプロセスは、複雑有機体におけるミクロ・メゾ・マクロスコピックなレベル間のカオス的・循環的因果性で結ばれており、そのことをフリーマンは「関係性 relationality」という言葉で表現している。一方、五蘊と十二支縁起の各構成要素を結ぶ関係とは縁起（因縁）であり、それは「〜が故に because」という語で表現される関係である。さらに、五位百法における心王・心所が、縦・横に自由な相応関係を有する（後述）ということは、階層構造を有する複雑系における要素間の循環的因果関係を含意している。つまり五蘊・十二支縁起は、少なくとも観念的には、志向性の弧と同様に「循環的因果性＝関係性」を基本原理として構築された複雑系のモデルとして理解することができる。

ブッダは、五蘊・十二支縁起についての考察から諸行無常・諸法無我という世界観・人間観に到達したのであるが、志向性の弧は、果たしてそれと共通する世界観・人間観を含意しているのであろうか？　古典物理学的世界観において、脳とその全ての構成要素は「物」、即ち「実体」と見なされてきた。脳のメカニズムとは実体間の相互作用を意味し、したがってそれから生み出される心も、例えば物理記号仮説におけるニューロン発射の系列というような決定論的プロセスとして考えられてきた。この見地における心は、常・一・我という特性を有し（ノイズ・ランダムネス・故障等を除いて）、また有さなければならない。このような考え方は、アビダルマにおける「法有」の観念に似ているが、それが大乗仏教における「法空」の観念と一致しないことは明らかである。コンピュータにとって無常・無我は、無関係というよりはむしろ破壊的な概念である。フリーマン理論が描く心は、それとは全く異なるものである。

フリーマン理論において、心とは志向性の弧が生み出す大域的アトラクターである。それは、あるニューロン集団の集団的活動（mass action）の位相空間における位置の軌道上に生成されるから、決して重なり合うことがない。志向性の弧の各プロセスは、常に内外の変動要因に曝されているので、厳密な意味での再現性を有していない。さらに、そこにおけるループとは、個々のニューロン発射が伝達される径路ではなくて、脳という複雑有機体におけるニューロン集団のカオス的・非決定論的な相互作用である。これらのループが生み出す大域的アトラクターは、その生成に関与する全ての構成要素が、直線的な因果関係ではなく、循環的因果関係によって創り出す流動的なパターンである。無数の大域的アトラクターの内のあるものが、ある程度の類似性を有していることにより、一群としてまとめられることは有り得るが、その群の内のどの一つも、他と全く同じではない。したがって、大域的アトラクターである心は、常・一・我という特性を有する実体的なものではありえない。換言すれば、志向性の弧が作り上げる「心」は、まさに無常・無我なのである。

このように、五蘊・十二支縁起と志向性の弧は、それらの土台を成す宇宙観、それらの構成要素のはたらき、構成要素間の関係、さらにそれらが含意する世界観という全ての面においてよく重なり合うことが確かめられた。したがって、次に為すべきことは、このような解釈がブッダ没後に発展した仏教教義にも当てはめることが出来るか否かを検証することである。並川氏は上掲書(92)において、「仏教は、ゴータマ・ブッダの捉えた原初的な縁起の考え方を歴史的展開の中で整備し、仏教の中心的思想として構築していったのである。縁起思想は、その歴史的展開の過程において、教理化と体系化が進み、改変を繰り返しながら他の宗教に類を見ない独自の思想として確立され、仏教の根本思想と言われるまでになったのであろう」、と述べられている。ブッダの教えは、アビダルマにおける「法」の概念の追求や龍樹の空の思想を経て唯識思想において完成し、それは現在においても仏教の基礎学問として広く学ばれている[99]。したがって、唯識こそが現代思想と比較すべき相手であるということになるが、その前に整理しておかなければならない問題がいくつか残っている。

［無明→行］の二支が何を意味するかは、日本においては、「空」や「無」の概念と絡んで盛んに哲学的考察が行われてきた問題である。本節で提示した新解釈は、日本仏教における伝統的解釈のみならず、特に京都学派における「絶対無」の哲学的観念と比較して吟味することが必要と思われる。さらに著者は、「五蘊」を「プロセス」と見なすことにより、「法」を「大域的アトラクター」と同じものと考えたのであるが、その考えはどれほどの妥当性を有するのであろうか？　これらの問題について検討することを、次の二節の課題とする。

D　「無明」と「絶対無」

中国・日本の仏教徒は、ブッダの教説とヴェーダ・ウパニシャッド哲学との密接な関係を知る由もなかったのであるから、「無明」を「無知」としてのみ解釈してきたことに何の不思議もない。しかし、「無明」についての伝統的解釈を否定することがゴンブリッチの真意ではない。彼が強調しているのは、その語の両義性を知ることによって、ブッダ（およびその弟子たち）の思想に新たな拡がりと豊かさを発見することができるということである。［無明→行→識］という三支の連関には、宇宙開闢に関する存在論と、意識の成立に関する認識論の両者が含まれている。そのことを知ることが、十二支縁起を合理的に、しかもより深く理解することを可能ならしめるのである。

仏教思想における存在論と認識論（意識論）の重なり合いは、井筒俊彦氏が『東洋哲学覚書　意識の形而上学――「大乗起信論」の哲学』[111]において、夙に指摘されているところである。

「存在論的立場からの考察では、A領域は、当然、いまも言ったように、存在の絶対無分節態であり、存在の非顕現態だった。すなわち、いわゆる存在のゼロ・ポイントである。しかるに、いま、〈心〉概念を導入して、〈真如〉に代わる指標概念とし、テクスト分析の視座を意識論に移すとともに、A領域は意識の絶対無分節態となり、意識の非顕現態となる。つまり、この立場では、『起信論』は、考察の焦点を存在から意識に移して、存在の代わりに、今度は意識をその無的極限まで追求して行き、意識のゼロ・ポイントから改めて分析を開始するのだ。即ち、存在論の立場においては存在〈＝有〉の絶対無分節態〈＝存在的「無」〉であったものが、意識論的には、その背後に、それを〈無〉の原初的境位に把持する寂然不動の意識を想定せざるを得ないことになるのであって、これが、いわゆる意識のゼロ・ポイントにほかならない。〈無〉意識！〈無〉の意識……」。

前文における「無分節態」及び「意識のゼロ・ポイント」という語は、それが自然界の何らかの現象を意味する限り、「秩序を生じる以前のカオス」、あるいはヴェーダ宇宙生成論における「非有非無」と理解するしかない。したがって、これらの形而上学的概念は、意識と存在の始原としての「カオス」を意味すると考えるべきであろう。「存在論と意識論とは、結局、全く同じ事態を二つの違う視点から考察するだけのことにすぎない」という井筒氏のお考えは、十二支縁起の第一支である「無明」が、「非存在」と「無知」という両義性を有するとしたジュレヴィッチの語源学的解釈と共鳴し合う。『大乗起信論』が井筒氏[99]のような解釈を可能ならしめた理由は、龍樹の「空」の観念が、中国では老荘的な「無」として理解されたことにあると考えられる。古代中国と古ヴェーダにおける宇宙生成説は、天地の始原を「非有＝無＝混沌」であるとする人類最古の自然観である点において共通している。それ故に、『大乗起信論』がブッダの真意をアビダルマよりも正しく反映しているという、ある意味で皮肉な結果が生じたのではないだろうか？

しかし、先に引用した横山紘一氏の言葉[100]が示すように、「無明」という語が何を意味するのかは、漢訳仏典しか知らない後世の中国や日本の仏教者たちを大いに困惑させた問題であった。中国・日本の仏教者たちは、ゴンブリッチが最近になって発見した十二支縁起の成立の経緯を知る由もなかった。したがって彼らは、「無明↓行↓識」の順観および逆観の理解に大いに悩んだ挙句、「識」が有るのでも無いのでもないような境地を「覚り」とし、それを神秘化するようになった（三界思想における「無色界」の最高の覚りの境地は、「非想非非想処」と呼ばれる）。つまり原始仏教における「無明」という語は、龍樹の「空」を経て、中国において老荘的な「無」となり、それが『大乗起信論』における「真如」を介して、井筒氏が言われるような「存在の絶対無分節態」として理解されるに至ったのである。この間の経緯を、井筒氏は上掲書[111]において明快に述べておられる。

「『起信論』の立場からすると、「真如」は、第一義的には、無限宇宙に充溢する存在エネルギー、存在発現力、の無分割・不可分の全一態であって、本源的には絶対の「無」であり「空」（非顕現）である。しかし、また逆に、「真如」以外には、世に一物も存在しない。「真如」は、およそ存在する事々物々、一切の事物の本性であって、乱動し流動して瞬時も止まらぬ経験的存在者の全てがそのまま現象顕現する次元での「真如」でもあるのである。この意味で、「真如」は先ず存在論的に双面的である。一方において、それは無的・「空」的な絶対的非顕現、他方においては、「有」的・現象的自己顕現。このように双面的・背反的であるからこそ「真如」は「真如」なのであって、もしそうでなければ、存在エネルギーの全一態としての真実在とか、そのエネルギーの全顕現的奔出とかいうことは考え得られないであろう。一見、「真如」と正反対の、いわゆる「無明」(＝妄念)的事態も、存在論的には「真如」そのものにほかならないのだ」。

ここで井筒氏は、現代科学における「カオス」の概念を、形而上学的な言葉を用いて見事に表現されている。ここで氏が言われる「存在の絶対無分節態」という概念は、日本の仏教研究者や哲学者が、「絶対無 absolute nothingness」と呼ぶものと通底している。この「絶対無」とは、鈴木大拙や、西田幾多郎を始めとする京都学派の哲学者・仏教者によって、仏教の哲学的・宗教的核心を成す概念とされているものであるが、それについて著者は、西田幾多郎[112]、西谷啓治[113]、竹村牧男[114]、永井均[115]氏らの著作を精読したものの、結局よく理解し得ないままに終わった。例えば永井氏は、絶対無について、「無にしてすべての有を包んでいる場所である筈の意識が、さらに包まれてある場所があるだろうか。もしあるとすれば、それは〈絶対無の場所〉であるであろう」[115]、と述べられているが、著者の素朴な感覚では、このような形而上学的思考は単なる言葉遊びに過ぎないとしか思われない。「場所 topos」という概念を、科学的自然観を無視して形而上学的に考えれば、そのような議論も成立するのかもしれないが、ここで著者の心をよぎるのは、京都学派の創始者である西田幾多郎自身が、意識また心と脳の関係についてどのような考えを抱いていたのか、という疑問である。彼の絶筆となった論文「場所的論理と宗教的世界観」[112]においては、意識と生命が次のように説明されている。

「我々の自己が意識的に働くと言うのは、我々の自己が世界の一表現点として、世界を自己に表現することによって世界を形成することである。世界を自己において表現するということは、世界が自己において主観化せられることでなければならない。何処までも客観的として自己に対立する世界が、自己において記号化せられ、記号的に把握せられるということでなければならない。而して斯くいうことは、世界が我々の自己において自己自身を表現することであり、我々の自己を自己形成点として、自己否定即肯定的に自己を時間面化することである。我々の自己が、かかる一つの時間面的空間的世界として、矛盾的自己同一的に自己自身を形成する。これが我々の意識作用である」。

「私は私の生命論において、我々の生命の世界というのは、絶対現在の自己限定として、自己自身の中に自己を表現し、時間的空間的に作られたものから作るものへと何処までも自己自身を形成し行くところに成立するといった。我々の生命は絶対現在の自己限定として成立するのである。空間面的自己限定に即して何処までも生物的であるが、逆に何処までも時間面的自己限定的に、表現的自己形成的に、意識的である。精神的である」。

このような西田氏の意識論と世界観は、何ら神秘的なものではなく、むしろ本書でこれまで述べてきたフリーマン理論と共鳴するところを有すると思われる。上掲書巻末の[112]「解説」において、上田閑照氏は、次のように述べておられる。

「即ち西田は、世界をなす全運動の論理的分析（それが世界の論理的自覚としての哲学の遂行）という仕方で、実践も芸術も学も宗教も含めて人間の全営みとそしてその場所である世界の重層的な構造と立体的な運動とを究明しつつ、或る包括的な理論を探究していたのである。そのような理論として西田が提案したのが場所的論理にほかならない。その根本定式が矛盾的自己同一である。逆にいえば、矛盾的自己同一と定式される場所的論理は西田自身にとっては、例えば物理の世界をも宗教の事実をもそれぞれに、そして同時に両者を通じて〈説明〉し得るようなものとしてはじめて歴史的実在の世界の論理であり得るのである。そのような趣旨は西田が簡明に例えば〈私の場所の論理を媒介として仏教思想と科学的近代精神との結合ということは私の最も念願するところであり最終の目的とする所でございます〉と言うときにもよくあらわれているであろう」。

ここに示されているような西田の意識論、また彼の哲学が志向する方向は、著者にもよく理解できるものである。西田が念願するところの「仏教思想と科学的近代精神との結合」は、まさに本書の企図と一致する。しかしその結合を実現するための「場所・トポス」とは、「場所的論理」とか「矛盾的自己同一」というような〈内容がよく分からない〉哲学的・形而上学的観念ではなく、複雑系として捉えられた脳の働きであるとするのが、著者の立場である。そうすることは、旧来の哲学的・形而上学的思考よりもよほど分かりやすい上に、様々な角度からの批判・反駁（refutation）を可能ならしめる。つまり、それは開かれた科学的仮説であって、閉じた形而上学ではない。ここで思い出されるのが、井筒俊彦氏の名著『意識と本質――精神的東洋を索めて』(116)における、次の一節である。

「意識をもし表層意識だけに限って考えるなら、意識とは事物事象の〈本質〉を、言葉の意味機能の指示に従いながら把捉するところに生起する内的状態であるといわなければなるまい。表層意識の根本的構造を規定するものとしての志向性には、〈本質〉の無反省的あるいは前反省的――ほとんど本能的といえるかもしれない――把握が常に先行する。この先行が無ければ、〈……の意識〉としての意識は成立し得ないのである」。

井筒氏は上掲書において、フリーマンと同様にメルロ＝ポンティの言葉を度々引用されている。特に、「意識の根本的構造を規定するものとしての志向性には、〈本質〉の無反省的あるいは前反省的――ほとんど本能的といえるかもしれない——把握が常に先行する」という氏の言葉は、志向性の孤における「プリアフェレンス」と「エフェレンス」の働きと合致する。しかし井筒氏は、脳という基体、あるいは自然との対応を考慮していないために、脳が果たしている役割を、「原初的〈本質〉把握」・「絶対無分節の〈存在〉」・「真空妙有」などの形而上学的な言葉によってしか表現し得なかった。そのことが氏の文章に一種独特な熱気を与えていることは確かであるが、それは著者の目にはむしろ文学的・情念的なものとして映じる。それは、メルロ＝ポンティの哲学（知覚論）が、当時としては最高水準の脳科学についての知識に立脚していることとは大いに異なる点である。井筒氏のこれらの観念は、西田哲学における「場所的論理」・「絶対無」の概念と重なり合っているが、それらは結局のところ、空虚な「無の場所」か、あるいはべったりとした「有の場所」を指示するものでしかない。後に述べるように、上田閑照氏はそれを「空回転」としてダイナミックに捉えておられるが、それすらも著者の目にはあまりに抽象的・観念的な発想としてしか映じない。これらの語が指示する「場所」の具体的内容を示すのが、フリーマン理論なのである。先に述べたように、「無明→行」の二支を「混沌からの秩序の生成」と理解することは、ブッダの教えである仏教思想から、形而上学的・神秘的な思弁を一掃することに繋がると思われる。

E　批判仏教

著者は、五蘊と法が夫々、現代用語におけるプロセスと大域的アトラクターに対応することを前提として考察を進め、五蘊・十二支縁起が脳の志向性の孤の働きと合致するという結論に至った。本節では、このような著者の考えを、袴谷憲昭氏の『本覚思想批判』[6]および『批判仏教』[117]、また松本史朗氏の『縁起と空』[118]と対照しながら吟味する。袴谷・松本両氏が上掲書で展開されている主張は、一言で言えば、日本の仏教諸派はブッダが説いたものとは異なる「法」の概念に基づいた「如来蔵思想」（本覚思想）を核心としているから真の仏教ではない、ということである。著者が仏教思想の代表として取り上げる唯識教義は、如来蔵思想・仏性思想と深く結び付いている。したがって、もし両氏のお考えが正しいとすれば、著者は真の仏教ではないものを考察の対象とすることになってしまう。日本仏教が真の仏教であるか否かは、著者如き門外漢の容喙を許す問題ではないので棚上げにするとして、ここで著者が取り上げたいのは、両氏の議論の中心を成す、「ブッダが説かれた法の概念」とは何か、という問題である。それは非常に重要で難しい問題であるから、核心に入る前に、著者がこの問題をどのような視点において捉えようとしているのかについて先ず説明する。

1 「法」の概念の歴史的変遷：アビダルマから中観派へ

ブッダ没後、「法」の概念は学僧たちによる際限のない形而上学的思考のターゲットとなったが、そこに始まった論争は現在に至るまで絶えることなく続けられている。アビダルマ（部派仏教、特に説一切有部）から中観派に至るまでの法の解釈の変遷については、中村元氏が『龍樹』(9)において明解に解説されている。それは既に確立された歴史的解釈であると思われるので、これからの考察のために、原文を以下に引用させていただく。

「説一切有部の時代、十二支縁起は〈三世両重の縁起〉という通俗的解釈に従って理解されるようになったため、縁起説は法の体系を基礎付けるという本来の意義を失ってしまった。その代わり有部は、法を〈有り〉と見なすことによって基礎付けた。ブッダの〈諸行無常〉という教えと明らかに矛盾するにもかかわらず、有部が法の〈有る〉ことを主張した根拠は、法の定義についての彼らの解釈にある。

法とは自然的存在を可能ならしめているありかたであり、存在をその存在たらしめる元のものである。詳しく言えば〈……であるありかた〉である。例えば〈受〉とは〈感受されてあること一般〉である。個々の花、木などの自然的事物は法ではないが、その〈ありかた〉としての、例えば〈感受されてあること〉は法である、とされる。さて、その個々の存在は絶えず変化し消滅するが、それの〈ありかた〉としての〈感受されてあること一般〉は変化しないと考えられる。すなわち法としての〈受〉はより高次の領域においては〈有る〉はずである。存在はつねに時間的に存するが、法は、（それ自身の本質《自相》を持つ）ものとしてより高次の領域において有るから、超時間的に妥当する。かくして法は有る、すなわち実在する、とされた。このような考え方は、初期仏教以来の無我説と折衷して〈人無我・法有〉という説となった。このなかの〈法有〉は法がそれ自身の本質をもって独立に存在する〈実体〉であることを示し、法の持つ固有の本質を〈自性　svabhāva〉と呼ぶ。こういうわけで〈法〉は〈もの〉であるとする解釈が成立するに至ったのであるが、この〈もの〉というのはけっして経験的な事物ではなくて、自然的存在を可能ならしめている〈ありかた〉としての〈もの〉である。有部は決して自然的存在としての〈もの〉の実在を主張したのではない。存在〈もの〉を有らしめる〈ありかた〉を〈もの〉とみて、すなわち〈もの〉の本質を実体と見なしたのである。有部は、縁起という特別な実体を考えることは無かったけれども、〈法〉という実体を考え、その実体が因果関係をなして生起することを縁起と名付けていたのである。こうして有部を中心とする部派仏教には法の体系が確立され、それは一種の仏教哲学として、現在にいたるまで熱心に学習されている。

中村氏の解説を要約すると、アビダルマの「法有」の考えは「多元実在論」、すなわちプラトンのイデア論のような「実体の存在論」である。彼らは、〈法〉と〈法〉との間に「直線的因果性」が存在すると考え、それを「縁起」とした。それに対して龍樹は、「法」の相依性に基づいてその実体性を否定し、諸法の関係からなる「縁起」を、複雑生命有機体における循環的因果性あるいは宇宙万物の「関係性 relationality」として理解した。つまり龍樹は、ブッダと同様に、「法」を火のような「プロセス」として捉えることによって、アビダルマの実体の存在論をブッダ本来の過程の存在論へと引き戻したのである。しかし龍樹の「空」の思想は、万物の相互依存性・関係性という抽象的概念であるために、個々のプロセスの具体的連関を、一様な全体性の中に埋没させてしまう危険性を孕んでいた。

　龍樹による縁起——無自性——空の論証をうけ、縁起の概念が「法」の空をも明らかにしているとする中観派の解釈は、〈法〉と〈我〉との空を、覚りを志向する実践主体との関わりにおいて論じる瑜伽行派の唯識説に引き継がれた。しかしこの頃から、仏教思想に大きな変化が生じた。『中論』の主張する縁起は、後世の中国における華厳宗の法界縁起の思想と非常に類似している。華厳宗は一切法が相即円融の関係にあることを主張し、有為法・無為法を通じて一切法が縁起していると説く。各部分は全体的連関の中における一部分にほかならないから、部分を通じて全体を見ることができる。したがって、一と一切とは別なものではない。極小において極大を認めることができる。極めて微小なるものの中に全宇宙の神秘を見出し得る。中村氏は、「実に『中論』の目指す目的は全体的連関の建設であった」と述べられている。このような華厳の世界観が、現代物理学の世界観と重なり合うことを指摘して、大きな世界的反響を巻き起こしたのが、F・カプラが著した『タオ自然学』[4]である。このような龍樹の「空の思想」が、中国・日本において、「法界《ほっかい》縁起」、「如来蔵思想」、「本覚思想」等へと変容していったのである。

2　如来蔵思想と本覚思想

「如来蔵 tathāgata-garba」という語の出典は、『如来蔵経』の「一切の衆生は如来（tathāgata）を胎（garba）に宿している」という句にある。「仏性 buddha-dhātu」と言う語はそれと同義であり、『涅槃経』の「一切衆生悉有仏性」の句に示されている。これは『如来蔵経』を受けて、衆生のうちなる如来・仏とは、煩悩に隠されて如来のはたらきはまだ現れていないが将来成長して如来となるべき胎児であり、如来の因（hetu）、かつ如来と同じ本性であるという意で「仏性」と名付けたものである。

如来蔵とアーラヤ識を初めて統合した『楞伽経』では、如来蔵とは衆生の「自性清浄心」であって、それが衆生に「菩提心」を起こさせ、修行して覚りを得させる原動力となるという。『勝曼経』では、如来蔵がなければ苦を厭い涅槃を願い求めることがない、すなわち、涅槃を志向する原動力は如来蔵にあり、如来蔵自体が利他の教えであると述べられている。このような如来蔵は、華厳宗において究極の縁起とされた。如来蔵は唯識が言うアーラヤ識と同一視されることがあるが、アーラヤ識は迷いの根源でもあり得るから、如来蔵とは裏腹の関係にあるという。高崎直道氏は、『如来蔵思想の形成』[119]において、如来蔵思想を総括して次のように述べておられる。

「全宇宙的な広がりを一元として把握するインド思想は、一面〈界 dhātu〉の哲学でもある。如来蔵思想は、インド思想のそのような特色を最もよく体現する説であり、哲学的には〈法〉界 一元論と呼んでよいであろう」。さらに高崎氏は、「仏教では最初期から心の役割を重視しており、初期経典では、心は制御し難く、あらゆる行動を惹き起すものであって、清らかな心で行えば浄らかな果報が、煩悩に汚れた心で行えば苦しみに満ちた果報が伴うと説いた（善因楽果・悪因苦果）。心の観察に打ち込んだ瑜伽師たちは、心がいかに現象世界を作り出してゆくかを説くようになり、この立場は、大乗菩薩の行を説く『十地経』において〈三界唯心〉として定式化された。唯心の思想は詳細な心の分析をともなう唯識説へと発展していったが、唯心の思想を〈自性清浄心〉や〈如来蔵〉の思想などと結び付けた者たちは、善悪いずれの方向にも転じる心ではなく、全ての衆生が備える浄らかで根源的な心を強調するようになっていった。中国では、そうした系統の仏教が六朝末から盛んになったが、その代表は〈真心〉を説いた地論宗・華厳宗であり、ダルマ以来の〈一心〉を強調した禅宗である」。

古代インドにおいて発生した如来蔵・仏性思想は、五－六世紀の中国で成立されたとされる『大乗起信論』において「本覚」思想へと統合され、以後の中国・日本の仏教における支配的思想となった。竹村牧男氏は、『大乗起信論』に示された「本覚」について次のように説明されている。[120] 先ず、衆生心（一心）は〈心真如門〉と〈心生滅門〉に分けられる。〈心生滅門〉においては、如来蔵と生滅心との和合を「アーラヤ識 ālaya-vijñāna」として、そこから迷いの世界の展開を説く。そのアーラヤ識の二面として〈覚〉と〈不覚〉を挙げ、〈覚〉をまた〈本覚〉と〈始覚〉に分ける。不覚から本覚に向かう過程が始覚であり、本覚は内在的な覚りであるとともに、目標としての覚りでもある。このように本覚は不覚もしくは始覚と対照される相対的な概念で、必ずしも中心に位置するものではない。

しかし、中国の華厳思想が『大乗起信論』を摂取し発展させるなかで、本覚は「根源的な主体としての心」を意味するようになった。この本覚思想は空海以来、日本天台宗において口伝法門の形をとって展開した。その大きな特徴は、俗世の人間存在のあり方や現象世界をそのまま絶対と見て肯定するところにある。大乗仏教では「煩悩即菩提・生死即涅槃」などと言われるが、それは仏の境地に至り、覚りに達したときに初めて言われることで、凡夫の状態や現象世界がそのままで肯定されるわけではない。ところが本覚思想では凡夫の状態や現象世界がそのまま変化することなしに絶対視されることになる。つまり、あるがままの現象世界をそのまま仏の覚りの世界と見るのであるから、極端になると凡夫は凡夫のままでよく、修行の必要もないとされる。

このような本覚思想は、その極端な現実肯定から後に堕落思想として厳しく批判されるが、その影響は中世以後の日本思想に極めて幅広く見られる。親鸞・道元・日蓮らは本覚思想を批判しつつも、その影響を強く受けているとされる。また本覚思想における、現象的事実を本質より高く評価する態度は、本地垂迹説において、本地である仏よりも日本の現実の中に垂迹した神を高く評価することになり、仏教から神道の自立を促すこととなった[121]。本覚思想は平安後期ころからつくられ、鎌倉時代末期ころに体系的な整理が進み、江戸時代に入って批判を受けて衰退したとされているが、中世以後の日本文化・思想の形成に大きな影響を及ぼした。

3　批判仏教

ブッダ入滅後すでに約二五〇〇年が過ぎ、その間に仏教は、インドではヒンドゥー教に押されて衰退したものの、中国・日本ではそれぞれの伝統的思想と混淆しながら土着化した。特に日本では仏教各派間の対立が極端に激化することもなく、儒・仏・道の三教は日本古来の神道をも巻き込みながら概ね平和的に共存し、日本における支配体制と社会構造に組み込まれながら、日本人の心にしっかりと根を下ろすこととなった。そのような宥和的精神の核心を成すのが、如来蔵・仏性思想に基づく華厳宗・天台宗（そこには禅宗も含まれる）の「本覚思想」である。ここで客観的・大局的に見るならば、このような日本における仏教の土着化は、古代インドにおいて原印欧語族の原始的・自然的宗教を受け継いだインド・アーリア人が、ヴェーダ・ウパニシャッドを発展させたことと軌を一にしている。長い年月の間、代々同じ土地で暮らし、せめぎ合いながらも内部的宥和を維持しながら暮らしてきた民族が、何らか統合的な、言葉では明確に表現できないようなものを含む独特な思想・文化・習慣・芸術を発展させることは、人類史上普遍的な現象である。フリーマン理論の言葉を借りて言うならば、それは個々人の脳内に胚胎する無数の大域的アトラクターが、ある限局された地域の人間集団においてぶつかり合うことによって、すべてを飲み込んでしまうような巨大なアトラクターへと成長することを意味する。そしてこの巨大なアトラクターは、個々人の心を支配し、そこから新たなエネルギーを吸収することによって、さらに成長を続ける。それは勿論、大域的アトラクターが人間の脳を飛び出して自律的に成長するということではない。大域的アトラクターはあくまで個人の脳に存在するものであるが、それが多くの人に共有されることにより、普遍的な思想として確立されるのである。

しかし、社会構造が人口の増加や他国との接触・紛争などによって大きく変化した場合、人々は既成のアトラクターに依存するだけでは、新たな状況の変化に適応することができなくなる。長い時間を掛けて発展し安定した巨大なアトラクターは、こうした内在的な要因によって自壊するのであるが、それがカオス理論で言うところの「カタストロフ」であり、また社会理論で言うところの「アノミー」である。このカタストロフは、過去のアトラクターの内在的矛盾を抉りだし、それに代わる新しくより包括的なアトラクターを提示するような、ある個人の天才的な着想と行動によって開始され、そうして新たなアトラクターが社会構造の変容を伴いつつ成長と発展を開始する。ブッダの思想の歴史的な意味はそのように概括することができるが、ブッダがブッダであり得たのは、彼が熾烈な批判精神と闘争心を有していたことに加えて、従来のものに取って代わり得るような、新しく、より普遍的で合理的な思考の枠組みを同時に提起し得たことによる。つまり、批判と創造が相伴っているのでなければ、何百～何千年と続いた思想・文化の伝統をひっくり返すことはできない。

さて、本覚思想を核心とする仏教の歴史的変遷と日本の社会構造・思想との関連については、中村元氏の『日本思想史』[121]や、『比較思想から見た仏教』[122]に詳しく述べられている。類書は無数に存在するが、その中でも、袴谷憲昭氏[6][117]や、松本史朗氏の著作[118]は、特に興味深いものである。袴谷氏は本覚思想を、「あらゆる現象（事）の背後にそれを支える唯一の根柢としての本覚（理）を自明の理として前提し、かかる全体性のうちへ一切を還帰せしむる考え方」と定義され、その中心に聖徳太子の十七条憲法に象徴される「和の精神」がある、とされている。そして、それがいかに日本人のものの見方・考え方において支配的であるかを、戦前・戦後における数多くの著名な日本知識人の言動・著作を俎上に並べ、片っ端から切り捌いていかれる。

袴谷氏らにやや先行して、山本七平氏は、『日本教の社会学』[123]や、『日本人とは何か』[124]において、「日本人のうちに無意識に染み込んでいる宗教」という意味を有する「日本教」という語を作られた。山本氏によれば、日本教とは神ではなく人間を中心とする和の思想である。日本人は自分が日本教徒であるという自覚を持っていないが、日本教という宗教が存在し、それは血肉として日本人自身も自覚しないほどになっているので、日本教徒の日本人を他の宗教に改宗させることが可能であると考えるのは「正気の沙汰ではない」という。袴谷氏らは、その「日本教」の正体が、日本仏教の「本覚思想」に他ならないと見て、その批判に全精力を傾注されているのである。

袴谷氏や山本氏らのこのような主張には、著者自身共感するところが多い。日本教は、自分を取り囲む環境が自分の思考・行動の自由を奪っているという以上に、自分が無意識のうちに自分自身を周囲の環境・空気に合わせようとすること、つまり自分が全体との調和を保ち、進んでその歯車の一つとなろうとする無意識的な傾向として、自分自身を支配している。日本の社会では、「一に人柄、二に人柄」であり、周囲と協調することが何よりも重要な美徳と見なされる。それが全体的宥和を維持するという意味において、現代の先進諸国に類例を見ない日本の強みとなっていることは事実であるが、個人の自由な発想を束縛するという大きな問題を抱えていることも事実である。集団内で自律的に形成された考えに同調できない人間は、「空気が読めない」

として疎外される。自分の意見を明確に主張し、理性的な討論によって問題に決着を付けようとする人間は嫌われる。「出る釘は打たれる」のであり、誰が「打つ」のかは問題ではない。ともかく対立を生じさせるのは、「悪い」ことなのである。いわゆる日本教・本覚思想がどれほど深く現代日本人の心に入り込んでいるかを数え上げればきりがない。

袴谷氏の上掲書によれば、日本の知性を代表すると思われている知識人のほとんどがこの病魔におかされている。そのような事実を、徹底的な論証と共に突き付けられた著者は、自分自身がそういう知識人らの著作になれ親しみ、自己形成してきただけに、頭をガツンと殴られるような大きなショックを受けた。それはブッダに「無我 anātman」の教理を示されたバラモン教徒が眼を白黒させたと同じようなことであろう。袴谷氏や松本氏の本覚思想批判には、それほどに鋭く、力強いものがある。さらに袴谷氏は、本覚思想は日本だけの特殊な現象ではなく、より普遍的・哲学的な問題に関連していることを指摘されている。それは「批判仏教」の理論的根拠、さらには法の概念にも関わる重要な問題であるので、次節において詳しく考察する。

4 「批判の哲学」対「場所の哲学」

袴谷憲昭氏のご所説の哲学的根拠は、上掲書[117]における「批判仏教序説」にまとめられている。氏は、「批判仏教」という言葉によって、「仏教は批判である」、あるいは「批判だけが仏教である」ことを主張せんとされているが、それは同時に、「批判ではない仏教」もあり得ることを意味している。「批判仏教」とは、ブッダの教説がインドの風土で発展した土着の思想・文化を「場所」とするバラモン教に対する全面的な批判であったことを踏まえた語である。そこで氏は、「批判仏教」に対して「場所仏教」という二者対峙的な命名法を考えられたのであるが、氏はそれを、西欧の思想史における「批判の哲学 critical philosophy」と「場所(トピカ

topica〉の哲学 topical philosophy」の対峙と重ね合わせて議論を展開されている。

西欧における「批判哲学」の代表者として、氏は、「哲学とは批判である」という強固な伝統を築きあげる基を成した人としてルネ・デカルト（一五九六–一六五〇）を挙げておられる。「場所の哲学」の代表者として氏が挙げるのが、「ちょうど論点の発見が、本性からして、その真理性の判断に先立つように、トピカ〈topica〉は教授において、クリティカ〈critica：批判〉に先立たねばならない」と述べたイタリアの歴史哲学者、ジャンバティスタ・ヴィーコ（一六六八–一七四四）である。つまりヴィーコにおいては、発見が〈論証 demonstratio〉に先行しなければならない。では発見と〈場所 topos〉との関係は何か。一旦最初に真理が発見されるや、科学というものは必ずや厳密な演繹の適用を受けるという過程を辿るが、ヴィーコは、演繹に先立つ発見の必要性を前提としていたために、哲学の本質が専ら理性に基づく演繹的過程にだけ求められるというような考えは承服できなかった。このようなデカルト対ヴィーコの対立は、その後の大陸観念論と英国経験論の対立の端緒を為し、後にカントによって統合されたものと著者は理解するが、袴谷氏は、「西欧において大切なことは、〈哲学〉と言えば、まず〈批判〉を指すという強固な伝統は微動だにもしなかったことにあったのではあるまいか」、また「ヴィーコがデカルト批判を打ち上げたのは明瞭に意識された上のことであったが、自ら〈批判〉や〈論証〉を貶めた彼に出来たことと言えば、〈哲学〉には〈批判の哲学〉ばかりではなくて〈場所の哲学〉も有るのだと開き直ることだけだったのである」、と述べられている。袴谷氏は、「本覚思想」を「場所の哲学」として位置付けられ、次のように解説されている。

「全てを包含する〈一なる本覚〉とは、無条件に前提とされるものである故に、動物以来の太古より人間が己の〈場所 topos〉としてそこに生まれそこに育って死んでいった固有の土着思想と無意識のうちに合体してしまったものを指す。その際、インドにおける土着思想とは、〈梵 brahman〉や〈我 ātman〉を根基とする所謂ウパニシャッドの哲学と言ってもよいが、仏教は、この空間的に不変な一なる「場所」を否定して時間的な〈縁起 pratītya samutpāda〉のみが真実だと主張したにほかならない。この仏教が外来宗教として中国に伝わったとき、それを換骨奪胎し、中国古来の老荘的土着思想を〈場所〉として急浮上した本覚思想は、当然のことながら仏教的な特質を微塵も示さず、仏教の〈縁起〉や〈因果〉を骨抜きにして、老荘由来の〈自然〉を温存し続けてきたのである」。

ここで示された袴谷憲昭氏の見解は、前節で述べた『大乗起信論』についての井筒俊彦氏の解釈と重なり合うが、老荘的「自然」の観念を否定的に捉えている点において全く異なる。ここで著者が自分の立場を明らかにしておくことが必要と思われる。著者は、自然科学者の端くれとしてフリーマンのような「不可知論者 agnostic」であり、袴谷氏が言われる「批判」をも含めて、すべての精神作用が脳という「場所・トポス」から生れると考える「場所論者」である。つまり著者は、生物学も進化論も脳科学もすべて含めて、既に「発見」されたことを基として、「批判」の意味を理解したいと思っている。一七世紀におけるヴィーコの「トピカ」は、修辞学やレトリックに過ぎなかったであろうが、それはまもなく「科学的方法論」へと変貌して、現代世界を形成する原動力となってきた。『Encyclopedia Britannica』、および『岩波思想・哲学事典』の解説によると、ヴィーコは人類学、民俗学、および実験的自然学の先駆者であり、「諸国民の世界は確かに人間たちによって作られたのであるから、それの諸原理は私たち人間の知性自体の諸様態の内に見出される筈である」という見通しのもとに著された『Scienza nuova 新しい学』は、オーギュスト・コントやカール・マルクスに大きな影響を与えたとされている。このようなヴィーコの思想が育んできた豊かさに対して、デカルト的世界観は何と不毛で窮屈なものであろうか。デカルト的二元論に基づく機械論的世界観は、そもそも心と身体を切り離すことにおいて仏教とは相容れないものである。したがって、袴谷氏がデカルトの哲学を「批判哲学」として称揚されることは、科学に対する哲学の擁護という観点においては理解し得るものの、その根本的世界観・人間観が仏教と明らかに対立することについてどう考えておられるのかを甚だ疑問に思うものである。

著者は、袴谷氏が言われる「場所の哲学」の視点においてブッダの教説を吟味した結果、それが人間の心の構造に対する深い洞察であり、フリーマンが脳科学的研究を通じて達成した「志向性の弧」の発見と本質的に合致する「発見」であることを知った。つまりブッダの教説は、ヴィーコが言うような、論証に先立つ発見であり、それは真の意味における「場所の哲学」であったと考えられる。既に述べたように、ブッダの教説は、ヴェーダ・ウパニシャッド哲学と無関係に生まれたものではなく、むしろその中から生まれながら、より広い「場所」と思考形式の新たな次元を切り開いたものである。アリストテレスが『形而上学』[67]で述べている、「（存在の現前に）驚異することによって人間は、今日でもそうであるが、あの最初の場合にもあのように、知恵を愛求し（哲学し）始めたのである」という言葉は、ブッダにも当てはまると著者は考える。

ブッダの教説は、その思考の「場所」をインドの伝統的思想から普遍的な「人間の心」へと拡大したという意味において、真の「場所の哲学」である。デカルトが全てを否定した後に「コギト」を見出したことも、ブッダにおけると同様な「発見」であった。袴谷氏が「場所の哲学」として批判されている対象は、その後の仏弟子たちによる、ブッダの「発見」を基にした「論証」の部分であり、彼らはブッダが見出した新たな「場所」において「論証」を繰り広げたのであるから、それは「場所の哲学」ではなく、むしろ「批判の哲学」に属するものである。袴谷氏が、現代日本の仏教を本覚思想として定義され、それを核心とする「日本教」の全体主義的・非合理主義的・神秘主義的・土着的（アニミズム）的・独善的・欺瞞的な傾向を糾弾されることに、著者はもろ手を挙げて賛成する。それがブッダの説いた仏教ではないとする氏のお考えにも同感である。しかしそれらは、ブッダの「発見」（後に述べる直観システムの産物）とは程遠い「批判の哲学」（後に述べる推論システムの産物）なのである。

袴谷氏が、如来蔵思想を基とする本覚思想を「場所の哲学」として批判されていることについても、著者は次のような疑問を有している。我々一般人が、如来蔵・仏性という言葉を聞いて先ず思い浮かべるのは、人間が生得的に慈悲心、即ち利他心を有する、とする思想である。一方、五蘊と十二因縁が意味しているのは、人間の心は構造的に煩悩から逃れることができないということである。教理的に言えば、第二支の「行」がそのまま「業」となるのであるから、そこに利他心が入り込む余地はない。そこで人間は、あがけばあがくほど底に向かって吸い込まれる蟻地獄に陥った存在として描かれている。したがって、万人が生得的な利他心を潜在的に有することを認める如来蔵・仏性思想が五蘊・十二支縁起とは異なる系統の思想であることは明白である。ブッダが慈悲心・利他心を強調したことに疑いの余地はない。しかし、五蘊・十二支縁起が示す無我・無常・縁起と、如来蔵・仏心が示す慈悲心（利他心）との間に、教義上のズレが存在することは確かである。この問題に関して、袴谷氏はどのように考えておられるのだろうか？

渡辺照宏氏は『日本の仏教』[1]において、「仏教は本来、人間自身に固有な能力、菩提心を成長させて理想体に赴かせることを目標とする。したがって、人間の自然の状態を否認するのではなく、むしろそれを土台にして向上を教えるのである。したがって人々の精神的基盤を根柢から破壊することなく、その基盤を高い理想の観点に切換えるという方式が選ばれる」と述べられ、また中村元氏は『大乗仏教の思想』[125]において、「大乗仏教においては、一切の生きとし生ける者に対する慈悲を強調する。大乗仏教徒は、完全な徳というものは、すべて慈悲に基づくものであるということを体得するにいたった」と述べられている。袴谷氏は、『本覚思想批判』[6]において、「批判者としての仏教が、（一）縁起、（二）利他、（三）言葉という三点を重んずる思想であるのに対して、否定対象としての〈本覚思想〉は、老荘であれ禅であれ、その三点を無視することでは共通した性格を示している」と述べられているから[6][117]、「慈悲・利他」が大乗仏教の本質的な側面であることは認めておられる。しかし袴谷氏の上掲書では、大乗仏教における「慈悲・利他」についての言及はほとんど見出されない。

ブッダは五蘊・十二支縁起とともに慈悲・利他を説いたのであるが、両者の関係については、明確な教義を残さなかった。如来蔵・仏性思想が仏教教理に組み込まれたのは、慈悲・利他を旗印とする大乗仏教においてである。ここで我々が思い出すべきは、中村元氏の、「大乗仏教の唱道者たちは、伝統的仏教の態度は利己的・独善的であるとして蔑視し、それに〈小乗〉という貶称を与え、みずからは〈大乗〉と称した。大乗とは偉大な〈道あるいは乗り物〉を意味し、その理想的人間像とは、現世での救いの完成に拘泥せず、あくまで無上菩提に至ってブッダとなることを目指す菩薩である。こうして大乗仏教は利他行を強調し、慈悲の精神に立脚して、生きとし生けるものすべてを苦から救うことを希求する新たな宗教となった」[91]（傍点著者）という言葉である。この一文には、もともとブッダの思想に含まれていた慈悲・利他が、中観派と唯識派における如来蔵・仏性思想との結合を介して、改めて仏教教理に組み込まれたことが示されている。とすると、如来蔵・仏性・本覚思想が真の仏教ではないとすることは、大乗仏教から慈悲・利他の教えを奪い取ることを意味する。実際、袴谷氏は大乗思想における慈悲・利他とはまやかしにすぎないと述べられている。したがって、もし氏が慈悲・利他がブッダの教えであるとされるならば、それは五蘊・十二支縁起の教理に含まれているものでなければならない。袴谷氏は、五蘊・十二支縁起についての理論的考察に関しては、松本史朗氏の「基体説 dhātu-vāda」を高く評価され、そこに自説の理論的根拠を見出されている。このことから、次節では松本氏の「基体説」について考察する。

5 「基体説 dhātu-vāda」

松本史朗氏の『縁起と空』(118) の第1章「如来蔵思想は仏教にあらず」では、氏の「基体説 dhātu-vāda」がコンパクトに解説されている。そこで用いられている図では、四角で囲まれた空白の「基体 dhātu」から、複数の○で示された「法 dharma」が上方に発出し、前者は「界 locus」、後者は「法 super-locus」として示されているだけなので、氏の説明のみを下に示すこととする。

「図に明らかな通り、一切は下にある〈locus〉（以下Lと略）と上にある〈super-locus〉（Sと略）とに二分されるが、「dhātu-vāda」の構造上の特徴を挙げれば、次の通りである。

①LはSの基体〈locus〉である。②故に、LはSを生じる〈原因である〉。③Lは単一であり、Sは多である。④Lは実在であり、Sは非実在である。⑤LはSの本質（ātman）である。⑥Sは非実在ではあるが、Lから生じたものであるから、またLを本質とするから、ある程度の実在性をもつ、または実在性の根拠をもつ。（中略）以上「dhātu-vāda」の構造を要約すれば、それは〈単一な実在である基体（dhātu）が、多元的な dharma を生じる〉と主張する説ということになる。簡単に〈発生的一元論〉とか〈根源的実在論〉とか呼んでもよいであろう。（中略）

私がここで「dhātu-vāda」として紹介した考え方は、実は釈尊その人が批判した対象であった。いうまでもなく、ウパニシャッドのブラフマン・アートマン論である。如来蔵思想とウパニシャッド哲学の類似性については、すでに高崎博士が繰り返し指摘されている。釈尊の批判した対象が「dhātu-vāda」であったことを文献に即して証明することは今ここではできないが、しかし何よりも重要なことは、縁起説というものが、「唯一の実在たる万物の根源」を認める説、つまり「dhātu-vāda」に対するアンチテーゼとしてしか意味をもちえないということなのである。従って、如来蔵思想（dhātu-vāda）とは、仏教、即ち縁起説が批判した当の対象であったということになる。このようにして、如来蔵思想は仏教ではないことが示された。しかしこれは、非仏教徒にとってはどうでもよいことであろうし、ウパニシャッドの信奉者にとっては、むしろ好ましいことであろう。」

松本氏の主張は次の三点にまとめられる。

① 如来蔵思想とは、「dhātu-vāda」である。

② 「dhātu-vāda」は、釈尊が批判した対象であった。仏教（縁起説）は、「dhātu-vāda」の否定としてのみありえた。

③ 今日の日本仏教は、如来蔵思想のたえざる否定としてのみ仏教たりうる。

松本氏が示された図で「super-locus」とされる「法」の概念について、氏は次のように説明されている。

「私は〈法〉は〈真理〉をも〈個物〉をも決して意味しないと考える。私は基本的に〈法〉を〈保たれるもの〉と把え、基体（locus）に対する超基体（super-locus）のレベルにあるものと理解する。それは、属性（property）であって、個物（thing）ではない。十二支縁起とは、いわば基体なき超基体の、個物なき属性の因果系列だ。縁起の各支（諸法）が可滅であるというのは、それらが基体としての個物と言う、確固たる存在論的根拠を欠いているからだ。かつての論文の表現をそのまま繰り返せば、「仏教は、現実の生を、五蘊という諸の属性の縁起的関係として把えた時すでに、個物（基体）が有るという実在論から遠く離れていたことになる。五蘊といえ十二支といえそれらが、諸法、すなわち可滅の属性である点に何等変わりはない。法は確固不変なる物ではなく、反対に実に中ぶらりんな危機的存在なのだ。我々の生に存在論的な根拠などどこにもない。我々はこの不安定な危機的な諸法の時間的因果系列としてのみ存在しているのだ。〈諸法が顕現する〉とは、我々の生が全く不確固なものとして、危機的な可滅の諸法の連続として見られたことに他ならない。縁起の理法が見られたわけでもなく、〈形なき純粋生命〉が見られたのでもない」。

このような松本氏の立論に関する著者の考えを次に述べる。

(i)松本氏は、「縁起説は、〈dhātu-vāda〉に対するアンチテーゼとしてしか意味を持ち得ない」と述べられている。ブッダが、恒久不変の「実体」を否定したことは言うまでもない。しかしそれはブッダの教説の入り口に過ぎない。その内容である五蘊と十二支縁起が有する最大の意義は、それが人間の心を「火」すなわち「プロセス」と見て、その相互作用を縁起として理解したことにある。ヴェーダ・ウパニシャッドの思想を完全に否定することのみがブッダの目的ではなかった。

(ii)松本氏は「法」を「基体に対する超基体のレベルにあるものと理解し、それは属性(property)であって、個物(thing)ではない、と述べられている。この説明では、「基体」と「超基体」が異なるものであることは分かるとしても、それらがどういう関係にあるのかを理解することができない。「岩波哲学・思想辞典」によれば、「属性」という語の原語は「attribute」、または「property 性質」であり、それは過去の西欧・インド哲学の双方において、「実体」ないし「基体」に帰属・内属するものとされている。したがって、「超基体」が「属性」であるとすれば、それは何らかの基体に帰属するものでなければならない。その一方で、松本氏は「法」を「基体 dhātu」に対する「超基体」のレベルにあるものし、さらにそれを「個物(基体)なき属性」と言われている。とすれば、「超基体=法」は何らかの「基体」に帰属すると同時に帰属しないということになり、明白な矛盾である。

(iii)「縁起の各支(諸法)が可滅であるというのは、それらが基体としての個物という、確固たる存在論的根拠を欠いているからだ」という氏の言葉は、ブッダの「諸行無業・諸法無我」という言葉に反するものではないが、ここには論理のすり替えがある。十二支縁起の各支が可滅であるのは、それらが相依性（関係性）で結ばれていることによるのであって、各支が基体としての個物という存在論的根拠を持つか否かという話とは無関係である。

(iv)「十二支縁起とは、いわば基体なき超基体の、個物なき属性の因果系列だ」という一文は、逆説的表現の積み重ねであるために理解不能である。「個物なき属性」とは抽象的観念であるから、それらの間に論理的関係はあっても、因果関係は無い。そもそも松本氏は、因果律というものをどのように理解されているのであろうか。

(v)高崎直道氏は、『如来蔵思想の形成Ⅱ』(119)によると、「如来蔵思想」は三世紀に現れたとされている『如来蔵経』で初めて説かれたものであり、「自性清浄心」をその先駆けとして見るとしても、精々『阿含経』までしか辿れない。したがって、ブッダ（あるいはその直近の弟子たち）が如来蔵思想を批判の対象として縁起説を唱えたとすることには、年代的な無理がある。

「基体説」についての松本氏の説明は極めて明瞭であり理解しやすいのに、それと対峙する氏自身の法についての理論がどうしてこのように取留めがないのだろうか？　それは結局、氏が「基体」という概念に寄り掛かりながら「基体説」を否定しようとされているからであると思われる。氏の言われる「基体」とは袴谷氏が言われる「場所・トポス」であり、それはインド・中国・日本における土着思想をその本質とするところの如来蔵思想・仏性思想である。両氏が問題を仏教に限定して、如来蔵思想・本覚思想の土着思想としての側面を批判されること自体に問題はない。しかし、元々修辞学的な概念である「トポス」を「基体」として解釈し、それを「場所の哲学」としてデカルトの「批判哲学」と比較するとなると話は別である。一方の「批判哲学」

が人間と自然を包括する普遍的見地に立っているのに、「場所の哲学」の「場・トポス」を、古代インドの土着思想に限定することはカテゴリーの異なる概念を比較することである。人間は土着の思想・文化・習俗のみに頼って生きているのではない。「場所の哲学」と「批判哲学」の両者を同じ地平に置くのでなければ、それらを比較することはできない。そして著者が考えるところ、その「地平」とは「自然」以外にはあり得ないのである。

「自然」についての概念は時代と場所によって異なるが、現代的自然観において、「自然」は「複雑系」という概念によって代表される。それは機械論的な要素主義を超えて、自然を自律的・自己形成的なものとして把え、自然をホーリスティックなシステムと考える。この自然において、すべての生物は環境との密接な相互作用の下で自律的に自己を保存するのみならず、適当な条件の下では新たな自己形成を遂げ、次第に自己発展してゆく。脳は、そういう「自然」が生み出した最も高度な複雑系であり、それが「コギト」を可能ならしめているのである。つまり「批判哲学」といえども、無限の拡がりを有する「トポス」である脳・自然・社会に根を有するのであって、そのような「トポス」を古代インドあるいは中国・日本の土着思想に限定することは、問題の極端な矮小化にほかならない。ブッダの「法」の概念は現代思想における「プロセス」という概念と合致するが、それはブッダの教説が、真の意味における「場所の哲学」であることに基因する（この「場所」とは人間の脳、あるいはブッダ自身の「心」、すなわち「自然」である）。

一方、十二支縁起は、己の心がいかに煩悩にまみれているかを人々に気付かせることを目的とするものであるから、そこに慈悲心を紛れ込ませることは説得力を弱めることになる。したがって、己の解脱のみを目的とするアビダルマにおいては、慈悲心（利他心）と十二支縁起が分離してしまった[90]。三世紀に現れたとされている『如来蔵経』では、「衆生は外来的・偶然的な煩悩に覆われているが、それを取り除けば本来自己の内にある如来としての本性（如来蔵＝仏性）が輝きだす」として、慈悲心が強調されている。しかし、慈悲心が人間の本性（仏性）として仏教の教義体系に初めて整合的に組み込まれたのは唯識においてであった。そのことについて高崎直道氏は、『如来蔵思想の形成Ⅱ』(119)で、次のように述べておられる。

「如来蔵説が〈唯心〉説と結び付くのは、このアーラヤ識を基本とする唯識説との結合をとおしてであって、楞伽経をその代表とするが、初期の如来蔵経典には全く〈唯心〉という概念が見出されないのは注意しておくべきことである。〈唯心〉の心は『十地経』で言う限り、まさに十二支縁起の〈識〉であって、自性清浄心でも菩提心でもないから、如来蔵説と直接結び付く点はなかったのである。しかし、その〈識〉の問題を排除している限り、如来蔵説は現実の人間の心の問題の解決において力の弱さを暴露し、それがアーラヤ識説との結合を考え付かせたものと思われる。それが結果としては、如来蔵説の唯識説への吸収となったものであろう」。

高崎氏が述べておられるように、如来蔵（仏性）を人間の本性と見なす考えは、十二支縁起とは本来、異質なものである。しかし、五蘊・十二支縁起という教理にのみ拘泥して慈悲心を脇に押しやるならば、ブッダの真意を見誤ることとなろう。それらの教理は、ブッダが人々に己の心の内実を理解させるために用いた教えの筏――「方便」――として理解されなければならないものである。さらに、如来蔵説の唯識への吸収は、ブッダ没後の約一〇〇〇年間における、仏僧たちの血のにじむような思索の結晶である。そのような歴史を考えれば、「如来蔵説は仏教ではない」ということは決して言い得ない。むしろ仏教とは、唯識において教義的に完成した宗教と見なすべきであると著者は考える。

袴谷・松本両氏のお考えと著者の考えの基本的な違いは、「基体」をどのようなものとして捉えるかという点に存する。両氏がそれをバラモン教的あるいは日本教的なものに限定されることは自由であるが、現代科学思想の観点において、それは「自然」以外では有り得ない。無我・無常・五蘊・十二支縁起などの思想がフリーマン理論と合致することは、既に述べた通りである。仏教教理の理解に生物学的見地を取り入れるべきであると考えているのは著者だけではない。『唯識と瑜伽行』[126]に収載された論文「アーラヤ識論」において、山部能宣氏は次のように述べられている。

「仏教学は、最終的には単なる古典文献の解釈に止まることなく、生身の人間の理解とその問題解決に寄与するものでなければならないであろうから、このような心理学や、あるいは大脳生理学等との比較研究は、今後も積極的に推進されるべきものであろう。ただ、比較対象となる仏教思想の内容理解そのものが不確実では有益な比較検討は期待できないから、このような応用的研究においても堅実な文献学が前提とされなければならないことは言うまでもないことである。また背景・性質の大きく異なるものを比較するのであるから、方法論的に慎重な検討が要求されることも当然であろう。筆者は、様々な自然科学的分野との比較研究をなすにあたって一つの確実な立脚点となるのが、アーラヤ識説のもつ身体（生理）的側面であろうと考えている」

このような山部氏の言葉を肝に銘じながら、次章では唯識教義とフリーマン理論との比較へと考察を進めることとする。

F　唯識教義

1　瑜伽行派の成立

四—五世紀のグプタ朝における北インド・ペシャワールで生まれ育ったとされる無着《むじゃく》（アサンガ）は、早くから大乗仏教に転向し、それまでに形成されていた唯識説を、瑜伽行派で一番古い論書である『瑜伽師地論』、『摂大乗論』、『中辺分別論』等としてまとめた。『摂大乗論』に含まれている『解深密経《げじんみつきょう》』は、瑜伽行派だけが用いている経典であり、その内容はまさに唯識思想そのものである。無着の弟である世親（ヴァスパンドゥ）は、説一切有部のアビダルマ教学を勉強し、その成果を『阿毘達磨倶舎論』にまとめるほどの卓越した論師であったが、兄に勧められて大乗に転向し、『唯識三十頌』などの著作を通じて唯識の学説を大成した。瑜伽行派は、「我法倶空」という龍樹の主張を継承したが、輪廻からの解脱を究極の目的とする点においては、瑜伽行者としての伝統を保っていた。従って彼らは、アビダルマ以来の課題である、無我であるのにどうやって過去世の業が今世に繋がっているのかという問題と並行して、「空・無我」という根本教理に対して、「瑜伽行者」としての主体性をどのように見出し確保するか、という問題と取り組んだ。それは同時に、「空の思想」のニヒリズム的な傾向を超克することでもあった。こうして唯識派は、（一）唯識観、（二）三性説、（三）アーラヤ識、を三つの柱とする緻密な学説を構築した。本節では、主に高崎直道氏の『唯識入門』[106]、および竹村牧男氏の『唯識の探究』[107]と『唯識の構造』[108]に依拠しながら、先ず唯識教義について著者が理解したところを述べ、次いでそれら一つ一つの教義がフリーマン理論とどのように重なり合うかを考察していく。

2　唯識観について

瑜伽師たちは禅定実践の専門家たちであるが、彼らが大乗仏教を受け入れた時に、独自の禅定の方法として工夫したのが、「唯識観」であったと言われる。高崎氏の推測によれば、唯識観は『華厳経』・「十地品」の「三界唯心」・「十二因縁分はただ一心に依る」という教説に対する工夫として始まった。『解深密経』は、「すべての存在は無自性の故に空である」という大乗仏教の基本説を自分たちは継承するが、その意味を明瞭に解くこと（解深密）をもって任務とするという瑜伽行派の立場を宣言したものである。では、そこで述べられている唯識観とは、どのようなものなのだろうか。

　修行者たちが禅定に入っているとき、色々な「影像《ようぞう》・イメージ」が心に現れる。そのイメージと、それをイメージする心とは同じか別かというと、それらは同じもの、すなわちただ自分の心・識の現れに過ぎない。「識」という漢語に対応する原語は二つあり、その一つは「分別して認識する」という作用を表す「ヴィジュニャーナ vijñāna」であり、他は「知らしめる」あるいは「それによって現し出されたもの」という意味を有する「ヴィジュニャプティ vijñapti」である。ここで言われているのは後者、すなわち「vijñapti」である。つまり、意識の対象となるもの（「識所縁」という）は、外界の事物では無くて、ただ意識の現し出したもの（「識所現」という）にすぎないということである。この「識所縁、唯識所現」という考えが唯識教義の出発点なのであるが、それは次に述べるように、フリーマンの知覚論（認識論的独我論）と基本的に合致する。

　アリストテレスが「表象」という概念を作り出してから現在に至るまで、外界の影像・イメージというものは、外界の事物の心への投影であると考えられてきた。それは、外界の事物の「かたち・性質」を忠実に再現することが心・脳の主な働きであり、その表象作用が認識作用を可能ならしめると考える素朴実在論である。しかしフリーマンは、外界の事物が感覚器官に与えるエネルギーの変換（物理的エネルギーのニューロン・パルス系列への変換）において、意識および脳全体の状態がその変換のあり方に大きな影響を及ぼすことを見出した。つまり知覚とは、ヒト・動物が自らの脳・身体の状態にしたがって、環境から与えられる無数の物理的刺激の内から、自分にとって最も興味のある対象を選らび出し、それに注意を集中して、それが自分にとっての世界像と一致するように加工しながら意味のある情報へと仕上げていくというプロセスである（それは、メルロ＝ポンティの「最大把握」、またジェームズ・ギブソンの「アフォーダンス」という概念と合致する）。まさにこの点こそ、フリーマン理論が、従来の大脳生理学の主流であった物理記号仮説と最も異なる点である。同じ対象、例えば花を見た場合、それが神経回路に引き起こす電気的活動は全ての人において概ね共通しているが、それが形成するイメージと意味は各人によって異なる。従来の大脳生理学では、この単純な心理学的事実を説明することが、不可能とは言わないまでも極めて困難であった。フリーマン理論は、それを感覚システムが生得的に有する比較的簡素な神経回路の働きとして理解することを可能としたのである。

従来、外界の忠実な再現であると見なされてきた「表象」（影像）とは、実は、個々人の脳と心が外界からの物理的刺激をきっかけとして自分で作り出したものであるとするフリーマン理論の基本的認識は、唯識の「識所縁、唯識所現」という基本教義と全く同じことを意味してる。こう言うとフリーマン理論も唯識説も外界の存在を否定する唯心論なのか、という疑問が生じるのであるが、既に述べたように、フリーマン理論は実在論に立脚した認識論的独我論である。一方唯識は、外界の事物の実在（実体性）を否定する仏教の一派であるから、唯心論としての側面を有することは否定できない。しかし既に述べたように、ブッダは、五蘊の定義において外界の事物の存在を否定したのではなくて、それを考察の対象から除外したにすぎない。その態度は基本的に唯識にも引き継がれている。唯識の認識理論は基本的に二段階的であり、何らか識外の存在（「本質《ほんぜつ》」という）に基づいてその識内に影像を浮かべるというのが原則なのである。(108)

〔註35〕唯識と現代科学

唯識とは一言で言えば、「識」のみが存在する、またその「識」さえも究極的には「空」であるとする教義であり、一般的には、外界の実在を認めない唯心論であると見なされている。しかし、唯識教義が現代科学と相通じるものを多く持っていると考える仏教研究者も多く存在する。中村元氏は、唯識について、「わたくしには唯識説はよく解らない点が多い。〈他人が存在しない〉とか、〈外界が存在しない〉とか言うのは、バカらしくて、現代人はこれを一笑に付してしまうであろう。それなのに、古代においてあのように多数の書が著されたのはなぜであろうか？　またわが国において研究者が多いのはなぜであろうか？　この疑問を解くためには、（1）サンスクリットの原文をよく読まなければならない。（2）合理主義的思考を行う学者の説に耳を傾けなくてはならない」、と述べられている。[122] 高崎直道氏と竹村牧男氏はそれぞれ、「唯識学は認識の構造・機能についての理論的な分析に基づいて、認識とは自己認識にほかならないという結論に到達したが、その認識とは外界の対象の実在・非実在に拘わらず成立するものであるから、その認識論は、外界実在論者も、外界非実在論者もともに論争に参加できるようなものである」[106]、「唯識説と言っても、決して単純に、世界は心の描きよう次第などと言うことではない。あくまでも客観的世界の領域を認めるものである。唯だ、それを外界の実在とはせず、識内の存在として理論化するのである。（中略）したがって、唯識の哲学の中で、その客観面だけに着目して分析等する時、自然科学の学も有りえてしかも唯識説と何ら矛盾しない。唯識説は科学をも包含しうる」[108]、と述べられている。

さて、「表象」にしても「識所現」にしても、そこにはそれらを生じさせるような心の働きが必ず存在する。つまり、あらゆる知覚は、主観（subject）と客観（object）、つまり見るものと見られるものとの区別を伴って生じる。唯識説では、識を主観（＝能取あるいは能遍計・見分）」と客観（＝所取あるいは所遍計・相分）」の二つに分けるが、識とはその対象が自己自身であるもの、「二にして一なるもの」であり、この識によって世界を、主‐客二元を離れた事的世界として理論的に説明しようとする。唯識においては、この事実をいわば公理と見なし、その根拠を尋ねようとはしなかった。そこには竹村氏が、「識はもとより対象論理的には矛盾的存在なのである」(115)と述べられているように、現代の我々にとっても看過できない問題が存在する。我々の心は、心の中に現れたものを対象とするようにできている。この主観と客観という問題は、唯識のみならず全ての認識論における基本的問題であるが、フリーマン理論では、そのことをどのように説明するのであろうか？

3　主観と客観

大域的アトラクターにおいて主観・客観の別が生じる理由については、フリーマンの共同研究者であり、その後ダライ・ラマに師事して瞑想の修行を行っているクリスティン・スカルダがその論文(127)で詳しく考察しているので、その要旨を以下に述べる。

主観と客観は、それぞれが独立して生起するのではなく、常に相互依存的である。つまりそれらは、フリーマンのモデルが示すような、脳内におけるリレーショナルなプロセスから生じるものである。認知とは、ある知覚に直接関わっているサブシステムの活動が、他の脳領域にフィードバックされることによって、脳の全領域にわたる大域的アトラクターが形成されることにほかならない。大域的アトラクターは、最上位の脳領域が他領域の活動を統御することによって形成されるのではなく、脳全域におけるニューロンの集団的活動から自己組織的に生じるものである。したがって、大域的アトラクターの継起である意識を能動的に変化させていくような固定的エージェント（我・主体・中央実行系など）は存在しない。

しかし認知において、大域的アトラクターは、知覚に直接参画している部分としていない部分とに分かれ、その間で情報の相互的フィードバックが生じる。したがって、知覚・認知に直接参画していない部分が、その個体を代表するものとして、客観に対する主観を形成する。つまり、大域的アトラクターの「分極化」が、主観・客観の別、自己と対象の分離を生じるのである。従って、フリーマン理論の見地における主観とは、脳のある特定の領域が他の領域におけるニューロン活動を制御し統合することを意味するのではない。一言で言えば、主観と客観とは、一つの大域的アトラクターの内部に含まれる局所的脳活動の流動的な分極化である。主観と客観の内容は、絶え間なく、自由に、相互依存的に変動し、それに伴って大域的アトラクターの形も変化していく。このような大域的アトラクターの連鎖とそれが脳と身体に残した痕跡が「自己」である。

主観あるいは能動理性が脳の特定の領域に宿り、それが他の脳領域の活動を主導し、制御するという考えは、脳内に精神活動を司る「ホムンクルス（こびと）」が存在するという考えと結びついていた。しかし、このようなホムンクルスが精神活動を営むとすれば、その脳の内部にまた別のホムンクルスが存在しなければならないという無限後退に陥ってしまう。一方、知覚・運動のプロセスに直接関わらないが、それらと緊密な相互連絡を有し、また身体の情報をも同時に受け取っているような特定の脳領域（前頭前野など）は存在する。しかしそのことは、その脳領域がホムンクルスとして他の脳領域を支配しているということを意味しない。そのような脳領域は、統合的・能動的な脳活動の中心であるにせよ、大域的アトラクターの形成に参加しているにすぎないのであって、それを支配しているのではない。「自我」が「能動的エージェント」として心身を支配・制御するという観念は、フリーマン理論にはなじまない。

意識を大域的アトラクターの流動的・自己組織的な継起として捉えるフリーマン理論では、「主観」と結び付いた「自我」の存在は否定される。「自我」とは、言葉によってのみ表現される空虚な固定観念にすぎない。一方、志向性は統一性・全体性・意図という特質を有し、その流動的な全体が「自己」である。「自己意識」は、観念的には、大域的アトラクターの流動的な分極化であるから、「自己」とは絶えず流動変化するものである。しかし、本来シンボル機能である言葉は、そのような流動性を有していない。一旦、「自己」に対する「我」という観念（＝言葉）が成立すると、それは、実際には絶え間なく変化しているところの「自己」が常・一であるかのような錯覚を生じさせるのである。そのこと自体は、ヒトや動物が個体としての同一性において、自己の身体を他から識別し、自己保存を図る上では不可欠な脳の働きであった。しかしヒトは、そのような身体のレベルにおける制限を超越するような心の働き、すなわち社会性を発達させてきた。その意味で、「自我」とは動物的・幼児的な自己意識でしかないのである。

　以上がスカルダ論文の趣旨であるが、ここに提起された「大域的アトラクターの分極化」という考えは、主観・客観の分裂を理解するための鍵となる重要な概念である。このような大域的アトラクターの分極化が、脳構造の多極性と階層性に基因することは明らかである。大域的アトラクターの分極化において、主観あるいは能動理性に対応する部分が前頭前野に比較的原局されていることに疑問の余地はない。では、その対極である「自我」には、脳のどの領域が対応しているのであろうか？　この疑問に対する一つの答えが、「自我」は言葉――言語機能――の中だけに存在するという考えである。しかし言語機能は、主として大脳皮質に散在する諸中枢（ブローカ・ウェルニッケ中枢など）の働きである。とすれば、「自我self」は、大脳皮質に宿るということになる。発達した大脳皮質を有するヒトにおける自己意識が大部分、言葉（および記憶）に依存していることは確かである。しかし脳および動物の進化を考えた場合、「自我」は、未だ言葉を持たない、より古い起源を有する領域に宿っているのではないだろうか？　ヤーク・パンクセップの著書[7]は、このような著者の疑問に対する明快な答えを示しているが、この問題については現代情動理論と絡めて次章で改めて考察する。

　ともかく、スカルダの「大域的アトラクターの分極化」という考えは、全ての識が所取（相分）と能取（見分）に分かれるとする唯識教義と合致し、その脳科学的根拠を示すものである。このように考えるならば、竹村氏が対象論理的な矛盾とされた「二にして一なる識」という概念[108]は、矛盾的表現であるどころか、大域的アトラクターである識の活動を正しく表現したものである。八つの識のそれぞれが所取・能取の二面を有するという唯識教義がなかなか理解しにくいものであることは確かである。しかし、それぞれの識において形成される階層的なサブ・アトラクター（そのことは実験的に証明されている）は、他へ働きかける部分（能取）と働きかけられる部分（所取）へと流動的に分極化することによって、相互的に作用する（カオス理論では「アトラクター密集における相互作用」と呼ばれる）。このようなメカニズムによって生じた相互作用の結果として、脳の各階層における活動が、時々刻々、新たな大局的アトラクターとして自己組織的に統合されていくのである。

4　唯識における知覚論

ブッダは、すべてのもの（一切法）は縁起していると教え、龍樹はその事を、「一切法は空である」と解釈したが、そこで残されたのは「一切法を見る主体とは何か」という問題であった。「一切は無である」とすれば、涅槃を目指して修行する主体さえも存在しないこととなり、仏教自体の存在意義が無くなってしまう。しかし、龍樹が言った「空」という言葉の意味は、「すべてが概念的存在である」ということであって、それは一切の法は「非有」であるが、概念として想定されているという意味で「非無――無いというのでもない」ということであり、それが「非有非無の中道」と言い表された。この空なる法、概念的存在にすぎない法を、瑜伽行派は、「唯識」、すなわち「一切法はただ識の現し出したもの」とする見地に立脚して分析し、「三性説 trisvabhava」という教説にまとめあげた。以下では先ず、唯識における認識論を、フリーマンの認識論的独我論と比較しながら考察する。

「空」という表現において否定の対象となるのは、言語によって表現されたもののみであるが、言語は必ず何ものかに依拠して立てなければならない。つまり、その言語の所依《しょえ》（もと）としての「事 vastu」（現象的世界における事物）は、全くの無なのではない。言葉（名言）によって表現することを「名言所立」あるいは「仮説《けせつ》」といい、それが「事」としての「もと」を有することを「名言所依」というが、「我法倶空」を建前とする大乗仏教では、前者は全くの無であり、後者も実体としての「有」ではあり得ない。しかし「事」は、全くの無ではなくて、何らかの意味で現象的世界である。その現象的世界が外界に存在すると考えるのが素朴実在論であるが、唯識では、唯だ識のみの世界を所依として、その上に実体的存在が仮設されるのだ、という。では何故、識のみの世界が仮設の所依になり得るかというと、それは識自体に、相分（所取）―見分（能取）があるからだという。この考え方は、識の「所依（対象）」を、外界の事物から識の内部へと移行させただけであるが、次に述べるように、唯識はこの問題についても様々な角度から検討し、識が外界および他者と無関係ではないことを論証している。

唯識は、「人人唯識」と言われるように、人間はそれぞれの心の奥底のアーラヤ識が生み出した世界のみを認識しているということを主張する独我論である。その考えを徹底すれば、唯識は外的世界の存在を認めない唯心論（存在論的唯我論）となる。しかし唯識は、アーラヤ識の対象が「五根・器世間・種子」の三つであるということを論拠として、そうなることを防いでいる。先ず、他人と共通の客観世界があるかのごとく感じるのは、他人のアーラヤ識の中に自分と共通の種子が存在するからであるという（現代哲学における「間主観性」という概念、また現代脳科学における「ミラーニューロン」説に似ている）。それを「倶有《くゆう》の種子」と呼ぶが、それではアーラヤ識は何故、そのような種子を有するのか？　唯識では、器世間は我々の共同の行為の結果（「共業《ぐうごう》」という）として各個に共通のものとなる、と考えている（この考え方は、現代進化心理学の基本的な考え方と合致する）。そのようにして形成された種子を「共相種子《ぐうそう》」と呼び、それが我々にとっての「器世間」である（器世間とは全てのものを入れる「器」という意味であるから、「世界」という語と同じ意味である）。

五根は不共相（各自に固有）であるが、その身体面において各個に共通な面もあるから、不共中の共ともされる。つまり、唯識は完全な独我論ではなく。個人間における識の共通性と相似性を認めている。

一方、外的世界の客観性に関しては、中国法相宗の精華とされる『三類境義』という本に詳しく述べられている。(108) その理論を大まかに説明すれば、識の対象（境）には「性境《しょうきょう》：見分に左右されない、いわば客観的な世界であり、五感の対象などが含まれる」・「帯質境《たいぜつきょう》：本質《ほんぜつ》を有しつつ、識が識独自の仕方で認識する対象」・「独影境《どくようきょう》：本質の無いまま、意識が勝手につくりあげた対象」（現代用語では、錯覚や幻想に対応する）という三種（「三類境」という）が存在する。ここで「本質」というのは、「ものの世界」にあたる認識対象を意味する。例えば、眼識にとって、「ものの世界」にあたるものを「本質」と呼び、これに対し眼識自身の相分（所取）を「影像《ようぞう》」（つまり、「イメージ」である）という。ここでは、何らか識外の存在（本質）に基づいてその識内に影像相分を浮かべるという図式が想定されている。前者を「疎所縁縁《そしょえんねん》」、後者を「親所縁縁《しんしょえんねん》」と呼ぶ。ここで、本質とか疎所縁縁とかいう言葉は、ただちにいわゆる「ものの世界」を意味するわけではなく、あくまでも当の識の外部にある対象を表すものである。

例えばマナ識は、アーラヤ識の見分を対象に、自識（マナ識）の内に「我」の影像を現じてこれを認識するが、この場合も、マナ識にとってアーラヤ識は本質または疎所縁縁であり、マナ識自身の相分が影像または親所縁縁である。このように唯識の認識理論は、外界との接触を介する感覚において二段階的である（本質を基として影像を認識する）が、それは全ての識間の関係においても維持される。フリーマンは知覚の最初のプロセスが二段階であることを強調しているが（彼はそのことを、知覚とは個体の外界に対する能動的な働きかけにおいてのみ生じるという意味で、「一方向的」と表現している）、知覚のより高位中枢における複数の処理段階において生じるプロセスについては明確に述べていない。それは実験的検討があまりにも困難であることから、フリーマンが手を付けることができなかった問題であるが、ともかく知覚の最初のステップが少なくとも二段階的に構成されているとする点において、フリーマン理論は唯識説と合致している。

ここで極めて重要なのは、唯識説が「性境不随心」として、心（この場合は能縁・見分を意味する）に従わない（不随心の）世界を見出したことである。各々の能縁に従わない性境があるということは、厳然として客観界があるということになる。このことから竹村氏は、「唯識説といっても、決して単純に、世界は心の描きよう次第などということではない。あくまでも客観的世界の領域を認めるものである。唯だそれを外界の実在とはせず、識内の存在として理論化するのである」、と述べられている[108]。このことから、唯識説がいわゆる唯心論ではないことは明らかである。つまり唯識説は、客観的世界を外界の実在とはせず、識内の存在として理論化し、個の識＝心は、世界大の規模、むしろ宇宙をも心に浮かべるものとして、客観界もまた自己に摂めている、というのである。

このような唯識説の基本的な考え方は、フリーマン理論と同じ認識論的独我論である。しかし、「性境不随心」という言葉が知覚の独我論的孤立を言うにしても、フリーマンは外部世界の存在を認め、外界への積極的な働きかけを重視していることが、両者が異なる点である。「知覚するということは、身体を介して、自己を何ものかに向かわせることである」という、ある学会におけるメルロ＝ポンティの発言についてフリーマンは、次のように述べている[2]。

「この発言は、彼（メルロ＝ポンティ）が言わんとしたことの真髄を表しています。彼は続けてこう説明しています。〈いつ何時も、物はその在り処を外部世界の地平の内部に留めており、構造化とは、その細部の一つ一つを、それが帰属する知覚の地平に置いていくことに他ならない〉。この記述が、彼がそう意図したか否かにかかわらずアクィナスの同化のプロセスと一致することは明らかです。脳は、身体とニューロンの脳全体にわたる組織化を介して、それ自体を対象の選択された側面と合致させることによってその対象について学習します。彼は外部世界の地平と内部の知覚の地平とを区別しています。ダイナミクスの言葉で言うならば、地平線に向かって進むことはできるがそれに到達することは決してないという意味において、ヒトは対象に働きかけ、それを変化させることができますが、対象はその地平を越えて脳に入り込むことも、感覚皮質の地平にその特徴を刻み込むこともできません。私の解釈が正しいとすれば、彼は（一方向性）という概念、またそれが含意する独我論的孤立の概念を正しく把握していたのです。アクィナスによれば、我々は質料の形相を直接的に把握することはできません。我々が知っているものの全ては、想像を通して得られたものです。想像こそが、我々の行動と理解が依拠している内部構造を作り出すために不可欠な一般化と抽象化を可能ならしめているのです。知覚という行為は、同化を介してこの二つの地平を超越します。物についての我々の知覚は、感覚入力以前に、その入力を得ようとする行動によって先取りされています。行動と知覚が繰り返すサイクルによって構造化がなされますが、それをメルロ＝ポンティは「志向性の弧」と呼び、「最大把握」を達成するための努力であるとしました。知覚の地平に「細部を配置する」という彼の言葉は、つまるところ、エフェレンスを介して運動皮質を方向付け、プリアフェレンスを介して感覚皮質の焦点を定めること、すなわち対象との最大限の同化が得られるように注意を喚起することを意味しています」。

このフリーマンの言葉は、彼の理論と唯識説との共通点と相違点を明確に表している。つまり、フリーマンの「志向性の弧」は、知覚の独我論的孤立を強調する点において、唯識説と合致する。特に、唯識の「触」や「作意」という概念は、アクィナスの「同化」という概念を先取りしたものと言うことができよう。しかし、唯識は客観的世界の存在を認めた上でそれを「不随心」、つまり「心に随わないもの」として心から排除するのに対して、フリーマンは、知覚が「同化」というプロセスを介して外部世界と内部の知覚という二つの地平を超越すると考える。ただし、「我々は、地平線に向かって進むことはできるがそれに到達することは決してない」ことから、彼は自らを「不可知論者 agnostic」と呼んでいる。それも「性境不随心」という言葉の一つの意味であろう。「性境不随心」という言葉が持つもう一つの意味は、客観界の存在を認めるとしても、それに対して識（能取）が働きかけ、変化させることができない、ということである。したがって、仏教ができることは「己事究明」に尽きるのである。しかし、大乗仏教が旗印として掲げる「大慈大悲」とは、他者や外界への働きかけにほかならない。したがって、「性境不随心」と「大慈大悲」との関係をどのように理解するかは、自己を外界へと開放することができるか否かを決定する、認識論と存在論の両方を巻き込んだ大問題であった。この問題を、唯識は「三性説」という教義において解決したのである。

5　三性説

上掲書における高崎氏[106]と竹村氏[107][108]の解説を参照しながら、三性説について以下に考察する。唯識は、心・識の働きの全体を、「虚妄分別《こもうふんべつ》」と呼んでいる[106]。「分別 vikalpa」とは主体（認識主体・所知依・主観）と客体（認識対象・所知相・客観）に分けて判断することである。なぜここで「分別」が出てくるかというと、それは心の本質的な側面であると同時に、その存在が、アーラヤ識の相分である世界の認識を可能ならしめるからである。しかし唯識は、識が全てであるとした上で、そのような識自体に問題があるとする。例えば、ここに机があり、私がいる。この「事」についての常識的な判断とは、知る私がおり、その私に知られる机があると考えることであり、それが「分別」である。しかし真実には、主である私（能取・見分）も、客（所取・相分）である机も、実在するのではない。それを有ると判断する点で、この判断・見方・考え方は間違っている、すなわち「分別」は「虚妄である」、と唯識は説くのである。それは、よく考えてみれば、決しで不条理な考えではない。フリーマン理論において、「私＝自我」は存在しない。また現代物理学の見地において、「机」は恒久不変な実体として存在しているわけではない。「私と机があり、私がそれを見ている」という常識的な考えは、その場における一時的な妥当性を有するものにすぎないのであって、永続性という見地においては、決して真理ではない。永遠の相において見るかぎり、「諸行無常」という仏教の根本的認識は正しい。

フリーマン理論においても、外界と人間の心との直接的接触は、外界の物理的現象が感覚器官において、電気的現象、すなわちニューロンのパルス発射へと変換される時点において、すでに断たれている（つまり、知覚は二段階的である）。その電気的活動がすなわち心であると考えるのは唯物論であるが、それは心が心として独自に存在することを認めないことである。フリーマン理論では、ニューロンのメゾ・マクロスコピックな集団的活動（mass activity）がミクロスコピックな電気的活動とは異なるレベルのパターン（アトラクター）を作り出し、それが心であると考える。DNAに生物の過去の歴史の全てが保持されているとしても、それが脳におけるニューロン活動のパターン、すなわちアトラクターとして生成されない限り、意識・心に反映されることはない。フリーマン理論において、感覚・知覚とは外界の事物の形が脳内で再構成されることではなくて、それをきっかけとして脳内で何らかのアトラクターが自己組織的に形成されることである。つまり、フリーマン理論においても、心・意識の働きは、それが本来的に外界を正確に反映するものではないという意味において、「虚妄分別」なのである。

ここから、唯識独自の発想が始まる。「虚妄分別」は間違った判断であるとしても、そういう「判断がある」、ということは否定できない。このような考え方は、デカルトが全てを疑った後で、そのように疑う「われ」が存在することは否定できないとしたことによく似ている。思惟と延長を「実体」、すなわち恒久不変な存在と考えたデカルトは、意識における明晰判明な判断は正しいとした。一方唯識は、虚妄分別（＝意識）は、本来は無いものを有ると誤認する点において、本来的に間違っていると考える。その点において、両者は正反対である。なお現代科学の見地は両者のいずれとも異なるものであり、意識における明晰判明な判断はそれ自体では真ではなく、事実的な、あるいは数学的な検証によってはじめて真なることが証明されるのである。ともかく、唯識は意識の判断を虚妄なる分別とはするけれども、虚妄に分別・判断しているという事実は否定しない。むしろ、そこを出発点として、思考を進めていくのである。

仮構する働きである虚妄分別から見られた法（我と法）のあり方を、唯識は「遍計所執性《へんげしょしゅうしょう》：parikalpita-svabhāva 仮構されたあり方」と呼び、それを三性の一番目とする。ここで、虚妄分別と遍計所執性とは能所の関係に立っている。この「仮構されたもの」としての遍計所執性の内にも、分別するもの（主体・我）と、されるもの（客体・法）との区別がある。では、この仮構する働き、即ち虚妄分別と呼ばれているものは何を表すのか？　それが三性の二番目である「依他起性《えたきしょう》 paratantra-svabhāva」である。「依他起 paratantara」とは、他によるあり方という意味であり、縁起を指す。つまり虚妄分別とは依他起性であり、それは縁起したものである。それは、我々一人一人の意識のあり方を指しているのであって、そのあり方は千差万別、それぞれの過去の経験・知識に基づいて、みな異なった意識内容を持っている。そのことを、縁起していること（依他起）と考える。その意識内容が、「仮構されたもの」としての所取と能取、我と法であるということになる。つまり「依他起性」とは、人間の心のあり方が、縁起すなわちあらゆる因果関係によって決定されていることを示している。唯識は、そのような縁起を認めた上で、その決定論的な意味合いを覆そうとする。そのために考え出されたのが、三性の三番目である円成実性である。

虚妄分別とは誤った判断なのであるが、それが正しく判断するとどうなるか？　この正しい判断こそ瑜伽行者が求めていることであって、それは「修行によって完成されたあり方」という意味で「円成実性《えんじょうじつしょう》 parinispanna-svabhāva」と呼ばれる。この正しい判断によれば、「我と法は実在しない」、あるのは「我と法を実在と考えるところの意識のみ」、すなわち「唯識」ということである。さらに、正しい判断が成り立つときには、「我と法を実在と考える意識」はもはや存在しない、言い換えれば、覚りにおいて虚妄分別は機能しないことになる。しかし識は、誤った判断をしている時と同様に、正しい判断をしている時にも、「ある」。その正しい判断においては、我と法、所取と能取はないのであって、このことが「空性」、あるいは「真如」、「法界」などと呼ばれる。このような「完成したあり方」としての虚妄分別は、その時「智」へと転換するが、その智は「所取と能取とを区別しない」ことから「無分別智」と呼ばれる。

このあり方、即ち真如や無分別智は、覚りによってはじめて現れるのであるが、覚っても覚らなくても、ものの真実のあり方としては不変であるから、その意味で、「ある」と言われるのである。このように、虚妄分別である依他起性は、それが縁起したものであるが故に、迷妄から逃れることができないのであるが、唯識は、その依他起性自体が自らを変えることが可能であると考える。それは人間に主体性を認め、さらにその先に向上があることを示そうとする考え方であり、そこにヨーガ行者の面目が躍如としているのである。このように識自体が変質して、新たな識へと生まれ変わり、覚り＝智を得ることを、唯識は「転識得智《てんじきとくち》」という。それはフリーマンが、志向性が歴史的文脈から生じることを認めつつも、遺伝的・環境的決定論を否定し、人間の主体性と自由意志を強調することと共鳴し合う。

高崎氏は、瑜伽行派としては、空性は覚りにおいてはじめて実現するという意味で実在すると解釈するのが、円成実性の原義から考えて最も正しい理解である、と述べられている。ほかならぬ虚妄分別が、その虚妄なるあり方を捨てた時に覚りが実現するのであるから、その実現のために虚妄分別の存在は不可欠である。つまり、虚妄分別こそは迷悟転換の主体であり、且つ縁起した存在であるから、それはそれ自体、無自性空である。縁起に縛られ、奈落の底に落ちていくしかない人間の本性をしっかりと見極めたうえで、そこから這い上がろうとすることに、ヨーガ行者・修行僧は自らの存在の意義を認める。つまり虚妄分別とは実践の主体であり、まよいから覚りへの転換のかなめとして、その存在が要請されているのである。このような実践の主体を、実践理論上の要請として、その存在性を、価値的にあるべきものとしての有ではなく、事実としての有として認めるのが、中観派の理論と対比して特に目につく唯識説の特徴であるとされる。しかし、高崎氏とは多少ニュアンスを異にする解釈も存在する。

竹村氏は、「依他起性はいつか完成して円成実性に転換するのではなく、依他起的なあり方にある〈事〉の中に、すでに円満に成就している真実性があるのである。（中略）その真如は、自他において、平等平等と言われている。つまり真如はあらゆる個に平等なのである。多個は、法性真如において、一なのである。（中略）真如はあくまでも空性・無自性性なのであり、むしろそのことにおいて多個を成立せしめているのである。逆に各個は、個それ自身の身においては、存在し得ない。あくまでもその空性に基づいてある。一切の有を透脱してしかも多個を成立せしめているものが真如とも言えよう」、と述べられている(108)。ここに述べられた考えは明らかに、袴谷氏や松本氏が批判されている本覚思想である。円成実性を、厳しい修行によって到達すべきものと見るか、あるいは、既にその中に万人が救われてあるものと見なすかは、その後の仏教の発展方向を決定する分水嶺となった。

著者は濃厚な浄土真宗の雰囲気の中で育てられたので、松本氏や袴谷氏のように、本覚思想を堕落思想として一概に非難する気にはなれない。しかし仏教を宗教として見る限り、ここに「自力」か「他力」かという、のっぴきならない問題が存在することは確かである。もちろん著者は、自力によって涅槃への到達を目指すヨーガ行者ではないし、また合理的思考を尊重する脳科学者の端くれである以上、空想的・神秘的な浄土信仰に身を委ねるわけにも行かない。そういう著者には、母が言った「知者・学者救い難し」という言葉がぴったり当てはまるのかもしれないが、仏教による救済について考えることは本書の目的ではない。著者をして本書の執筆へと向かわせているのは、脳と心の接点を見出したいという欲求である。あくまでもその観点を保持しながら、唯識説の核心を成す五位百法についての考察に移ることとする。

6 「虚妄分別」における縁起

唯識の「五位百法」を中心とする心の理論は、人間の心の構造とその働きを、表層と深層の両方にまたがって精密に分析した心の現象学である。もとより唯識教義は、「五蘊無我・諸行無常・諸法無我・涅槃寂静」というブッダの教えの哲学的発展であるが、先に述べた通り、本章の目的は、そこから現代脳科学と対応する部分を抜き出して吟味することにある。唯識では、元は宇宙に遍在する真理を意味した「法（ダルマ）」と言う語が、あらゆる心に共通して存在する基本的な心的要素を指すものとして用いられる。

高崎直道氏の「『唯識入門』(106)によると、『中辺分別論』では、まず、「虚妄なる分別は、三界に属する心・心作用（心・心所）である」とされる。「三界」とは、輪廻する生存の三つの領域、すなわち欲界・色界・無色界をいう。欲界は我々の日常の領域で、そこにいるものは肉体（色）を有し、その心は欲と執着を伴っている。つまり、虚妄分別とは、所取・能取を実在と見ている段階における心（スペルベルが言うところの「第一階の表象モジュール」に対応する）である。この段階から修行によって次第に執着を無くしていくと、肉体はあっても執着の無い世界（心の機能は保持されている）である色界に入り、さらに修行が進むと、精神のみの純粋な世界である無色界にはいる。この無色界は極めて高度な精神状態ではあるが、しかし涅槃界にはまだ達せず、したがって輪廻生存の領域に属するという（ダン・スペルベルが言うところの「第二階のメタ表象モジュール」、あるいはカール・ポパーが言うところの「世界3」に対応する）。唯識に先行するアビダルマは、「心」を構成する「法・ダルマ」を七五種としたが、唯識ではそれにさらに多くの心的要素を付け加えて百法とし、それらが八種類の「識」に別れるとした。全ての法は五つの階層（心王・心所・色・不相応・無為という五つの位）に分けられるので、全体を「五位百法」と呼ぶ。

心・心作用については、「識（心）は対象を見ることであり、それに対して、もろもろの心作用はそれ（対象）の様々な属性を見ることである」とされる。「心」を「識」と同義語とし、「心王」と呼ぶことは、アビダルマ以来の約束ごとであり、瑜伽行派もそれを継承している。「識が対象を見る」ときには、感受作用（受）、表象作用（想）、その他の様々な個別的な作用（行）を伴っており、これらの作用は、心と相応して働く作用（心相応行という）という意味で、「心所」と呼ばれる。しかし、心王・心所の階層に属するもののみが、それ自身として存在し、心の要素としての実質性を担うとされる。このような定義から、心所はジェリー・フォーダーが言うところの「心的モジュール」という概念[86]に対応すると考えられる。心王・心所の内容については次節で述べることとし、本節では、「虚妄分別」のあり方がいかなる意味で「依他起性」、すなわち縁起したものであるのかを、心王（識）を中心として見て行くこととしたい。

(i)　アーラヤ識

心王（識）はアーラヤ識・マナ識・意識・前五識の八識に分けられるが、「虚妄分別」と呼ばれるのは、「縁（因）としての識」として生起するアーラヤ識である。それは潜勢的な原因の識として生起し、その果として、それ以外の七つの識が「能取」としての識として現れる。つまり、虚妄分別とはアーラヤ識を指しているのであり、それと七種の識との間には因と果の関係がある。前者は潜勢的なあり方であり、後者は顕勢的・現象的なあり方である。この顕勢的・現象的な識が、我々が通常認識し得る機能であり、それには眼・耳・鼻・舌・身・意という身体の器官・感官を通しての認識作用である眼識・耳識・鼻識・舌識・身識・意識の六種（意は、心・識と同一の機能であるから、身体の器官とは言えないので、それを除いた五器官による識をまとめて前五識と呼ぶ）、および自我意識（マナ識）という合計七種がある。

八種の識すべてに伴って、触《そく》（対象に触れる作用）・作意《さい》（注意）・受（感受作用）・想（表象作用）・思（思考・意志）という基本的な心作用（心所）が働くから、これらの心所をまとめて「五遍行」と呼ぶ。現象的・顕勢的な七種の識は、「転識」すなわち、「活動している識」とも呼ばれる。ここで重要なことは、潜勢的なアーラヤ識と、顕勢的な七識とのあいだの因果関係（関係性）こそが、唯識説において考えられている縁起にほかならず、それ以外に縁起するものはないということである。つまり、これら八識は外界に対して閉じているのであって、識自体がその内部で因となり果となって縁起している。これが、虚妄分別が「依他性」であるということの意味である。このことが唯識を、ルストハウスが言うところの、「最も成功した心の現象学」とならしめた最大の要因である。

「虚妄分別」とは「自己」であり「依他性」であることは、フリーマン理論における次のような考えと対応している。フリーマン理論においては、大脳辺縁系から発する志向性が志向性の弧を回転させる原動力である。脳の中央部に存在し、特徴的な構築と長期にわたる進化の歴史を有する海馬は、辺縁系のダイナミクスにおいて中心的な地位を占めている。メタファーを用いるならば、それはコンピュータの中央実行系（CPU）やメモリーバンクではなく、蜘蛛の巣の中心である（力学的な複雑系の中心であることを意味する）。辺縁系は、内嗅皮質を介して全皮質との情報のやり取りを行うこと、また時間と空間を内部的に標識するメカニズムがその内部に存在することから、思考の流れの中心的オーガナイザーとしての役割を担っている。我々が思考の連鎖における飛躍として経験するもの（それは後に述べる「刹那滅」に対応する）は、「カオス的遍歴」と呼ばれるところの、一秒間に数回生じる大域的な皮質ニューロン活動の状態遷移である。辺縁系が生み出す大域的アトラクターのパターンは、辺縁系の核心部分に軌道を開始させる役割を果たす不安定性（カオス）が存在することによって、自己組織的なダイナミクスから創発する。こうして生まれたパターンは、時空ループをその内部に含むより大きなループからのフィードバックによって修飾される。これらのループは、皮質間における伝達が、遂行の命令というよりは、むしろ協調への勧誘であるという原則を表している。したがって振幅変調パターンの自己組織的な展開が、カオス的不安定性を介して、志向的行動の流れを司っている。このようなプロセスによって「現象的な心」が構築されていくのである。

フリーマン理論は、五位百法においては「相応」関係として抽象的に述べられている法（ダルマ）と法との関係を、脳内におけるプロセス間のダイナミックな関係として具体的に示している。アーラヤ識は主に大脳辺縁系の働きに対応するが、それはさらに広く、意識下の脳の働きと、そこに関与する脳構造（モジュール）の全てを含むと考えられる。さらに、遍行における触・作意・受・想・思の各心所は、五蘊（色・受・想・行・識）から色と識を除き、触と作意を加えたものである。色と識を心所から除く理由は、前者はアーラヤ識の相分として既に識に含まれており、後者は八識のすべてを意味することにある。ここで新たに加えられた触とは、感官（根）と対象（境）と認識主体（識）の三つの和合（三事和合）が成立することを意味するが、それは、感覚・知覚が外界からの物理的刺激の単なる（線形的な）変換ではなく、そこに認識主体の積極的関与を認めるフリーマンの知覚理論と合致する。つまり触は、フリーマンが言うところの「同化 assimilation」という概念と一致する。作意は、注意であり、それが感覚器官の働きを対象に集中させ、より鋭敏にすると同時に、どのような感覚が生じるかについての期待・予想と、それに伴う認識主体の心身の準備・構えを生じさせる。つまりそれは、フリーマンが言うところの「プリアフェレンス」と「エフェレンス」に該当する。

すでに示したように、五遍行の全ては五蘊と同様に志向性の弧の各プロセスと重なり合うのであるが、さらに驚嘆すべきは、遍行の五心所が常に識の全てのレベルを貫通して働くとする唯識の洞察である。五蘊における各蘊が循環的な相互作用を営むことについてはすでに述べたが、五遍行もそれと同様の働きを有する。したがって五遍行は、八識の各層における心所の相互作用と統合を推進する中心的メカニズムであって、その意味において、意識における志向性の弧の役割と合致する。このように唯識は、「十二支縁起」はすべて識の変化にすぎないとし、「一切法の縁起」を識の内部における循環的因果関係（関係性）に還元してしまう。

高崎氏によると、[106] 十二支縁起が識の変化であると考えることは、唯識説が初めて主張したことではなくて、『華厳経』の「三界は唯心なり」という教説にすでに含意されていたことである。唯識は、アビダルマの解釈をもとにしながら、十二支縁起のすべてが虚妄分別（アーラヤ識）に由来する現象であり、識自体の内部における変化・展開であるとした。このような唯識の教説について高崎氏は、「なかなか分かりにくい」と述べておられる（中村元氏も、唯識について同様の感想を述べておられる）。しかし、心（法）の基体が脳であることと、その依他起性（縁起）の本体が志向性の弧であることを認めるならば、唯識教義にわかりにくいことは何もない。それが表現しているのは、ニューロダイナミクスが見出したと同じ脳のメカニズムなのである。

一方、識と呼ばれているものが過去世から現在世へ、そして未来世へと、一貫して存在しているとすれば、それはウパニシャッドが言うアートマンと同じことではないかという疑念が生じる。実際に世親の時代においてもそういう批判がなされたのであるが、それに対する理論的な答えを、唯識は用意していた。それは、識は十二支の第三項であり、縁起した法の一つであるということ、そしてその縁起したという根拠は、アビダルマから唯識に継承された、全ての法は刹那滅、すなわち何らの持続性を持たず、生ずるやいなや滅する現象であるとする学説にある。高崎氏は、そのような刹那生滅の上に認識作用としての識の性格を規定することが、世親において完成する唯識説のいわゆる認識論的側面を形作っているとされている。刹那滅とはそれほどまでに重要な観念であるが、唯識はそれを自明のこととするのみで、合理的な説明を与えていない。また後世の仏教学者も、この問題を不問に処しているようである。しかし、「刹那滅」という概念の根拠を過去の経典の権威に求めるだけでは、唯識説を現代にも通じるものとして理解し得ないことは明らかである。先に述べた唯識の「一にして一なる識」という概念に対すると同様に、フリーマン理論は、この「刹那滅」という概念に対しても明快な脳科学的説明を与えている。そのことを次節で示したい。

(ii) 刹那滅の脳科学的メカニズム

「刹那滅」という意識の中断現象は、ヨーガ行者の瞑想においてのみ現れる特殊な心的現象ではなく、実は万人の思考において見られる普遍的な心的現象である。ウィリアム・ジェームズも、この意識の中断現象に注目していた。彼の有名な論文「The stream of thought」[66]において、意識の流れの中断は、鳥が飛翔のたびに枝に止ることに喩えられている。飛翔に対応する意識の流れの持続は「移行部分 transitive parts」と呼ばれ、鳥が枝に止ることに対応する意識の中断は、「実質部分 substantive parts」と呼ばれている。後者が「実質的」とされる理由は、意識が中断している間に、次の思考の内容が意識下に形成されるとジェームズが考えたことにある。仏教における「刹那滅」、およびジェームズの「substantive parts」という考えは、我々の思考内容の大部分が意識下において形成されるとする現代脳科学の認識と一致している。

フリーマンは、このような意識の中断が、皮質ニューロンの集団的活動が形成する一つの特殊な状態空間であることを実験的および理論的に解明し、それを「ヌルスパイク」と名付けた。[128]「ヌルスパイク」とは、一つの大域的アトラクターが次へと遷移する際に、大脳皮質脳波の平均的パワーが一過性にゼロとなること、すなわち意識が中断することを意味する。ここで重要なのは、その際の大脳皮質におけるニューロン活動の状態空間が、数学的な「特異点（singularity）」を表すことである。特異点とは、ある継続的な現象に突然大きな変化が生じ得る時空間の状態――カオス理論の言葉では「分岐点」――を意味し、アトラクターについて言えば、その大規模な遷移が発生し得る状態である。

宇宙物理学では重力に関する特異点（gravitational singularity）が考えられ、ブラックホールの内部には、時空の特異点が存在するという。スティーヴン・ホーキングによれば、ビッグバンも宇宙発生における特異点である。[129] つまり、「ヌルスパイク」における脳ニューロン活動の状態空間の遷移は、宇宙における大規模な諸現象の分岐点と共通する数学的構造を有しているのである。アインシュタインは、「最大の奇跡は、人間が考えた数学が宇宙の法則と一致することである」と述べたが、脳における心の創発が宇宙の出来事と同じ数学的原理に基づいているとすれば、それはもはや奇蹟ではない。著者との文通においてフリーマンがヌルスパイクについて述べているところを次に示す。

「ヌルスパイクは、時空および頻度のある一点において存在するという意味において全く一過性のものですが、それは、それが存在する点の外部へと流れ出し、その周囲の変化を引き起こします。このような現象が起こるのは、すべての相対的配置が対称的となるような力の均衡が瞬間的に生じるからであり、その時、心は無（nothingness）となり、そこから心のコアと宇宙のコアとが一体化する（The unification of the core of mind and the core of universe）ような新たな配置が生じるのです。アクィナスが言っているように、それは形あるいは物質が心身に侵入し、外界と対称的な配置を創り出すということではありません。そうではなくて、心の中核であるカオス的ダイナミクスがこの統合を創り出し、行動を通じてそれを検証し、そしてこの創り出されたものを、行動に伴う快・不快にしたがって受容し、あるいは排除するのです」。

このように、刹那滅は脳の通常的なプロセスであることが既に脳科学的に証明されている。フリーマンが言うところの「心のコアと宇宙のコアの一体化」とは、実にウパニシャッドの哲人たちが夢見た「梵我一如」にほかならない。しかしそれは、深遠なる瞑想と惨憺たる苦行の末にようやく到達される心の状態ではなくて、我々の日常的思考においていつも生じている、極くありふれた神経学的現象にすぎないのである。我々の思考は、それ自体が「梵我一如」であり、そこに我々の主体性と自由意志が宿っている。十二支縁起の最初の三支である「無明・行・識」が最後の支である「生・死」に直ちに引続いて生じることは、まさにそのことを意味している。ただし、ヌルスパイクがどのような新たなアトラクターを生み出すかは、それ以前に存在するアトラクター配置がどのようなものであったかということ、すなわち歴史的文脈に依存する。それはつまり、平凡な心はおおよそ平凡な発想しか生み出さないということである。しかし、平凡な心が非凡なものを隠し持っており、それがある分岐点において突如発出することも有り得る。唯識において、それは「識転変」の一つの形であり、特に「覚り」すなわち依他起性から円成実性への転換が「転識得智」と呼ばれる。それは、より一般的には「霊感：インスピレーション」と呼ばれるものに相当する。西欧の伝統的見解において、「inspiration」とは神が人に息（生命と知性）を吹き込むことであるが、フリーマン理論において、それは脳が自己組織的（あるいは創発的）に、突然優れた考えを生み出すことを意味する。つまり、「依他起性」が「円成実性」へと転依することを「覚り」とする三性説の基本的な考え方は、それが人間にとってどれほど困難なことであるかという問題は別として、ニューロダイナミクスの見地からも支持されるものである。

7　識のはたらき

前節では、識の縁起によって十二支縁起の諸法の継起が成り立つということについて考察したが、世親による『唯識三十頌』(106)は、識の機能論を主とする著作である。以下では、そのいくつかの重要な偈についての高崎氏の解説を先に示し、次いで著者の考察を述べる。

> どんな種類の我や法の想定（仮説）が行われるとしても、じつに、それは識の転変においてである。そして、その転変は三種である（第一偈）

この偈は、「縁起とは識の転変である」ことを示している。「転変」の原語は「パリナーマ pariṇāma」であり、「潜在しているものが開展して現れ出ること」を意味する。「転変」というからには、変化の元となる何かが存在しなければならないが、原始仏教ではもとより「無我」を標榜しているのであるから、そのような原因となり得るような実体を想定することはできない。諸説が入り乱れる中で最終的な理論的解答を与えたのが、瑜伽行派の八識説である。「識転変」とは、一言で言えば、薫習された種子がアーラヤ識のなかに蓄積され、成熟して、再び諸識と行為が起こってくることを云う。「三種の転変」とは、種子が貯えられた結果、形成され存続するものが輪廻の究極的な主体であるアーラヤ識となること（異熟転変）、アーラヤ識を拠り所とし、そこに貯えられた種子が転変したものが自我意識としてのマナ識となること（思量転変）、アーラヤ識とマナ識を背後に持ちつつ対象を認識し、認識作用がもたらす種子をアーラヤ識に植え付ける（薫重する）ものが表層意識としての六識となること（了別境転変）の三つである。八識がこのようにあくまで縁起によって転変しており、その結果として知り得る世界全体があることを「アーラヤ識縁起」という。

このように「転変」という語は、我と法を想定する識と、我法という想定されるものとの間の同時成立と相互影響ということと、その刹那生滅の識の刹那ごとの連続（「相続」という）を一つの言葉で言い表したものである。したがって「転変」は、二刹那における識の時間的な前後関係というだけではなく、それらが循環的因果関係によって結ばれていること、すなわち心が複雑系であることを表している。さらに転変は、種子の地平（「因転変」という）と、識の地平（「果転変」という）との両方において生じるものである。上の偈で言うところの「識の転変」は、後者を指す。刹那ごとの識の連続性は（同じ性質の刹那を超えての持続性）は、専らアーラヤ識に托されている。刹那を挟んで変化する前の識が次の識に及ぼす影響を「習気」と言い、「種子」とは次の刹那の識から見た「習気」である。種子と他の識との相互作用によって、六識の働きの内容が生み出されることを「種子生現行」、種子が他の識を通過する際に受けた影響を保持しながら、アーラヤ識に再び取り入れられて保存されることを「薫習」（または現行薫種子）と呼ぶ。次刹那との連続は「種子生種子」と呼ばれる。種子生現行と現行薫種子は必ず同時的な循環的因果関係において生じるとされる。

ここで、改めてマクリーンの三位一体脳を示した図3をご覧いただきたい。アーラヤ識・マナ識・六識の「三種の転変」における基本的機能が、それぞれ爬虫類脳・旧哺乳類脳・新哺乳類脳と概ね対応することが見て取れるであろう。それは、十二支縁起の最初の三支である無明・行・識とも重なり合っている。また、「識転変」、「薫重」、「種子生現行」、「現行薫種子」、「種子生種子」などの概念は、複雑系である脳神経回路網の異なる階層間および同一階層内の諸モジュール間の相互作用を意味するものとして理解することができる。これらのプロセスの夫々に対して、神経生理学的な説明を与えることができる。「種子生現行」は、志向性が志向性の弧を介して現実的なゴール（intent）として設定され、行動を生み出すプロセスに該当する。「現行薫種子」は、過去の行動が経験として記憶に貯えられること、また「種子生種子」は、それぞれの種子がアーラヤ識の内部で相互に作用して新たな種子を生み出すことであり、経験の総体が記憶として、あるいは獲得形質として保存され、志向性のあり方を修飾することに該当する。

また「因転変」は、世代間の相続における組み換えや突然変異による遺伝子変化に対応する。ラマルクの獲得形質遺伝説はながらく否定されたままであったが、近年、ＤＮＡを後成的に修飾するメカニズム（エピジェネティクス epigenetics と呼ばれる）の存在が知られたことから、その再評価が進められている。「種子」という概念は、「遺伝子」という生物学的概念を先取りしたものであるから、それをベースとする唯識説の諸概念が、現代生物学と高度の親近性を有することは決して不思議ではない。ともかく、世親がアーラヤ識やマナ識について述べているところを、もう少し追っていくこととしよう。

（三種の転変とは）異熟と、思量と称せられるものと、境の了別とである。そのなかで、異熟とはアーラヤと呼ばれる識のことで、一切の種子を有するものである。（第二偈）

アーラヤ識は種子の貯え場所とされるが、実際は種子の集合であって、アーラヤ識という殻があるわけではない。すなわちアーラヤ識とは、顕勢となっていない状態で刹那ごとの相続を続けるのであるから、現代用語で言う潜在意識ないし深層意識に相当する。脳科学的に表現すれば、それは脳の生得的メカニズムに基づく、意識下のすべての脳と身体の活動を含むものである。上の偈における「異熟」という語は、業との関係で、生まれてから死に至るまでの識の相続がアーラヤ識によって行われること、また一生の始まりである受精の瞬間において、アーラヤ識が前生の業を背負って、そこに付着し、新しい生命体の活動が始まることを意味する。仏教はバラモン教・ヒンドゥー教正統派とは違って、永遠不変に存続するアートマンの存在を認めないので、輪廻転生における前世との連続性をどのように説明するかということが、その大きな課題であった。その大問題に対して唯識派が示した答えがアーラヤ識だったのである。

アーラヤ識は他にも重要な役割を有しており、それはアーラヤ識が個体を一つにまとめ、維持して、その同一性（「習同分」という）を存続させることである。個体を存続させる機能を「アーダナー（執侍）」というので、アーラヤ識はアーダナー識（阿陀那識）とも呼ばれる。このような機能は、表層的な意識が、睡眠・病的な意識の中断・最高の禅定の境地などにおいて一時的に失われても、その後に回復することを説明するために想定された。さらにアーラヤ識は、身体の基本的機能（呼吸・心拍・体温など）を維持する機能を持つとされる。アーラヤ識が個体の精神活動を統一するという考えは、フリーマンが志向性の第一の特質として「統一性」を挙げたことと合致する。この統一性は、志向性の弧の回転によって、脳のすべての領域の活動が大域的アトラクターに統合されることに基因するのであるが、唯識においても、アーラヤ識の種子は他の七識において、五遍行の働きによって統合されると考えるので、両者は基本的によく似た機構を想定していることになる。また、アーラヤ識が身体の基本的機能を維持するという考えは、ヨーガ行者が禅定の経験に基づいて想定したことであるが、それはフリーマンが志向の「全体性」として定義したことと合致している。すなわち大脳辺縁系は、身体機能の維持に直接関与する脳幹や視床下部のみならず、大脳皮質全体と密な線維連絡を有しているので、それが発現する志向性は、脳と身体の生得的機能と経験、およびそれらの過去・現在・未来における状態の全てを反映しているのである。唯識では、表層意識の状態が意識に上らない心身の状態に左右されることを、「安危同一」と呼んでいる。

このように唯識は、志向性の弧と密接な関連を有するアーラヤ識の働きを克明に調べ上げたのであるが、そこから一転して、アーラヤ識は滅しなければならないものとする。というのは、それが存在する限り、煩悩の火種が尽きることはないからである。アーラヤ識を滅すれば個体は死ぬのではないかという心配が生じるが、それに対して唯識は、アーラヤ識を滅することは、識が智に転換すること（転識得智）であり、その不浄な部分だけが失われることであるから、個体の生き死にとは無関係である、という説明を用意している。ここから唯識の覚りへ向けた修行の道程が始まるのであるが、それについては後に改めて述べる。次は、第二種の転変としての「思量」の働きについてである。

意（マナス）と名付ける識が、それ（＝アーラヤ識）に依止し、それ（＝アーラヤ識）を所縁として起こる。（これは）思量を性とするものである。（第五偈）

玄奘は、「意（マナス）と名付ける識 mano nāma vijñāna」を、第六識である「意識 mano-vijñāna」と区別するために「マナ（末那）識」と訳している。「意識」は「意」という器官（根）から発する「意による識」であるが、「マナ識」は「意なる識」であり、アーラヤ識を所縁（認識の対象）として、その独自の認識を起こすが、それはアーラヤ識を「我」、すなわちアートマンであると誤認することである。つまり、このマナスこそ自我意識にほかならない。以上がマナスの基本性格であるが、その具体的な機能が次の偈で示される。

〔註36〕マナスの性である思量

「マナス」の語根は「思う・考える、√man」という語であり、ルストハウスはそれを「意志することと熟慮すること willing and deliberating」と訳している。(96)

（このマナスは）四種の有覆無記性の煩悩につねに伴われている。四種の煩悩とは我見と我癡と我慢と我愛である。（第六偈）

ここで、「我見」とは我があるとする見方、「我癡」とは我に関する無知、「我慢」とは「自分は何々であると思い、それによって心が高ぶること、「我愛」はわが身が可愛いと思うことである。以上の四つの心所は、修行を妨げ、覚りを妨げる煩悩であるから、これを伴っているマナスは「汚れたマナス」と呼ばれ、それが「有覆」ということの意味である。しかし、それが善であるか悪であるかは直接に規定出来ないので「無記」とされる。アーラヤ識は無記であるが､煩悩の心作用には伴われていないので､「無覆無記」とされる。マナスは、覚りや無意識の状態におけるその働きの発現の仕方が、表層意識である六識やアーラヤ識とは異なることから、いわば理論的要請として、それらと同列の意識として立てられたものである。

〔註37〕第七識マナス

山部能宣氏はマナ識という概念がどのように生まれたかについて、次のように述べておられる。(126) シュミットハウゼンによると、もともとアーラヤ識は生命を維持するポジティブなものだったのだが、仏教において生は無常にして苦にみちたものであり、麁重《そじゅう》（あらく重いこと。軽安の反対語）を伴うものである。瑜伽行派において麁重は種子と同一視されるので、それを保持するアーラヤ識は必然的にネガティブな側面を持つことになる。後に述べるように､唯識は如来蔵思想を受容し､「善の種子」､すなわち「清浄の因」というものを考えるようになるが､アーラヤ識が麁重なままでは困るので、雑染の根本としての機能はマナスに移されることになったという。

人間の思考・行動を支配する生得的傾向としては、利己主義が最大のものであることは今も昔も変わらない事実であるが、現代脳科学はそれについてどのように考えているのであろうか？　利己主義の別名である自己保存本能とは、「利己的な遺伝子」という言葉が表すように、単細胞生物からヒトまでの全ての生物が共有しているものであり、そこに関与する生物学的メカニズムはその進化と複雑化の程度を反映している。つまり脊椎動物においては、一個の細胞から神経回路網にいたるまで、全ての細胞・組織・臓器がそれぞれ独自な自己認識と自己保存（防御）のための機構を有している。ヒトにおける自己保存本能の多くは、自律神経系・視床下部・大脳辺縁系（特に扁桃体）を介する意識に上らない自己防御反応、あるいは脊髄レベルにおける単純な神経反射として発現する。

一方、大脳皮質のレベル、すなわち意識に上るレベルでの自己保存本能は、認知・判断・記憶に関わる高度の精神活動が自我意識および情動と結び付き、高度に複雑な反応として発現する。マナスが発現する我見・我癡・我慢・我愛、あるいは貪・瞋・癡の三毒に代表される煩悩は、自我意識と結び付き、そのようなものとして意識に上る欲望である。しかし、その源はアーラヤ識にあるのであるから、煩悩とは表層意識だけの問題ではない。それが人間存在そのものから生じる問題であるとすれば、それを滅する、あるいは抑制するということは果たして可能なのだろうか？　少なくとも我々は、煩悩・欲望が生じたことに気付き、それをある程度意識的に抑制することはできる。このように意識的に煩悩を抑制することは、社会的にも、また倫理的にも望ましいことであるから、仏教が貪・瞋・癡の三毒の抑制、すなわち渇愛縁起の止滅を主要な到達目標として掲げてきたことは、むしろ当然であろう。しかし「分かっちゃいるけど止められない」のが人間である。他人に対して欲望の抑制を説いたところで、そのように説いている自分自身の欲望さえ十分に抑制できないことは、古代の修行僧たちもよく理解していたことに違いない。そこから、煩悩を抑制するためにはアーラヤ識を滅することが不可欠であると考えられたのであるが、それは識を根本的に改変することにほかならない。こうして、「三性説」における「依他起性」から「円成実性」への転換という発想が生まれたと考えられる。

唯識が修行の目的として掲げたのは、「円成実性」における「無分別智」への到達であり、それは「所取と能取とを区別しない」、つまり主観（自我意識）と客観（対象の認知）を区別しない智である。ここでどうして所取と能取が出てくるかというと、それは煩悩が自我意識と結び付いており、自我意識とは、意識における所取と能取の分離において生じるものであるからである。そして所取と能取の実際のあり方とは、対象を言葉で表し、言葉を用いて考えることである。つまり、「完成したあり方」としての虚妄分別は、対象を言葉や概念によって分析的に把握しようとしない時に「智」へと転換するのであって、それを「転識得智」という。竹村牧男氏の解説によると、唯識は煩悩（我執と法執）が起こる原因を、先天的なもの（倶生起《くしょうき》という）と後天的なもの（分別起）に分ける[107]。迷いの生死輪廻に向けて業を生じるのは、意識の場において生じる分別起の煩悩障である。唯識では、この分別起を滅することから始めて、その効果を倶生起に及ぼしていくのだという。

　覚りとは程遠い著者が「無分別智」について語ることはできないのであるが、想像するに、そこには二つの意味が含まれていると考えられる。一つは、自他の区別をなくすことであり、それによって、自己に向けられるべき注意が他にも等しく向けられることになる。それが「大慈大悲」である。もう一つは、我々が思念や行動に没頭し、我を忘れている、いわゆる「無心」の状態となることである。その時、行動は通常以上の正確さを持って遂行されるが、自己は対象と一体化し、言葉を用いた思考も情動も生じていない。それは大域的アトラクターが全体的に対象に没入していて、分極化が生じていない状態である。そのような識のあり方を極限まで理想化したものが「無分別智」なのであろう。ここで重要なのが、「無分別知」とは、「分別」すなわち理性による、言葉を用いた推論を伴わない状態において生じる知、すなわち直観であることである。それは、メルロ＝ポンティが言うところの「最大把握」に通じるものを持っている。このような根本的な智慧（＝無分別智）を得た後に、再び現象的な世界を、分別を持って眺める智慧のことを「後得智」という。この後得智は、すでにその中から汚れが取り除かれ、清浄となって世間を観察することから、「世間清浄分別智」と呼ばれる。この智によって具体的に世間の中で人々を救済することができるという。

竹村牧男氏によれば、菩薩は大悲と般若（後得智）を十全に働かせて、衆生の救済のために活動する。[108]『法句経』に記された「七仏通戒偈」（諸悪莫作、衆善奉行、自浄其意、是諸仏教：すべての悪をなさず、善いことを実現し、自分の心を清らかにすること。これがめざめた人たちの教えである）は、古ヴェーダから継承されている古代インドの伝統的思想であって、ブッダはそれを「八正道」として具体化した。つまり、ブッダの「生きとし生けるものはすべて幸せであれ」とする願いは、あくまでも実践を通じて善を実現すべきであるという信念に裏付けられているのである。中観派の「空」の概念、また瑜伽行派の「唯識」の概念は外界の現実的存在を認めないことを意味するから、一見、ブッダにおける善の実践という理念から後退しているように思える。しかしそれは、とかく情動や固定観念に縛られがちな我々の心を一旦完全に脱構築することによって、我々が生得的に有している仏心（如来蔵）の発現を促し、それに基づく理性（智慧）の自由な働きを可能ならしめるための理論的要請であったと考えられる。つまり大乗仏教は、ブッダの教えを継承し、それを菩薩行として理論的に深化し拡大することを目指したのである。

五位百法における各々の心王は、〈遍行〉の五つの心所と、〈別境〉の五つの心所と、〈善〉の十一の心所が必ず一緒に相応したあり方で生じる。このとき慧の心所の働きが増している。そこで、〈慧〉の心所に代表させて、そのような心王・心所のあり方を「智」というのだという。[108] このような心王・心所のありようは、修行が進むにつれて高められ、遂に八識が大円鏡智・平等性智・妙観察智・成所作智の「四智」に転ずる。それは唯識において「転識得智」とも、「無住処涅槃」とも呼ばれる修行の到達点である。「大円鏡智」とは、アーラヤ識が転じて智となったものである。それは一切の境相（認識作用の対象の性質や特徴）を了知しているのであり、大きく丸い鏡に幾多の像を映しているようなものである。「平等性智」は、第七マナ識が転じて智となったものであり、一切の法と自他の平等性を洞察していることによって、大悲を働かせる。「妙観察智」は、第六意識が転じて「智」となったものであり、世界の特殊と普遍の構造に関してよく了解する。また説法して人びとを利益していく。「成所作智」は、前五識が転じて智となったものである。ここで「利益」とは福利であり、物質的な意味でも宗教的な意味でも用いられ、仏や菩薩の慈悲、あるいは修行の結果として得られるが、この世で得られる利益を「現世利益」、来世で得られる利益を「後世利益」という。しかし菩薩行における「自利利他」（自ら利益《りやく》を得ることと他人を利益すること）は、覚り――無住処涅槃――に達しなければ実現できないというものではない。ブッダはむしろ、覚りに達するためには慈悲の実践が不可欠であるとした。「四智」とは智・知の理想であり、人間がそれに少しでも近づくためには観察と反省を怠ってはならない。唯識が仏に至る道を無限に遠いものとしたのは、とかく慢心しやすい人間の心を戒めるためであろう。

以上、アーラヤ識とマナ識について簡単に解説したが、フリーマン理論との対応を考える上で最も重要と思われるのが、心王と心所の相応関係についての唯識の分析である。次節では、主に竹村牧男氏の上掲書に依拠して、五位百法を中心とする唯識教義とフリーマン理論との比較を進めていく。

8　五位百法における心王と心所の相応関係

瑜伽行派は、虚妄分別である識すなわち依他起性が縁起に基づいて生起することを、その中に五蘊と十二支縁起を読み込むことによって示したのであるが、それと並行して、そのような縁起を内包する識の具体的構造についての教説を作り上げた。唯識派には世親を始めとしてアビダルマからの出身者が多かったので、識の構造としての新たな法の体系は、アビダルマの五位七十五法を基とし、それにアーラヤ識とマナ識を加えた五位百法として完成された。五位とは、心法・心所有法・色法・不相応法・無為法の五つであるが、ここで心法とは心王と呼ばれる心の本体である。心所有法（心所）は心王に所有される法の意味であるが、要は個別の心作用である。色法は、物質もしくは感覚対象であり、不相応法は色にも法にも相応しないもので、例えば時間・言語等が含まれる。ここまでの四法は、生滅変化する有為法である。生滅変化しない、不生不滅の法が無為法である。唯識において、心の要素としての実質性を担うものは心王・心所のみとされた。というのは、不相応法は独自の実体性を有さず、色法は心王・心所の対象面を表すものであり、無為は心王・心所の本性であるので、それ自身の存在性を有するのは、結局、心王・心所のみとなるからである。[107] この心王・心所も、物や自我がその上に仮設される拠り所としては実在的であるが、それらは刹那刹那、生滅するプロセスなのであるから、決して実体としての存在なのではない。ともかくこの後の記述においては、「法」という語の意味を心王と心所に限定することをご了解いただきたい。

心・虚妄分別というものは、これらの心的要素が組み合わせを変えつつ相互作用し、刹那刹那、そのつど生起してくるものである。それが相続されていくところに個人と見られるものがあり、またそれが現れてくるのも、自分自身によってではなく、他との関係において、すなわち縁起においてである。このような縁起の関係性は、識内の出来事とはいっても、アーラヤ識が世界・宇宙をその中に有している以上、空間的・時間的に際限なく拡がる可能性を有している。それは一切の事象が一つの事象に関連し、一つの事象が一切の事象に関連していることであり、華厳宗における「一切即一」の思想に繋がるものである。これら多様な心的要素（第6図に示す数十のダルマ）は、それ自身の種子から現象するのであって、この刹那滅の中に相続し来たる種子を「界 dhātu」とも言う。

〔註38〕唯識における「界」

先に述べたように、「dhātu（界）」に「本性」や「本質」という意味はない。しかし唯識では、この「界」をアーラヤ識（の種子）と見なして、原因の意味を付与する。一方、如来蔵思想では、この「界」を如来蔵と把え、法

	〈遍行〉					〈別境〉					〈善〉										
	触	作意	受	想	思	欲	勝解	念	定	慧	信	慚	愧	無貪	無瞋	無痴	勤	軽安	不安逸	行捨	不害
前五識	◎	◎	◎	◎	◎	○	○	○	○	○	○	○	○	○	○	○	○	○	○	○	○
意識	◎	◎	◎	◎	◎	○	○	○	○	○	○	○	○	○	○	○	○	○	○	○	○
末那識	◎	◎	◎	◎	◎					○											
阿頼耶識	◎	◎	◎	◎	◎																

	〈遍行〉					〈煩悩〉						〈随煩悩〉																				〈不定〉	
	触	作意	受	想	思	貪	瞋	痴	慢	疑	悪見	忿	恨	覆	悩	嫉	慳	誑	諂	害	憍	無慚	無愧	掉挙	惛沈	不信	懈怠	放逸	失念	散乱	不正知	悔・眠	尋・伺
前五識	◎	◎	◎	◎	◎	○	○	○													○	○	○	○	○	○	○	○	○	○	○		
意識	◎	◎	◎	◎	◎	○	○	○	○	○	○	○	○	○	○	○	○	○	○	○	○	○	○	○	○	○	○	○	○	○	○	○	○
末那識	◎	◎	◎	◎	◎	○		○	○		○												○	○	○	○	○	○	○	○	○		
阿頼耶識	◎	◎	◎	◎	◎																												

図6　心王と心所の相応関係　（竹村牧男『唯識の探究』(107)より、許諾を得て改変）

身を得るための原因であるとした。つまり唯識思想は、アーラヤ識の種子を基体とする「基体説 dhātuvāda」である。また瑜伽行派は、龍樹の思想を三性説において継承したと主張するが、それが心王・心所を条件付きながらも実有として認めている点において、純粋な「空の思想 śūnyatāvāda」ではない。唯識は自我と物との実体的存在を否定したのであるが、心王・心所の（仮の）実在性と、アーラヤ識における環境と主体との相互作用を認める点において、観念論・唯心論の枠には収まりきれず、むしろ現代生物学思想との親和性を有するものである。

図6は、竹村牧男氏の著書『唯識の探究』(107)における原因を元に、竹村氏のお許しを得て、心王・心所の縦横の配置を入れ替えたものである。その目的は、アーラヤ識－マナ識－意識－前五識（五根）という識の階層構造と、爬虫類脳－旧哺乳類脳－新哺乳類脳（大脳皮質）という脳の階層構造との対応をより明確に示すことにある。心王・心所の相応関係（同時的に働くこと）を丸印

（遍行の心所の相応関係は◎印）で示した。

心王については既に説明したが、心所[108]（法・ダルマ）の各々についての竹村牧男氏の解説を表2に示す。詳細については、竹村氏の上掲書や、『成唯識論を読む』[130]などをご参照いただきたい。

心所は、遍行・別境・善・煩悩・随煩悩・不定の六つの群に大別される。心所とは、意識に上る個々の心の働きと、それを生み出すメカニズムを共に意味するものであるから、現代心理学でいうモジュールとそれが生み出す現象的な心に対応する。ここで遍行とは、全ての識と常に相応することによって現象的な心を生み出すメカニズムであるから、そこに善悪の区別はない。その他の心所は、感情や情動に関わる個別的な心の働きを生み出すものであるから、善悪の観点から分類されている。

仏教における「善」とは「二世（過去－現在、現在－未来）にわたって自他を順益するもの」であり、一方「悪」とは、「二世（過去－現在、現

表2：五位百法における心所

遍行：八識と常に相応している心所である。
- 触――他の心所を生ぜしめ、かつ心王・心所を統一して、同一対象の認識全体を成立せしめる働きを有する。
- 作意――起こすべき心・心所の種子を警覚（すばやく感じ取り）し、そうして生起した心・心所を対象に向けさせる識（心所）を成立せしめる働きを有する。
- 受――苦・楽という観点を基準とした感受・感情のことである。
- 想――表象、あるいは認知に対応する。想の心所が、対象の一定の相を認知することによって、言語活動も可能となる。
- 思――意志に相当し、これが業を作って行く。身・語・意の三業の本体である。

別境：善・悪・無記を問わず、特定の対象（境）にのみ起こるもの。
- 欲――欲求のことであり、（観法における）観察の対象に向かうこと。
- 勝解――確定した事柄についての疑いのない了解。
- 念――記憶力のことであり、次の心所である定（心の統一）の拠り所となる。
- 定――（対象に向かう）心を統一していく力である。この定より智慧が生れる。
- 慧――観法の修行において審査していくはたらきである。慧の心所の悪性のものが我見であると考えられることから、慧はマナ識に相応する。

善：将来、楽をもたらすもの。
- 信――仏教の教えやそれの説く事実を了解し、仏教（徒）に憧れ、自分もそう生きようと思い立つ心。それはそれ自身清らかなのであり、かつ心・心所を浄化する。

- 慚——非難さるべきことを自ら恥じること。諸々の徳および徳ある人々を重んじること。
- 愧——非難さるべきことを他に対し恥じること。罪に対し怖れを見ること。
- 無貪——自我の存在を延長せしめようとする執着のないこと。悪行が起こらないことをもたらす。
- 無瞋——苦しみをもたらすものに対しても憤りのないこと。慈しみの心でもある。この心作用の働きの現れが、「不害 aḥimsā」である。
- 無癡——癡（無明）を脱していること。仏道全般に関する正しい了解・知見。
- 勤——精進ともいわれ、努力していく力。善に対する心の強い意志。
- 軽安——「安」ともいわれ、身心が軽快なこと。これによって種々の為すべきことを支障なく為しとげていくことができる。
- 不放逸——悪を離れ、善を志向して修行実践していくこと。
- 行捨——禅定の修行が進んで、心が高ぶることもなく沈むこともなく平静となった状態。掉挙と惛沈の心所が起こらなくなった状態。
- 不害——無瞋の心所のはたらきにおいて、特に人々を害さないという面を取りだしたものであり、抜苦としての悲を本質とするもの。

煩悩：善に対する不善もしくは悪の事で、将来に苦しみをもたらすものである。煩悩は一般に悪であるが、マナ識と相応する煩悩（貪・癡・慢・悪見）は有覆無記で、苦を招くという発業の働きはないが、潤生の用（次生にアーラヤ識自身の種子が現行し、再生するのを助ける働き）はある。

- 貪——自我の存在と種々の享受に対する執心であり、輪廻の原動力となるもの。「渇愛」（愛）と同様に苦を生じる。
- 瞋——苦しみとその原因に対する憤怒で、主として対人関係の中で起こるもの。瞋をおこすと、苦痛が付きまとうようになり、身心は安定せず、また、将来苦果を招くべき悪行を犯してしまう。
- 癡——無明のことであり、それは最も根源的な無知であって、一切の煩悩・業・生死輪廻の根本的原因となる。それは、十二支縁起の仕組み（業）や四諦、また現象世界のあり方と、その本質・本性そのものに対する無知である。
- 慢——自我の存在に執する自我意識をふまえての差別意識のこと。自分を他者と比較して、なんとか自己を保全しようとする意識である。家柄・知能・名声・学識・覚りなどに関して、自分が優れていると思う心の思い上がり。
- 疑——字のごとく疑いであり、了解が決定しないこと。特に仏教の教えに対する疑いは、重い煩悩とされる。慧は決択するが、疑は一つに定まらない。
- 悪見——固定的・一方的な誤った見解であり、我見・辺執見・邪見・見趣・戒禁取の五種がある。

随煩悩：枝末的な煩悩のはたらき。

- 忿——瞋の一種で、とくに具体的な攻撃を受けた時、相手をやっつけようとする動作に繋がるような怒りのこと。刀を取り、棒を取る等の怒り。
- 恨——あるとき攻撃をうけて、それに対し怒りが起きた後、それがずっと続くこと、その結果、我慢できずに相手を害そうとしたりしてしまう心である。攻撃を許せず、復讐を願うこと。

- 覆——自らなしたあやまちを指摘されても素直に反省せず、それを隠してしまおうとする心。
- 悩——怒りによって、いわば暴言で相手にかみつくことであり、粗暴な言葉を発して相手の急所をつくような行為につながる怒りの一種である。
- 嫉——まさに嫉妬の念であり、成功し、隆盛している他者に、我慢出来ないような気持のことである。
- 慳——物惜しみの心であり、生活の物質的基盤を拡充していこうとして止まない心であり、それだけではなく、習得した技術や、さらに教えをも秘匿しようとする心である。
- 誑——自分に徳がないのに、さも修行を積んだような格好を見せることで、その底には名利への貪愛と無明とがある。邪まな性格（邪命）をもたらす。
- 諂——覆が自分の過罪を隠すのみと違って、誤魔化すために相手に取り入ったり、種々策を弄しようとする心で、とりわけ言葉においてなされる。
- 害——人々を傷つけようとする心で、非情・冷酷の心である。
- 憍——慢が差別意識であったのに対し、自己への陶酔の心、つまりうぬぼれのことである。
- 無慚——非難さるべきことを自らに恥じないこと。
- 無愧——非難さるべきことを他に恥じないこと。
- 掉挙——過去の楽しかったこと、はしゃいだことを思い出して心がざわめくこと。これは止観行の止をさまたげる。
- 惛沈——心の機能を低下させて、対象の認識をなしえない状態に導くもの。とくに、止観行の観をさまたげる。
- 不信——要は信の反対であり、懈怠に導く。
- 懈怠——修行に進もうという気持ちがなく、世間的な安楽に耽著する心である。勤（精進）と相反する。
- 放逸——修行せず、煩悩等から心を護らないこと。悪を防がず、善を修せざる状態である。
- 失念——煩悩に汚された念（記憶）であり、心の散乱につながるものである。
- 散乱——禅定に入ることができず、心が流れて止まないこと。そうすると正しい智慧を生じることができなくなる。
- 不正知——自分で何をしているのかよく解っていないことであり、為すべきことと為すべからざる事との判断がつかないこと。

不定：遍行ほど常に相応せず、善・煩悩・随煩悩のように性質は定まっておらず、しかも別境のように三界のいずれにもあり得るものではない。要するに他の分類に入らないもの。

- 悔——悪い行為をしてしまった、善い行為をしなかった、等の後悔の念である。この悔による苦悩の心が起きると、心の安定を妨げる。
- 眠——心を眠らせ、身体を鈍重にするもので、身心の活動を妨げるものである。
- 尋・伺——尋・伺は、心の中の言語活動において、ひととおりの表現を求めるものと、深く表現を探っていくものとである。これらは当然、意識に伴う活動である。

在－未来）にわたって自他を違損するもの」である。善でも悪でもないものを「無記」という。つまり、善は楽果をもたらすもの、悪は苦果をもたらすものである。苦の原因とは悪業であり、悪心すなわち「煩悩」・「随煩悩」として分類されたものである。善の心所は、「別境」と「善」の十一であり、悪の心所より数が少ない。つまり唯識は、心作用としては、苦の原因となるものの分析をより重視しているのである。ただし、煩悩は一般には悪であるが、マナ識と相応する煩悩は有覆無記（煩悩のけがれはあるが善でも悪でもない）であり、苦を招くという発業の働きはなく、潤生の用（アーラヤ識の種子を発芽させる働き）はあるという。種子の持つ善または悪の性質を作り出す主体は、意識と相応する思の心所、即ち意思（志向性）である。この自覚的な意思が、善または悪を志向し、決断し、実行に移すときに、それが身・語・意の三方面において発業するのである（身口意の三業という）。前五識は第六意識に従って発業し、マナ識とアーラヤ識は有覆無記であり発業しない。

マナ識は我執の根本であるので、極めて悪性度の高いものと考えられるかもしれないが、唯識は我執に先天的なものと後天的なものを区別する。「分別起の我執」（後天的な我執）は、世間の中で、言語や慣習・文化等々を教え込まれる中で作り上げられた自我像に執着するものである。「倶生起の我執」と呼ばれるマナ識の我執は先天的なものであり、四つの根本煩悩と相応していながら、悪性ではない（業を作らない）とされる。様々な煩悩の中で、特に分別起の煩悩障こそが迷いの輪廻に向けて発業するという。つまり、善悪とは人間の意識・意志が作り出すものであるとする認識の中に、唯識は覚りへの手掛かりを見出しているのである。

触・作意・受・想・思という五つの心所を含む「遍行」は、心王である八識の全てと共に働くことから、「五遍行」と呼ばれる。これらの心所が、五蘊と同様に、フリーマンが言う志向性の弧と対応していることについては既に述べた。図6を一見して気付くのは、遍行の心所が常にアーラヤ識と共に働くことである。つまり遍行は、アーラヤ識の種子を全ての識へと送って行を発する働き（種子生現行）、識の働きを種子へとフィードバックする働き（現行薫種子）、さらに識の働きを各層および全層にわたって統合し自己の統一性を生み出す働きを有している。心所に快・不快・喜怒哀楽などの一般的な感情・情動が含まれていないことはやや意外に感じられるが、それは受の心所の内に、苦・楽・不苦不楽（苦でも楽でもないもの）を含め、経験において生じる感情の全てが含まれていることによるのであろう。マナ識と相応するのは、別境では慧のみ、煩悩では貪・癡・慢・悪見の四つ、随煩悩では掉挙・惛沈・不信・懈怠・放逸・失念・散乱・不正知の九つの心所である。これらの情動・感情がマナ識すなわち自我意識と結び付いているとする唯識の考えと現代の情動神経科学（affective neuroscience）との対応については、次章で考察する。

第六意識は全ての心所と相応しており、それは全ての心所が意識に上ること、つまり潜在的な心の働きさえも（瞑想の深みにおいて）意識に上らせることができる、ということを意味している。そうでなければ、潜在意識であるアーラヤ識から発する虚妄分別を無分別心に至らしめることは不可能であろう。前五識も意識と同様、煩悩・随煩悩の多くの心所と相応しているが、それは感覚・知覚自体が、潜在意識であるマナ識の状態によって左右されることを意味する。前五識は、自我意識と絡んだ多くの情動を感知するのであるが、煩悩における慢・疑・悪見、および随煩悩における忿・恨・覆・悩・嫉・慳・誑・諂・害・憍とは相応しない。つまりこれらの情動は、意識には上るが前五識（五根）を通じては直接的に感知されないのである。ここで興味深いのは、善を除く別境・煩悩・随煩悩・不定等の心所の性質が必ずしも善・悪・無記のいずれかに固定されていないことであり、特に煩悩は一般には悪であるが、マナ識と相応する煩悩は無記であり、苦を招くという発業の働きはなく、潤生の用（種子を発芽させる作用）はあるという。

このように、心王のうち第六意識のみが全ての心所と相応する。つまり、人間は意識を介してのみ、心——

世界――をありのままに知り、そして善も悪も行うことができるのである。それも「唯識」という言葉が含む一つの意味であろう。五遍行の働きによって統一された心・意識は、マナ識が生み出した単なる自我意識ではない。心とは、全ての心的要素の有機的統一体であり、それが「自己」である。意識において自分自身を含めたすべての物事をありのままに理解し、智慧を磨くことが覚りと救済への道であるが、心所の数において煩悩・随煩悩が別境・善に優っているということは、人間を覚りあるいは迷いへと駆り立てる力のバランスが迷いに大きく傾いていることを意味している。覚りへの道が極めて困難なものである理由が、このような心王と心所の相応関係においても示されている。しかし、意識における理性（慧）が瞑想を通じて無意識・情動（煩悩）の働きを知り、それらを制御することができると考えることに、唯識の仏教たる所以が存するのである。

9　唯識教義とフリーマン理論との共通点

アビダルマは、ブッダの最後の教えに従って、自己と法の探究を自らの課題とした。唯識の認識論的独我論の立場において、世界とは人間の心の働きに他ならず、その要素が法・ダルマである。ブッダ没後から唯識に至る数百年間の間に、無数の僧たちが瞑想・禅定を通じて続けてきた心の観察の精華が五位百法であり、それは当然、覚りに達することを究極の目的とする仏教思想によって色付けされている。しかし、宗教的な意味合いは別として、五位百法は、人類思想史において他の文化に類例を見ないような人間心理の合理的・内省的探究であり、その意味で唯一無二の価値を有する人類の文化遺産である。心というものは、人類がその発祥以来の進化を通じて育んできたものであるから、精々ここ数百年間に発達した科学の言葉による理解に限界があることは、むしろ当然であろう。しかしフリーマン理論と唯識教義の間に、これほど多くの共通点が見出されるということは、両者が心の言葉と科学の言葉という異なるフィルターを通しながらも、人間の心の真の姿を的確に捉えていることを示している。ここまでの考察から明らかとなった、フリーマン理論と、三法印・五蘊・十二支縁起・四聖諦等を含む唯識教義との共通点を表3にまとめて示す。

フリーマン理論と唯識教義は、現象的な心を自然界におけるプロセスとして捉える視点に立脚して構想されたものであり、哲学的には過程の実在論・認識論的独我論・プラグマティズム・心身一元論であることにおいて共通している。唯識においては五遍行、フリーマン理論においては志向性の弧が全体を支える柱であるが、それは諸々のパーツが循環的因果性によって結び付けられた流動的でダイナミックなプロセスである。両者は共に、カオス（無）からの秩序の形成、すなわち自然の形成力（自己組織化）を認める。両者において知覚・認知とは、外部の「形」を脳内における「表象」へと再構成することではなく、それを「触および取」あるいは「同化」のプロセスによって、心・脳・身体へと取り込むことである。現代心理学・認知科学が言うところの脳の「モジュール」が生み出す大域的アトラクターが、唯識の「法・ダルマ」に対応する。脳のモジュールとダルマには、個体が祖先から受け継いだものと、出生後に環境から学んだものの両方が含まれている。さらにこれらのモジュールあるいはダルマは、意識・無意識の全てのレベルにわたる横断的・縦断的・循環的な相互作用によって、現在ある一つの意識へと自己組織的に統合される。

フリーマン理論によれば、脳という複雑有機体は、遺伝的・環境的因子の影響を受けながらもニューロン活動の時間的・空間的統一体、すなわち大域的アトラクターを自己組織的に形成する。それがすなわち心・意識である。唯識の「五位百法」においては、生理学的・物理学的説明こそ為されていないものの、それに似た心的メカニズムが示されている。すなわち唯識による心の理解において中心的な役割を果たすのは、「転変」（パリナーマ pariṇāma）と呼ばれる概念であり、それはアーラヤ識・マナ識・六識（眼識・耳識・鼻識・舌識・身識・意識）という多層構造をなす八つの識が、業の潜勢力（種子）の授受を介しながら縁起に基づいて転変

表３　フリーマン理論と唯識教義の共通点

両理論の様々な側面	フリーマン理論	唯識教義
包括的一元論	デカルト的二元論の克服	身心一如
認識論	認識論的独我論	識所縁、唯識所現
存在論・意識論	過程の実在論	諸行無常・諸法無我・五蘊
プラグマティズム	科学的方法論	四諦（苦集滅道）
自我の否定	エージェントとしての自我の否定	無我・我法倶空
自己の主体性	志向性の全体性・統一性・意図	自燈明・法燈明
自然の形成力(生命力)	複雑生命有機体の自己組織化・志向性	無明と行
関係性（因果律）	循環的因果性（関係性）	縁起（因縁）・空
心の基本的要素	志向性の弧の構成要素	五蘊・十二支縁起・五位百法における心王・心所
現象的な心	大域的アトラクター	ダルマ・法
現象的な心を生み出す中心的メカニズム	志向性の孤	五遍行
知覚による経験の獲得	同化	触
心のモジュール性	知覚・認知・運動・情動に関わる全てのモジュール	五蘊・五位百法における心王と心所
モジュール間の相互作用	ニューロン集団が形成する振幅変調パターンのメゾ／マクロスコピックな相互作用	心王・心所間の縦横の自由な相応関係－識転変（パリナーマ）－種子生現行・現行薫種子・種子生種子
意識の中断	ヌルスパイク	利那滅
知覚と行動の開始：注意	プリアフェレンスとエフェレンス	作意
心と脳の階層的構造	［古皮質－旧皮質－新皮質］が形成する階層構造（The triune brain）	八識：アーラヤ識－マナ識－意識－前五識（五根）という階層構造
心の統合的作用	志向性の孤の働きによる脳の全領域にわたる大域的アトラクターの形成	アーラヤ識と五遍行による心王・心所の縦・横の相互作用による（第六）意識の形成
意識の流れ	カオス・ダイナミクスによる大域的アトラクターの遷移	識転変・利那滅
意識の役割	ダイナミック・オペレーターとしての意識	第六意識
主観と客観	大域的アトラクターの分極化	分別：識の見分（能取）と相分（所取）
自己の変革	脱学習と学習：洗脳	識転変・転依・智慧

しており、その結果として知りうる世界全体があるということを意味する。上田閑照氏は『十牛図――自己の現象学』(131)において「根源的自己とは空回転である」と述べておられるが、この「空回転」という言葉が唯識における「転変」という語を踏まえていることは明らかである。因みに、フリーマンはネコ頭頂葉における皮質ニューロンの集団的活動における状態空間の遷移を画像化してネット上に発表しているので(132)、是非ご覧いただきたい。それは彩りを異にするいくつもの雲の塊が空中を卍状に回転しているような光景であり、「空回転」という形容が相応しい視覚的イメージである。

一五〇〇年以上も前に古代インドで構想された心のモデルが、フリーマン理論が描くモデルとこれほどまでに類似していることは真に驚嘆に値する事実である。それは本書におけるこれまでの考察がもたらした重要な発見であり、唯識思想の現代における意義を考える上で重要な足掛かりとなるものである。しかし、最終的な考察に取り掛かる前に検討しなければならない大きな問題が残されている。それは、唯識教義におけるマナ識とそれから発するとされる様々な心所(煩悩を主体とする)に関する問題である。マナ識と煩悩は、現代科学の用語では夫々、自我意識と情動に対応するが、それらはフリーマン理論の埒外にあるために、これまで考察の対象として取り上げなかったものである。現代脳科学において、自我意識と情動についての探究は、「情動神経科学 affective neuroscience」と呼ばれる研究領域において行われている。次章では、先ずこの分野において代表的な理論と見なされているヤーク・パンクセップの情動理論を簡略に紹介し、次にそれに基づいて、唯識教義におけるマナ識・煩悩について考察する。

第4章　唯識教義と情動神経科学

1　動物とヒトにおける情動操作システム

本章では、ヤーク・パンクセップの『Affective Neuroscience. The Foundation of Human and Animal Emotions』(7)に依拠し、五位百法と、現代情動神経科学との対応について考察する。特にこの書を選んだ理由は、それがこの分野における代表的な教科書であることに加えて、パンクセップがフリーマンと同様に、ヒト脳の働きを動物の進化の延長線上において捉えていること、情動・感情が発生学的に最も古い脳領域から生じるとしていること、またその理論が認知心理学・神経心理学・認知神経科学・行動神経科学等における最新の研究成果を網羅して構築されていることにある。

情動神経科学とは、認知心理学（cognitive psychology）・神経心理学（neuropsychology）・認知神経科学（cognitive neurosciecne）・行動神経科学（behavioral neuroscience）等の複数の研究領域にまたがって、心の働きを、「爬虫類脳→旧哺乳類脳→新哺乳類脳」という脳の進化の道筋において捉えることを目的とする学際的研究領域である。パンクセップは、これまでに各領域で集積されてきた厖大な知見を基にして、全ての動物

（哺乳類）における情動操作システム（emotional operating system）が次に示す四つのモジュールから成ること、またヒトの情動的意識（affective consciousness）も、基本的にはこれらの要素から組み立てられていることを、豊富なエビデンスに基づいて示した。これらのシステムは、全ての哺乳類の脳に遺伝的にコードされた神経回路の働きであり、その活性化（通常の環境刺激および脳局所領域の電気刺激による）は、連鎖的で組織化された行動を生じる。個体の生存・生殖に直結するこれらの基本的情動システムは、欲求が満たされない場合、自己刺激（ポジティブ・フィードバック）回路が賦活され、その活動がさらに促進されるという顕著な特性を有する。ヒト脳におけるこれらの神経回路は、他動物の脳におけるそれと驚くほどの類似性を有している。

〔註39〕情動と感情

情動神経科学（Affective Neuroscience）で用いられるemotion、feeling、affect、moodなどの語の意味の違いを、加藤正明他・編・『精神医学事典』（弘文堂、二〇〇一）に依拠して簡単に説明しておく。「emotion, affect」に対応する日本語が「情動」であり、それは驚愕、激怒、喜悦、恍惚、憎悪など、反応性に急激に生じ身体的随伴現象を伴う一過性の強い感情を意味する。それは表情や行動の変化のほか、発汗や心悸亢進、血圧上昇、呼吸数の増加、頻尿、下痢など、自律神経系（主として交感神経系の興奮）をはじめ循環器系、内分泌系、消化器系、泌尿・生殖器系などの客観的な身体的変化として表出する。情動を理性的に制御することは困難で、それを引き起こした体験が消失した後も持続して他の体験にまで作用を及ぼす傾向がある。一方感情（feeling）は、認識（cognition）および動能（conation）とともに心的機能の基本をなすもので、これらに伴い、快―不快を基調として直接体験される受動的な自我の状態をいう。反応性に急激に生じ身体的随伴現象を伴う一過性の強い感情が情動であり、逆に多くは非反応性に生じる持続的で軽度な感情状態を「気分　mood」という。英語圏では、「感情」には一般的に

「feeling」が、精神医学的には affect：emotion：mood のいずれかが使われ、それらの間に厳密で普遍的な定義はなく、しばしば互換的に用いられている。ＤＳＭ-Ⅲ-Ｒでは、「主観的に体験された感情状態」（feeling state）を emotion とし、その「表現である観察可能な行動のパターン」を affect と、また「全般的かつ持続的な emotion」を mood と定義している。情動（affect；emotion）は感情のなかで最も生物学的に研究された分野で、Ｗ・ジェームズとＣ・ランゲの末梢起源説、Ｗ・Ｂ・キャノンの視床下部・交感神経説、さらにこれらを修正したＪ・Ｗ・パーペッツの大脳辺縁系説などがあり、近年では脳内モノアミンやＧＡＢＡなどの神経伝達物質および神経調節物質との関係が注目されている。パンクセップ理論は、近年までに蓄積された厖大な知見を踏まえて、これらの過去の学説を整合的に集大成したものである。

（ｉ）**探索システム**（the seeking system）

探索システムは、ある種の生存能力を増強するように、まとまって作動する神経ネットワークであり、動物の注意・興味を世界に対する探索へと向けさせ、自分が欲しいものを手に入れようとする時に活性化する。動物が生存に必要なものを発見し、またそれを強く期待するのは、このシステムの働きによる。その中には、当然、食物・水・暖かさ、また生殖行動などが含まれる。強く活性化（賦活）された場合、このシステムは動物の心を好奇心・興味で満たし、その身体活動を、それが必要とし、欲するものの探索行動へとスムーズに向けさせる。ヒトにおいて、それは知的な対象をも含む好奇心（curiosity）を発生させる主要な脳システムの一つとして、学習一般、特に必要な資源の在り場所と、それを手に入れるための最善の方法に関する情報の獲得を効率的に促進する。さらにそれは、このような探索行動において、我々の身体が円滑に、且つ効率的なパターンに従って動くことを可能ならしめる。

探索システムは視床下部・脳幹から大脳皮質まで延びている大きな自己刺激システムであり、それは、かつては「報酬システム reward system」として知られていたものである。近年の詳細な研究により、それは視床下部の真後ろに存在する脳幹被蓋腹側部（ventral tegmental area）のA10細胞に発するメゾ大脳辺縁系およびメゾ大脳皮質ドーパミン回路(mesolimbic and mesocoritical dopaminergic circuit)であり、側座核(nucleus accumbens)・内側嗅結節・前頭前野内側部・中隔野・視床下部外側部・傍中脳水道灰白質等々の皮質および皮質下領域に広汎に分布する双方向性の回路である[133][134]ことが確立された。「Seeking-Expectancy System：探索期待システム」と呼ばれるこのシステムは、生存のため、また危険や脅威を避ける手段を見出すために、我々を世界に対して能動的に向かわせる。それは最も基本的な衝動から最高度の抽象的思考に至るまでの、我々が有する能力の全てを活性化し、積極的学習を自働的に促進するが、しばしば錯覚・幻想を生み出す。ともかく探索システムは、全ての動物の心身を良い状態（well-being）に維持する上で中心的な役割を果たすものである。その働きが、たとえば老化などによって減弱すると、一種のうつ状態が生じる。様々なストレスに曝された場合のように、その活動が過剰になると、動物の行動は過激となり、分裂病的あるいは躁病的な症状が発現する。アンフェタミン、コカイン、モルフィン、ニコチン、アルコール等の薬剤は、探索システムを薬理学的に賦活するために、濫用（abuse）や依存症を生じさせる。パンクセップは、この「探索期待システム」を志向性の源と見なしているが、その考えとフリーマン理論との関係については後に改めて考察する。

この探索システムが、十二支縁起における渇愛縁起、特に［受→愛→取］の三支の働きを生み出す主な脳のメカニズムであることは明白である。その最大の役割は、志向性の弧、即ち十二支縁起の回転を引き起こし持続させることにある。渇愛縁起および煩悩における貪や慳の心所は、この探索システムが有するポジティブ・フィードバックによる自己刺激性、すなわちその活性化がさらなる活性化を引き起こすというメカニズムに起

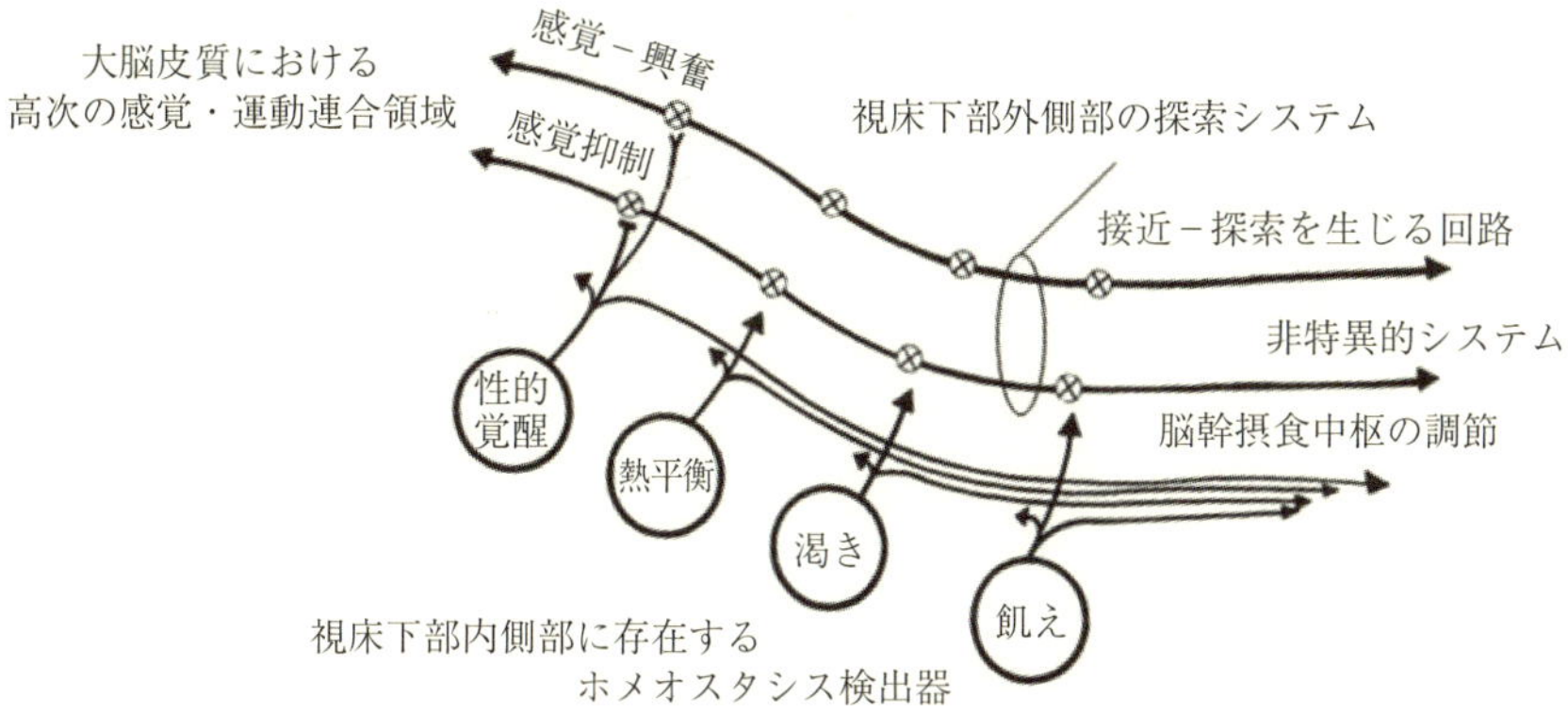

図７　視床下部探索システムへのホメオスタティックな入力
視床下部内側部に存在する種々の体内ホメオスタシス検知システムが、視床下部外側部に存在する共通の探索システムに入力する。探索システムは大脳皮質の高次の感覚・運動連合領域、および脳幹の摂食中枢や非特異的システムに対する調節領域に出力する。Panksepp, J：『Affective Neuroscience』[7], Oxford University Press, 1998, Fig.9.1 より、許諾を得て転載（一部改変）。

因する。その過剰な働きは「掉挙」として、一方その減弱は「惛沈・不信・懈怠・放逸・失念・散乱・不正知」等の心身の症状として現れる。その適応的な働きが、善の心所における「勤」に対応する。覚りの境地における「軽安」は、意識が探索システムの執拗な作用から抜け出して自由に活動する状態をよく表している。しかし、探索システムの正常な作用なしに動物は生きていくことができないのであるから、唯識が、マナ識から生じる煩悩を無記、すなわち善でも悪でもないとしたことは誠に鋭い洞察と言うべきであろう。それから生じる行動が善悪のいずれに向かうかは、意識すなわち大脳皮質が決めることなのである。また、業によって煩悩が生じるという考えは、探索システムを含む全ての感情システムが、動物とヒトの脳の環境・社会との共進化によって形成されたとする情動神経科学の基本的な考えと合致する。このシステムの働きを模式化したパンクセップの図を図７に示す。

(ii) **怒りシステム**（the rage system）

探索システムと逆の方向に働くのが怒りシステムである。動物の行動の自由を抑制した場合に生じる欲求不満（frustration）が、怒り（rage）を発現させる。その神経線維は、次に述べる恐怖システムのそれと並走しており、動物が敵に対して恐怖を感じて自らを防御すると同時に、苛立たせられたり抑制されたりした際の行動を活発化させる。ヒト（および動物）の怒りの精神的エネルギーは、主にこのシステムから供給される。このシステムが抑制されると、身心の沈静（serenity）が生じる。瞋・忿・恨・嫉・害・無慚・無愧・惛沈等の心所が、このシステムに起因すると考えられる。

(iii) 恐怖システム（the fear system）

恐怖システムは、おそらくは、動物が傷害の危険あるいはその際の苦痛を軽減するために進化したシステムである。実験的にこのシステムを強度に刺激すると、動物は自分がひどく脅かされているかのように、走って逃げる行動（fleeing response）を発現する。それとは逆に、弱い刺激を与えた場合、動物は身を固めて動かなくなる（freezing response）。それはその動物が以前に傷つけられたり、驚かされたりしたと同じ環境に置かれた場合に示す反応と共通している。ヒト脳の対応する領域を刺激すると、強い不安感が生じる。単純な不安・恐怖・逃避反応などにそのまま対応する心所は見当たらないが、強いて言えば悩・散乱・惛沈・悔・眠等を挙げることができよう。

(iv) パニック・システム（the panic system）

哺乳動物は社会に依存して生まれ、生きる。脳の進化は、両親（多くは母親）に子の面倒を見させ、またその子が保護を必要していることをまわりに示すような（泣き叫ぶなど）強力な情動システムを発達させた。保護する側と保護される側の脳におけるこれらの情動システムは、他の多くの社会的感情を理解するための神経的基盤である。「慈悲」および「愛」がこのシステムを母体として発達したことは、ブッダがそれを「母親が子を慈しむような心」として、またキリスト教においても「幼子イエスを抱く聖母マリア」として表現されていることから明らかである。百法には「慈悲」という語はないが、無貪・無瞋・不害などがそれに対応する。慈悲心は、虚妄分別である依他起性が円成実性に転依したとき、つまり転識得智が成就し、人が「菩薩」となった時に、「無分別心」として自ら発現するものとされる。

(v) **特別な目的に特化した社会的情動システム**（special-purpose socioemotional systems）

ここで述べた原始的なシステムに加えて、全ての哺乳動物に出生直後にも明確に認められる特別な目的に特化した社会的情動システムが存在する。それらは動物の成長の適切な時期に発現するものであり、その中には性的欲望、母性的ケア、乱暴な遊びなどが含まれる。これらが神経学的な複雑さの中からどのようにして発現してくるのかはまだ分かっていない。性的衝動は、男性と女性とで異なる脳の特殊な脳回路と化学的メカニズムによって媒介されるが、オキシトシンの生理学的・心理的学作用のように両者に共通するものも存在する。なお、オキシトシンは母性本能を強化するが、母性的行動を賦活する神経回路は生殖行動を制御する回路と入り混じっている。そのことは、哺乳動物の脳において、社会的接触（愛と絆の形成）に関わる情動システムが、進化によって漸進的に構築されてきたことを示している。最近、オキシトシンが協調性を促進する効果を有することが発見され、その臨床応用が試みられている[133]。

情動システムは脳のダイナミックな活動を刺激し調整する役割を担っているが、それは進化の道のりにおいて、生存のために不可欠な様々な条件を満たし、動物たちがその遺伝子を将来の世代に残す上で極めて効率的なやり方であった。動物が未来の環境にも適応することを可能ならしめたのが大脳皮質における記憶・学習・判断・推論等の高次脳機能であることは言うまでもないが、それだけがこの目標を達成するための唯一の脳機能であったわけではない。情動回路は、祖先たちがその進化の歴史のなかで直面した様々なタイプの出来事に対して、動物が適応的に、また即時に（色々思い悩むことなく）行動することを助けている。これらの回路は、ある種の進化的な「学習」によって獲得されたものであり、それから発する本能的な命令は、めったに遭遇しないような困難な状況をも乗り越えることを可能ならしめる。このような行動は、「進化的オペラント evolutionary operant」と呼ばれている。情動的命令システムの遺伝にはおそらく複数の遺伝子が関与しており、それぞれの器質的な情動システムは、我々が現在理解しているよりもはるかに複雑である。

これらの四つの基本的な情動操作システムはそれぞれが自己刺激的（ポジティブ・フィードバック回路の作用による）であると同時に、相互に賦活的・抑制的な影響を及ぼし合うことによって、より複雑微妙な情動を生み出す。パンクセップは近著『The Archaeology of Mind. Neuroevolutionary Origins of Human Emotions』[133]において、前著では四つとしていた情動操作システムを、図8に示すように七つに増やし、それらを一次的情動とした。

脳幹に存在する非特異的覚醒システムは、アセチルコリン・セロトニン・ノルエピネフリン等の神経調節物質（neuroregulator）を分泌する脳幹ニューロンの働きにより、脳機能を賦活し、覚醒状態を生じる。脳幹（中脳被蓋）と視床下部の一次的プロセス（感情操作システム）が生み出す一次的情動（seeking・panic・fear・rage の四つに、lust・care・play の三つを新たに加えたもの）は、大脳辺縁系が生み出す二次的情動（empathy・trust・blame・pride・shame・guilt）、および大脳皮質が生み出す三次の心的プロセス（names of feelings・mentalization・distancing skills・containment・mindfulness）と相互的に作用することによって現象的な心を形成する。

図8における一・二・三次の三層は、五位百法におけるアーラヤ識・マナ識・意識の三層に対応する。ここで重要なのは、この情動システムが志向性の孤（五遍行）に対応するものを有していないことである。したがっ

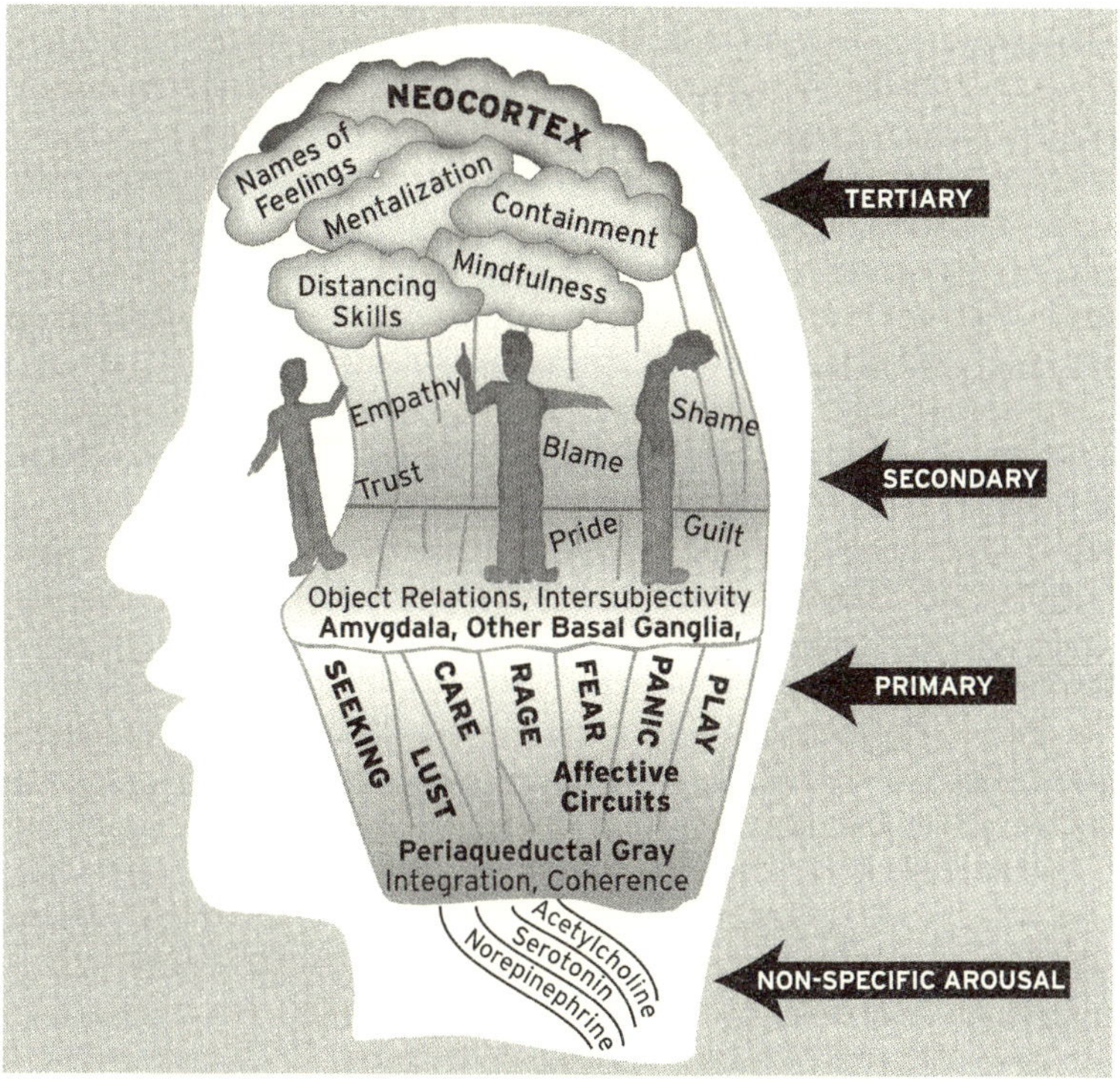

図8　パンクセップ理論における情動操作システム

一・二・三次の心的プロセスにおける個々の情動と五位百法における個々の心所との間には、正確さは欠くが、およそ下に示すような対応が存在する。

非特異的覚醒システム：アセチルコリン・セロトニン・ノルエピネフリン等の神経調節物質作動性ニューロンの働き→念・定・掉挙・惛沈・懈怠・失念・散乱・眠。

一次的情動：Integration 知覚の統合→五遍行、Coherence 知覚の整合性→想、Seeking 探索→欲、Lust 欲望→貪、Care いたわり→不害、Rage 怒り→瞋、Fear 恐怖→忿、Panic パニック→覆・散乱、Play 遊び→軽安。

二次的情動：Object Relations 対象間の関係→想、Intersubjectivity 間主観性→倶有の種子、Empathy 共感・同情→慧・不害・無貪；Trust 信頼→信；Blame 非難→忿・害；Pride 高慢・誇り→慢・憍；Shame 恥→慚；Guilt 罪悪感→愧。

三次的情動：Names of Feelings 感情の名称化→名色、Mentalization 感情の観念化・認知的感情→識・慧、Distancing Skills 感情に囚われない技術→行捨、Containment 感情に囚われること→煩悩・愛・取、Mindfulness 心の豊かさ・思いやり→慈悲。

て、心の全体像を捉えるためには、パンクセップの情動理論とフリーマン理論を併せ考えることが不可欠なのであるが、そのことについては後に改めて論じる。五位百法における心所（法）の分析はパンクセップ理論よりも詳しく、またそれらの分類が善・悪・無記の観点からも行われている。したがって、パンクセップ理論における個々の情動と百法における個々の法が正確に対応していないことは、むしろ当然であろう。しかしそのような細かな違いよりも、両者が全体として次のような顕著な共通点を有することの方が遥かに重要である。

a. 基本的な情動・法をモジュールとして捉えている。
b. 情動・法を発生学的な見地から階層化している。
c. 情動・法の相互作用を認める。

つまりパンクセップ理論と五位百法は共に、階層構造を有するダイナミックな複雑系として、心を理解しているのである。

(vi) 快苦の感情

基本的情動システムは動物の内外環境によって触発されるが、個体の主観的な感情である「快苦 pleasure and pain」についてはどうであろうか？ 仏教において「苦 duḥkha」は、「四苦八苦」と呼ばれるように多種多様である。八苦のうち生・老・病・死は、主に身体的な苦痛から発するものであり、それに関与する神経回路とそれが引き起こす感情の変化については、すでに多くのことが知られている。怨憎会苦・愛別離苦は、様々な社会的絆で結ばれた人間・動物同士が別離する際に生じる感情であり、パニック・システムから進化したものである。一方、求不得苦は、探索システムの働き、つまり探索システムから発した欲求が満たされないために、その活性化が増強される一方である状態に対応する。五取蘊苦とは「一切皆苦」、すなわち人生に苦ならざるものはないという意味である。ここで「取」という語が用いられていることは、苦が探索システムの働きに起因することを示している。

一方、「善因楽果、悪因苦果」というように、仏教において「苦」に対する語は「楽 sukha」である。それは三通りに分けられており、知覚と関係するものは「楽受」、すなわち人が快適な対象を感受して心身ともに快く受ける感受作用であり、一般的な「快 pleasure」を意味する。「苦受」は、不快感をもたらし、苦痛を伴う感受作用であり、「捨受」は苦とも楽とも感じない感受作用である。「安楽」という語は同じサンスクリット語・「sukha」の漢訳で、安らかで心地よい状態、つまり幸福を意味する。善の心所すべてが楽に導くのであるが、そのうち「軽安」と「行捨」は幸福な精神の状態（ムード）を表す。一方、荒々しくて重苦しい精神状態を、「麁重」という（百法には含まれていない）。では、「楽」あるいは「快」は、情動神経科学的にはどのように定義されているのだろうか？　ここには非常に複雑なメカニズムが関与するのであるが、端的に言うならば、感覚に伴う快苦の感情は身体のホメオスタシスと密接な関係を有している。

性的覚醒・熱平衡・水バランス・エネルギー源の供給・電解質平衡など、身体の基本的な物質代謝における平衡状態の変動は、血液を介して視床下部の特化したニューロン（およびグリア細胞）に感受され、それがすぐ傍を走る探索システムに伝達される（図7参照）。例えば、水分が足りない時、それは口渇として感受され、探索システムが賦活されて、水を求める行動が発現する。その目的が満たされた時、強烈な快の感情が生じるのである。一方、水分が足りている時は、水を飲もうとする欲求は起きないし、飲んでもおいしく感じない。つまり快苦の感情は、それを引き起こす知覚刺激がその時の身体ホメオスタシスに与える影響を反映しており、そこには主に探索システムが関与していると考えられる。身体のホメオスタシスを適切なセット・ポイントに引き戻すような刺激が快と感じられ、それと反対のものが不快・苦と感じられる。身体のホメオスタシスに直接的に関与する探索システムの働きは、唯識が「倶生起の我執」と呼ぶものに合致する。一方、探索システムは、大脳皮質にもその分身を送っているので、二次的・三次的な情動においても、快・不快の感情が生起する。唯識は、それを「分別起の我執」、つまり後天的な我執と呼んでいる。快・不快の感情を引き起こす神経経路は非常に複雑であり、そこに情動システムの活動によって脳内に分泌される内因性オピオイドやオキシトシンが関与することが知られているが、詳細な機序は不明である。このような現代神経科学の知見は、ブッダの「中道」、すなわち過剰も不足もない状態が「楽・幸福・安楽」であるとする教えと合致している。さらに、苦と楽が感受作用として、五蘊と遍行における「受」にまとめられていることは、それが身心の基本的な活動に直結していることについての、ブッダの鋭い洞察力を示すものである。

思い起こせば、古代ギリシアにおけるデルポイのアポロン神殿の柱に、「グノーティ・サウトン」(汝、自らを知れ、Know thy self)と「メタン・アガン」(何事もほどほどに、Nothing in excess)という言葉が刻まれたのは紀元前六世紀前半である。ほぼ同じころにブッダは「中道」の思想を、アリストテレスは「中庸」の思想を説き、孔子は「過ぎたるは猶及ばざるが如し」と述べた。このように人類は、すでに古代において、「幸福」についての生物学的に正しい認識を有していた。身体のホメオスタシスが正常に維持されているような状態が、すなわち幸福である。それは精神状態が安らかで心地よい状態——軽安と行捨——である。そのこと自体は疑いようのない生物学的真理であるにも関わらず、欲求を掻き立て、それをあくまで追求することが「幸福」であるとする傾向は、一体いつから、どうして始まったのだろうか?

そのような傾向が古代あるいは原始時代から存在することは、例えば秦の始皇帝のように暴虐な独裁者が多数出現していることから明らかであるが、それは帝国主義的な戦争の惨禍を経験した現代人においてさえも、一向に収まる気配を見せていない。現代資本主義における「一人勝ち、The winner takes all」というシステムは、現代人の意識が原始的な探索システムの働きの奴隷となっていること、つまり、動物では自動的に設定されるはずのセット・ポイントがひどく狂っていることを示している。そのような傾向は、自由競争の原理を幼いうちから子供に叩き込むことによって、ますます悪化している。個人の利益のあく無き追求が市場において「神の見えざる手」によってうまく調整されるというアダム・スミスの考えは、既に「神」が死んでいる現代においては、何ら意味を成さない。

ブッダは、人間の煩悩（欲望 greed）が、動物と異なり止まるところを知らないことの理由は、それが自我意識と結び付いて我執となることにあると考えた。唯識は、その分析をさらに進め、我執には先天的なもの（倶生起の我執）と後天的なもの（分別起の我執）があるとする。先天的な我執は、動物における本能と同じものであるから、生物学的なコントロール装置がおのずから働くものである。いくら喉が渇いていても、ある程度水を飲めば、それ以上は飲めなくなる。しかし後天的な我執は、社会の中で言語・慣習・文化等々を教え込まれる中で作り上げられた自我像に執着するものであるから、生物学的なコントロール装置——ホメオスタシス維持装置——を有していない。例えば金が欲しいとか、出世したいというような欲望は、決して生理的な欲望ではなくて、後天的に意識に刷り込まれた欲望であり、人間はそれを自動的に抑制するような脳のメカニズムを未だ獲得していないのである。唯識仏教は、それを念・定・慧などの善の心所の力、即ち意識の力によって抑制することを修行の目標として掲げるのであるが、現代の情動神経科学はそのようなメカニズムへの対処に関して、どのような見方を可能ならしめているのであろうか？　この極めて重要な問題については次節で考察する。

2　ヒトにおける基本的情動システム

パンクセップは、動物レベルにおける情動・感情システムに基づいてヒトの情動・意識・自我等について論じるにあたって、次のような前書きを述べている。動物が共通して有する四つの基本的情動システムは、マクリーンの図式（図3）に当てはめて言えば、最も原始的な脳である爬虫類脳と旧哺乳類脳である大脳辺縁系が有する機能である。ヒト脳において顕著な発達を遂げた新皮質は、意識・思考力・記憶力・計算力などの新たな能力を人間にもたらしたが、その働きの多くがより古い脳の機能に依存している。ヒトは動物よりも遥かに多彩な情動・感情を有しているが、それは大脳皮質の発達がもたらした、微妙かつ複雑な社会的関係を認知・学習し行動戦略を立てる能力に起因する高次の情動、すなわち「認知的情動 cognitive-type emotion」である。それらは、原始的情動システムが、原始時代とは異なる社会状況の経験を通じて生み出した新たなタイプの情動かもしれないし、そこに複数のシステムが入り混じって関与している可能性も考えられる。

おそらくヒト脳の進化は、全く新しいタイプの情動と認知的情動を生み出し、それが我々をして歴史と文化の複雑な生成物たらしめたのであろう。これらの新たな情動的傾向の大脳生理学的基盤について確かなことは何も分かっていないが、その神経学的レベルにおける解明に、原始的／一次的情動についての理解が不可欠であることは確かである。このような考えに対する異論は勿論存在する。その代表は、高次の皮質プロセスの発達に伴って、新たな適応システムとしての情動システムが次々と生み出されてきたので、動物における最も基層的な情動システムに基づいて、ヒトの情動・感情システムについて論じることには無理があるとする考えであろう。この種の異論に対してパンクセップは、そのような考えはこれまでに集積されたエビデンスを無視していると反駁しながらも、我々の脳の途方もない複雑性が、我々の心について多くの観念的なジレンマを生じていることは事実として認めている。我々の生活、価値、そして願望は、確かに極めて複雑なものである。

肥大した大脳皮質が、旧哺乳類脳と爬虫類脳の比較的閉じた情動回路の扉を開いたことによって、我々は、自然が我々に与えたものとは異なる、自分自身が拵えたもの——二次的情動——を享受することをし始めた。

我々は、原始的メカニズムが引き起こす恐怖感を楽しむことができるし（スリラー映画やジェット・コースター等々）、自分自身の孤独から芸術を創り出すこともできる。さらには自分の性的方向付けをある程度コントロールすることさえできる。他の動物は、このような能力を持っていない。感情面において、我々は天使と悪魔のいずれであることも選択することができるし、建設的な考えも破壊的な考えも意のままである。我々は本当の自分とは異なる自分を演出することができる。我々は暖かくも冷たくも、思いやりがあるようにも、辛辣であるようにも装うことができるが、そんなことは動物にはできない。それを可能ならしめているのが、我々が有する大脳皮質の厚いマントルなのである。人間の複雑な感情・思考・行動は、過去・現在における環境とヒト脳とのダイナミックな相互作用から生み出される。パンクセップは、人類の祖先が生み出した感情・情動の原始的構造が、我々の情動的意識の一次的プロセス（the primary-process of affective consciousness）、すなわち我々の生の感情（raw feelings）の神経的基体を構成していると主張する（図8参照）。これらの原始的システムは、大脳皮質が拡大する間もずっとその力を保持してきた。大脳皮質の拡大の結果として人間が微妙な感情を有するに至ったことは確かであるが、これらの感情が基本的な情動システムという基盤なしに生まれたということは考えにくい。

結局我々は、その感じる能力が、脳に刻印された進化における諸々の出来事の表徴に依存している生き物である。各個人の心的・行動的生活の細部は、現実の生活の中で構築されるが、我々の「価値」は、情動的意識の原始的モードに組み入れられている価値と不可分に結び付いている。我々の思考と行動が内的感情(internal feelings）によって主導されていることには、おそらく多くの人々が同意するであろう。その内的感情は、幼少期においては完全に生物学的であり情動的であるが、成長するにつれて、環境との無数の感覚・知覚的相互作用を介して学習したもの、および世界の出来事と不可分に入り混じったものとなる。生存における原型的

(archetypal) な問題に対処するためには、様々な神経回路の同期的活動による、認知的傾向と行動的傾向との協調が不可欠であるが、新たな情動回路と感情的状態の創発は、そのような協調を引き起こす強力なアトラクターの生成（ここでパンクセップは、力学系理論における「アトラクター」という語を使っている）を意味する。それは「探索」モードにおいては近づくこと、「恐怖」モードにおいては逃げること、「怒り」モードにおいては攻撃すること、「パニック」モードにおいては社会的支持と保護を求めること等々の、情動と行動の協調的発現である。これらのシステムは夫々異なった価値付けを有し、ポジティブ／ネガティブ、望ましい／望ましくないの内、いずれかの感情を生じるが、これらの情動的経験の一般的なタイプには、夫々いくつかの明確な反応形式が付属している。脳の高位中枢および下位の感覚運動システムにおける種特異的な分化によって広汎な進化的多様性が生じたにも関わらず、脳の原始的領域の深部に宿る基本的な情動的価値システムは、全ての哺乳類において比較的よく保存されている。

このような準備的検討を踏まえて、パンクセップは「意識の基本的性質」、すなわちその「第一人称的」性質の解明へと向かう。この問題を解明するためには、我々が動物と共有する、より原始的な意識の状態に関する「第一人称的」な洞察を、実験室における動物の「第三人称的」な観察と理論的にブレンドすることが不可欠である。

3　SELFシステム

中枢神経系が進化した理由が個体の生存と適応の促進にあることから、免疫系が自己と非自己を明確に区別していると同様に、全ての動物はその脳内に、自分の身体の状態を「自己」としてまとめて表象し、他の個体および環境から区別する能力を発達させた。脳が絶え間なく変化する環境に適応するためには、その身体情報および脳が獲得した情報の全てを集約的に表象するような装置（それが意識に上がるか否かは別問題として）が存在しなければならない。そのような脳内の装置が原初的自己（the primordial self）であるとすれば、それは環境から入力される感覚情報、身体情報、脳内に獲得された情報、および大脳皮質の情報処理システムに加えて、原初的な情動システムとも密接な相互作用を営んでいる筈である。傍中脳水道灰白質（periaqueductal gray: PAG）は脳の中で発生学的に最も古い領域であり（したがって全ての哺乳類に共通する）、脳神経を含む全ての上行性感覚路と皮質・視床・視床下部からの下行性運動路が密に集合し、網様体を介して相互に連絡している特別な場所である。

原始的な情動的意識である原初的自己を作り出すこれらのシステムの複合体の働きを、パンクセップは、脳深部の「単純な自己タイプの生命形態 Simple Ego-type Life Form」と呼び、頭字語（acronym）である「ＳＥＬＦ」をその略称としている。このＳＥＬＦシステムが存在する局所的領域の候補としては、小脳深部核と、中脳の上・下丘の深部と傍中脳水道灰白質（ＰＡＧ）を含む正中中心領域（centromedial area of the midbrain）という二つの領域が挙げられるが、小脳を切除しても意識障害が生じないことから、パンクセップはＰＡＧが原初的ＳＥＬＦのエピセンター（脳機能局在における主要な中枢）であると結論している（図９）。ＳＥＬＦは、神経成長因子の関与によって神経軸のより高いレベルにまでその神経線維を伸長させ、その分身とも言うべき機能的に特化した皮質領域を形成することにより、高次意識の神経発達的成熟を主導する。このような相互作用の後生的（postnatal）な拡大は、高位の脳回路と下位中枢との相互作用をより容易とする。そのことによって、「自己・我」の感覚、および動物の成長に伴ってより広汎に表象される内的な統一／不統一の感覚が生じるのである。こうしてＳＥＬＦは、多くの分散した脳領域にその分身を送り込む。そのあり方は個体によって異なるが、ＳＥＬＦはその動物の高次脳回路に、外的世界についての複雑な思考・熟慮を行う際に不可欠な価値判断の基準を与えるのである。

〔註40〕パンクセップの「ＳＥＬＦ」と、ダマシオの「原自己 proto-self」。

アントニオ・ダマシオは、その著『無意識の脳・自己意識の脳』[135]において、ヒトの感情は、その大部分が高次脳機能に依存すると主張している。パンクセップもそのことを意識しており、最近の著書[133]では、ダマシオが新著『Self Comes To Mind. Constructing the Conscious Brain』[136]で従前の考えを改め、心的生活の起源が皮質下の深い部位に存在することを認めていることを、多少悦ばしげに述べている。

ＰＡＧには、図9に示すような、視床下部の情動システムと全ての身体感覚システムからの情報と、図10に示すような視床下部情動システムの分身である大脳皮質各領域からの下向性投射という二つの径路からの情報が集束する。こうして形成されたＰＡＧの活動状態は、近傍に存在する中脳運動領域（mesencephalic locomotor region: MLR）を介して、身体の下意識的な感覚・運動機能の発現に関与すると同時に、意識を含むより高次の脳機能における自己存在の核となる。

図10に示すように、視床下部情動システムは大脳皮質の諸領域に投射しているが、それらは矢印で示す下向性神経経路を介してＰＡＧに投射している。この経路を通じて、視床下部情動システムの出力が、大脳皮質において一旦意識に上った後にＰＡＧに投射されるので、ＰＡＧの活動状態は、意識を含むより高次の脳機能をも反映することとなる。こうして、ＰＡＧにおける原初的な自己表象と、より高次の意識における自己表象とが合体することにより、「私は悲しい」というような、自己の情動状態についての認識が生じると考えられる。つまり、ＳＥＬＦネットワークの広汎な働きを生み出すニューロダイナミクスの絶え間ない活動が、「情動的感情 emotional feelings」を生み出すのである。それが発出する情動的信号のニューロダイナミックなさざ波

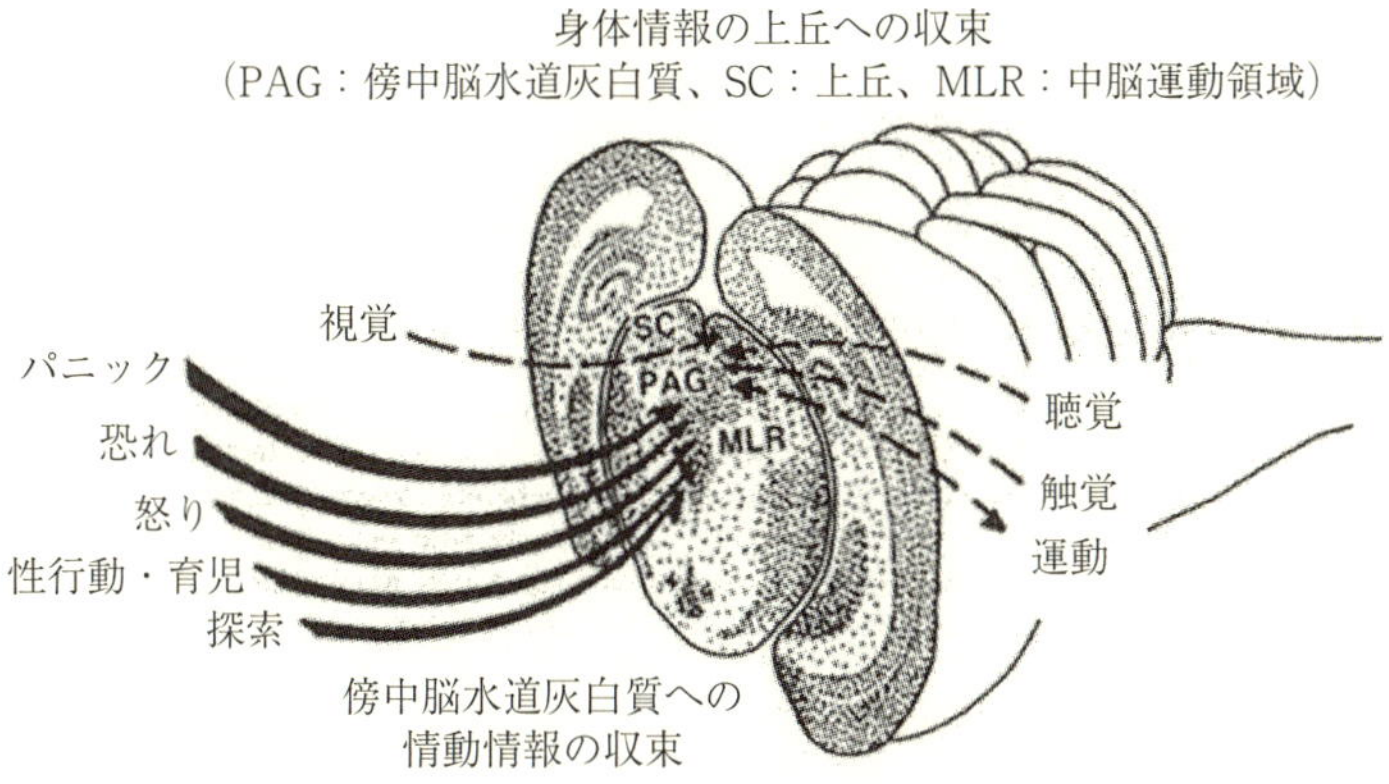

図９　ＳＥＬＦへの多様な入力

視床下部情動システムにおいて生じた様々な情動および全ての身体感覚は、中脳視蓋（tectum）の上・下丘と傍中脳水道灰白質（PAG）のインターフェース領域へと収束する。Panksepp, J：『Affective Neuroscience』[7], Oxford University Press, 1998, Fig.16.2より、許諾を得て転載（一部改変）。

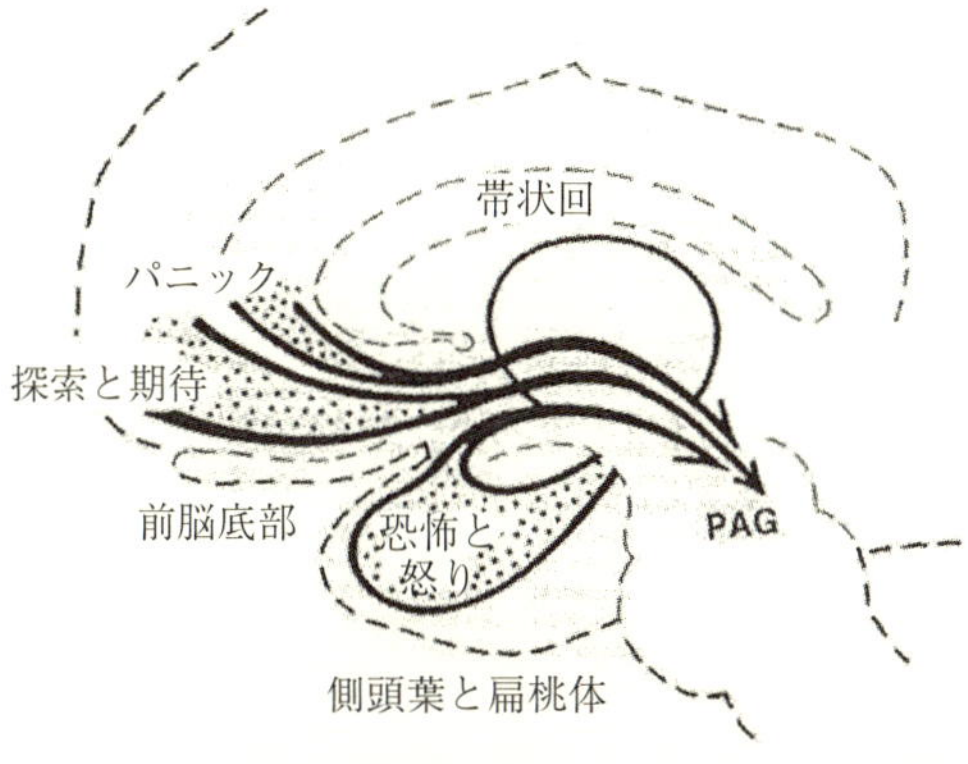

図10　大脳皮質情動領域からのＰＡＧへの投射

情動システムの各々は、高位中枢（大脳皮質）の局所的領域と密な線維連絡を有する。恐怖・怒りシステムは側頭葉の外側および内側部に、探索システムは前頭葉の腹内側部に、隔離に伴う落ち込み（separation distress）およびパニックのシステムは前帯状回に、夫々投射している。これらの皮質領域からの投射は、中脳の限局した領域（PAG）に集束する。Panksepp, J：『Affective Neuroscience』[7], Oxford University Press, 1998, Fig.16.1より、許諾を得て転載（一部改変）。

は、脳全体に拡がっていく。このニューロダイナミクスと、視床・皮質の感覚分析装置、およびそれらが支配している運動システムとの相互作用によって、様々な種特異的なＳＥＬＦの表出・制御のモードが作り出される。こうして形成された情動状態は、内的に経験され調節的な意義を有する価値シグナルであって、それを中心として、動物の行動や認知的活動が展開される。動物は、このシステムの働きのある種のものを最大化する一方で、他のものを最小化しようとする先天的な傾向を有している。

パンクセップは、このような大脳生理学的知見に基づいて、ＳＥＬＦと「我」との関係についての独自の学説を提唱している。それはＳＥＬＦが、意識の「デカルト的劇場」の内部において、観客（観察者）としてではなく、中心的プロセッサーとして存在するという考えである。ＳＥＬＦとは自発的な情動活動を生み出す原始的な神経プロセスであり、デカルト的劇場において、進化のより最近の段階において生まれた一連の「モニター」、すなわち高位の感覚・認知プロセッサーによって**観察される**ところのものである。原初的なＳＥＬＦシステムをリフェレンスとすることによって、その静止状態からの逸脱が行動への準備状態および情動的感情として表象される。さらに、この中心機構の神経メカニズムは、高次意識の様々な形を進化させる上で決定的な役割を果たしてきた。つまり、全ての高位のモニターが映し出すのは、各個体の存在の核を神経活動に象徴的に表象するＳＥＬＦの活動である。ＳＥＬＦはデカルト的劇場の中央に陣取っているが、それはそれ自体が能動的に観察するのではなく、他から受動的に観察されるものである。ＳＥＬＦは志向性も明確な知覚も有さないが、原初的な感情を生み出し、他の多くの脳のプロセスを結合し、あるいは落ち着かせるための錨（アンカー）である。ＳＥＬＦシステムが身体と脳全体との相互作用において維持している特異な静止的緊張状態（resting tone）が、あらゆる人間（あるいは動物）が有する「我・私（I-ness）」という自我意識の母体である。

つまり、脳と身体の出来事を集約する基本的なプロセス、すなわち「自己の表象 self-representation」は、「見る者」ではなく「見られる者」であり、様々な高位の認知システムと相互作用するものである。この自己図式（self-schema）は、原初的な情動システムからの強い影響を受けながら、高次の感覚分析システムに入力し、これらの相互作用が情動的な意識を生み出すのである。このシステムは、高次の意識内容によって直接的には影響されないが、その他の影響、例えば条件付けされた情動的トリガー・瞑想・音楽・ダンス、およびその他の様々なリズミックな感覚・運動に関わる入力と行動によって、強くまた自動的に影響される。それはＰＡＧが視覚・聴覚の中継核である上丘・下丘および全ての身体感覚の伝導路に隣接していることによる（図９）。つまり音楽やリズムは、その伝達径路における電気的活動を介してＳＥＬＦのニューロダイナミクスに強い影響を及ぼすことによって情動を直接的に、強く喚起するのである。

　意識の一次的プロセスとは、外的世界に対する気付きとして単純に概念化できるようなものではなくて、世界における認知された出来事のなかで、自分自身が能動的な主体（active agent）として経験されるような、言葉では表現できない感情である。そこでは、ＳＥＬＦ自体が能動的主体なのではなくて、そのようなものとして経験される、つまり実体的な「自我」として感じられる（誤認される）のである。このような原初的なＳＥＬＦ表象は、おそらくは基本的な身体状態と、粗大な身体運動発生装置に結び付いた内的且つ反響的な神経ネットワークが生み出すのであろう。それは同時に、様々な感覚刺激を快・不快の基準において価値付けする整合的なマトリックスとして機能する。つまり意識の一次的プロセスは、身体を内的で整合的な全体として最初に表象するところの、かなり低いレベルの脳回路に宿っているのであるが、そこに入り込んでくる様々な内的・外的刺激が、この身体図式と相互作用して新たな種類の再求心的反響（reafferent reverberations）を引き起こす時に、情動的気付き、および快・不快の内的状態が準備されるのである。ＳＥＬＦの変動するニューロダイナミクスにおいて最初に生じた基本的情動状態が、他のあらゆる形の意識を形成する上で不可欠な心的足場となる。つまり、原初的な情動的気付きは、進化において知覚的・認知的な気付きが出現するための必要条件であったと考えられる。パンクセップは、「もしこの考えが正しいとするならば、デカルトの「我思う、故に我ありI think, therefore I am.」という有名な言葉は、「我感ず、故に我ありI feel, therefore I am.」と言い換えられるべきであろう」、と述べている。

SELFシステムが適応的意義を有するためには、それが基本的な運動と注意のプロセスの制御に関与していることが不可欠である。SELFシステムは、下向性の中脳運動領域（mesencephalic locomotor region：MLR）を介して、意識や気付きに上ることなしに、多くの身体活動を発現させ、制御している。一方、SELFの近傍に存在する上行性のセロトニン／ノルエピネフリン／アセチルコリン回路は脳活動を全体的に賦活して注意や覚醒状態を引き起こす（図8参照）。その内最もよく知られているのは上行性網様体賦活系（ARAS）であるが、その他にも様々な上向性モノアミン・ニューロン・システム、普遍的な重要性を有するグルタメート作動性回路、また多様なニューロペプチド・システムなどが存在し、夫々が重要な役割を果たしている。これらのシステムは、意識を含む様々な高次脳活動を整合的に形成し調節するためのメカニズムを構成している。こうして情動的入力によって駆動され、大脳に影響を及ぼすSELFの活動の変化が、最終的には、「存在」（自分が存在するという感覚）の時々刻々変化する情動的状態として経験されるのである。これらのシステムの内どれか一つを選択的に破壊すると情動的意識が全体的に損なわれるが、その際、知覚的気付きにも必ず影響が及ぶ。この事実は、情動的意識と知覚的気付きに関与する機構が、緊密に結び付いていることを裏付けている。

SELFシステムは、自己についての旧来の宗教的・哲学的観念とは異なり、明確で具体的な神経解剖学的・神経化学的・神経生理学的根拠を有している。進化によって、高度に分化した様々な感覚・運動能力が追加された場合、情動状態は、さらに複雑な能力を発達させるための足場――自己言及点（reference point）――となる。成長したヒトのように複雑な動物における情動的感情は、拡張されたＳＥＬＦ図式の内部におけるニューロン興奮の反響の重なり合いが生み出すものであり、それがある方向に向かって行動することを促す「力」あるいは何かをせずにはいられないという「衝迫」の増大という内的感覚として経験されるのである。二〇世紀における行動科学は、「脳機能の変化は、それが行動の効率性を増大させる場合においてのみ、進化によって新たな鋳型を獲得する」ということを、その基本的原理としていた。ＳＥＬＦシステムが生み出す情動的な表象が様々な種類の行動パターンの発現を促進するという事実は、その考えと合致する。

一方動物は、心の発達と並行して、情動システムの働きを抑制するような様々な戦略（それは認知・知覚の方向付けを変化させることから、行動パターンの発現抑制までを含む）を発達させてきた。つまり、情動システムが提供する問題解決の方法はかなり単純なものに限られるので、動物が代わりの（より巧妙な）プランを生み出す能力を獲得することは適応的であり、したがってそのような能力は進化する。しかし新しく進化した脳の能力が、情動的に経験されるところの原初的ＳＥＬＦのニューロダイナミックな状態に依存していることには何の変わりもない。端的に言えば、動物は行動において感じたところに従って、その行動を調節するのである。

〔註41〕行動と感情

フリーマンは『脳はいかにして心を創るのか』[2]において、行動が感情や思考に先行することを、次のように述べている。「アクィナス的伝統において、自己はナポレオンの有名な忠告に従います。戦闘で勝利を収める秘訣について度々尋ねられたナポレオンは、こう答えました：先ず飛び込んで、それから見るのだ　On s'engage et puis on vois.」。

このように、SELFシステムはデカルト的劇場における最終的な観察者でも究極の知覚モニターでもない。それは、いわば自発的なステージ・マネジャーとして、そのプロセスがより高位の脳領域、特に前頭葉・側頭葉・帯状回へと拡がるにつれて数を増していく高位の観察者のために、「存在 being」の神経的・心的な焦点を形成するのである。つまり、十全に発達した意識は、階層的且つ再帰的な神経プロセッサーの複合的なセットの内部で形成されるが、そのすべてはSELFの系統発生の原初的な側面に根を下ろしている。

本書では、パンクセップの理論を支えている神経解剖学的・生理学的・行動学的根拠の詳細について述べることはできないが、ここまで述べたところから、少なくとも大脳皮質で形成される高次意識の基盤が、脳幹・中脳・視床下部・大脳辺縁系にわたって存在するSELFシステムが生み出す情動的意識にあること、従ってSELFが原初的な自我意識を発生させる神経システムであるということは十分に示し得たと思う。次節では、このようなパンクセップの学説と唯識教義との対応について考察する。

4　SELFシステムと煩悩の心所

パンクセップは、SELFプロセスの原初的な活動パターンの「鋳型 template」を「種子 seeds」と呼んでいるが、それが、唯識の「種子」という語と内容的に合致していることは、彼が唯識についての知識を持っていたか否かに関わらず、彼の学説と唯識との親和性を象徴している。図8に模式的に示された彼の情動理論は、勿論概念的にではあるが、五位百法の基本的な構成と非常によく似ている。ほぼ一五〇〇年も前に作られた唯識教義が、現代脳科学の最新の学説とかくも見事に合致するなどということがどうして起こり得るのであろうか？　それは人間の心が、古代インド人がそれを内省的に観察した当時から何も変わっていないことによると言えばそれまでであるが、むしろ我々は、現代脳科学が脳を「モノ」として探究する立場において、人間の心をそこまで深く解明し得ていることに驚嘆すべきであろう。パンクセップ理論は、情動システムのみならず、自我意識が成立する機序に関しても、深い洞察を提供している。本節では、このパンクセップ理論と比較しながら、唯識教義における自我（我執）と煩悩について考えてみたい。

既に述べたように、第七識であるマナ識とは自己に執着し続ける深層意識の働きであり、アーラヤ識を対象とし、アーラヤ識に基づいて活動する。マナ識には、四種の煩悩――我見・我痴・我慢・我愛（貪・癡・慢・悪見）が常に随伴するので、「汚れた意（マナス）」とも呼ばれる。このマナ識と第六意識によって思量（思考と推論）と行為（カルマ）が生じ、その意業の残滓は種子としてアーラヤ識に薫習される。マナ識は、アーラヤ識との相互作用によって、思考作用とともに多くの煩悩を生み出す。マナ識はアーラヤ識の中の種子から生じ、アーラヤ識の見分（即ち我々の存在の根底に常に生じ続ける主体面）を対象として捉え、それを常・一のものとして捉えてしまう。ここに明らかな誤認があり、そこに自我意識が虚妄である根本原因が存する。

唯識におけるこのようなマナ識の概念は内観のみによって構築されたものであるが、それはパンクセップが言うＳＥＬＦの概念とよく一致する。過去の脳科学において自己・自我意識が脳のどのような働きから生み出されるのか、またそれが脳の特定の領域に局在しているのかという問題は未解決のまま残されてきた。しかし著者が知る限りにおいて、パンクセップの学説は広汎な研究領域における厖大な知見を総合したものであり、現時点において最も信頼に足るものである。彼の学説の最大の特色は、ＳＥＬＦにおける「原初的自己」を、能動的主体、つまり「見るもの――見分・能取」としてではなく、「見られるもの――相分・所取」として捉えているところにある。このような考えは、フリーマンが[127]能動的主体としての「自我」の存在を否定したことと何ら矛盾するものではない。スカルダが述べているように、主観（＝能動的主体＝見分）はあくまで大脳皮質全域にわたる大域的アトラクターとして形成されるものであって、客観（＝相分・所取）は、そのアトラクターの内部で、その時々の認知・思考・行動に従事している部分である。したがって、脳・身体の状態をまとめて表徴している特定の脳領域（ＰＡＧ）が大域的アトラクターの分極化における一方の極を形成し、主に前頭葉が他方の極を形成することは、フリーマン理論の枠内においても想定可能である。前頭葉とＰＡＧは、常に一つの大域的アトラクターを形成しているのであるが、それが前頭葉とＰＡＧを二つの極として分極化することによって、前者は後者に対して、「より上位の観察者」としての役割を獲得する。こうしてヒト脳は、その内部において生じている意識下（皮質下）の出来事を意識において捉えること、換言すれば「自分の心を観察する」ことができるのである。このような考えは、マナ識がアーラヤ識の見分（即ち我々の存在の根底に常に生じ続ける主体面）を対象（相分）として捉えるという、唯識の考えと合致する。マナ識が自我を常・一のものとして捉えてしまうということは、ＳＥＬＦが脳の最深部の極めて安定した環境に存在し、定常的な活動を維持していることによるのであろう。

〔註42〕脳環境と脳活動の恒常性

情動システムの活動が上位の観察者に歪みなく伝達されるためには、ＰＡＧの活動が一定のレベルに維持されていなければならない。身体活動の変動による中枢神経系の活動（脳血流・代謝）への影響を最小限に止めるために、脊椎動物は多様で複雑な機構を発達させてきた。そこには身体のホメオスタシス維持機能の全てが関与しているが、特に脳について言えば、頭蓋腔を満たす脳脊髄液の組成・量・圧は血液・脳関門の働きによって、また脳血流量は様々な調節機構によってほゞ一定のレベルに維持されている。このような自動調節機構によって維持されているＰＡＧの活動の安定性なしに、「常・一なる自我」という幻想は生じなかったであろう。

その一方で、ＳＥＬＦは知覚と情動システムの活動に絶え間なく曝されている。視床下部の情動システムは、常に強い入力をＳＥＬＦに送り込んでいるので、自我意識は常に何らかの情動に染められている（それが仏教語における「染汚」に対応する）。その中で最も強力な影響を及ぼすのが、探索システムである。貪・瞋・癡の三毒に代表される煩悩は、まさにこの探索システムが生み出すものであるが、それはＳＥＬＦによって大脳皮質に形成された自己表象と直結しているが故に「我執」となるのである。情動システムには探索・期待・パニック・恐怖と怒りなどの基本的モードが存在し、それらは時には単独に、あるいは様々に入り混じって、ＳＥＬＦに影響を及ぼす。さらに、これらの情動モードが大脳皮質の各所に送り込んでいるその分身は、高次の思考過程において活性化されて、二次的情動を生じることになる。そのような二次的および三次的情動は、皮質下の情動システムを通じて、あるいは直接的にＳＥＬＦに入力するので、「私は怒っている」とか「私は悲しい」というような、自我の情動的状態に対する気付きが生じる。それは様々な一次的情動が、必ずしも意識に上らないことと対照的である。一次的感情・情動は生の感情（raw feelings）であり、それが爆発した時、我々は「我を忘れて」、怒りや悲しみなどの感情に身を任せる。煩悩および随煩悩のすべては、図８が示すような基本的情動モードが相互に混合したもの、あるいは二次的・三次的情動として理解することができる。

一方、別境や善の心所はどうであろうか。それは、原初的情動システムの働きが全般的に抑制されている状態、あるいは探索システムのターゲットが理知的に方向付けられている状態に対応する。軽安・行捨とはまさに、意識が情動によって撹乱されることなく自由に活動している状態を指すのであろう。これらの善の心所は、より低次の情動が大脳皮質で統合された認知的感情、すなわち三次的情動である（図８参照）。なお、随煩悩における惛沈・不信・懈怠・放逸・失念・散乱・不正知等は、探索システムや注意システムの機能低下を表し、不定の心所の悔は明らかに二次的情動である。眠は、ＡＲＡＳと同様にＳＥＬＦの近傍に存在する睡眠システムの活動を表す。

こうして見てくると、唯識が言うところのアーラヤ識はＰＡＧの働きに対応し、マナ識は皮質および皮質下の高次の観察者を含む、広い意味でのＳＥＬＦシステムの働きに対応すると考えられる。つまり、マナ識の相分がアーラヤ識であるＰＡＧであり、その見分が高位の観察者に対応する。高位の観察者はさらに高位の大脳皮質領域に分極化した大域的アトラクターにおいて、意識における自我の表象となる。一方ＰＡＧに対応するアーラヤ識とはあくまでも「見られるもの」であるから、それに見分・相分の区別をつけることは難しい。しかし、そこにＰＡＧと内・外界（唯識では五根・器世間・種子）との相互作用を加味するならば、それらからの情報を受容し蓄積し総合するのがアーラヤ識の見分、それがマナ識に呈示されたものがアーラヤ識の相分ということになるだろう。マナ識の相分（ＰＡＧ）と見分（ＳＥＬＦ）が、全体として第六意識から見られると同時にそれに働きかけることによって、第六意識の中に自己・自我という表象、すなわち自我意識が生じるのである。この自我意識においても、**見る自己**と**見られる自己**との区別が生じるが、それが主観と客観である。このように、パンクセップ理論を援用することによって、高崎直道氏が『唯識入門』[106]で述べられているような見分・相分についての複雑な議論を、分かりやすく整理することができる。

５　情動システムと志向性の弧の関係

脳のすべての活動が広い意味での志向性に基因することは既に明らかであるが、その源を大脳辺縁系の海馬とするのか、あるいはパンクセップが言うところのＳＥＬＦシステム（ＰＡＧ）とするのかは難しい問題である。発生学的には、大脳辺縁系は旧哺乳類脳であり、一方、ＳＥＬＦシステムの解剖学的基体は爬虫類脳であるところの視床下部・脳幹である。したがって、古さという点から言えば、ＳＥＬＦシステム、特にＰＡＧが、志向性の究極の源であることは明白である。しかし哺乳類の脳は、爬虫類のそれと比較して格段の進化を遂げている。発達した大脳皮質を有する霊長類、特にヒトにおいて、「感じる」ことは単なる感覚器官の作用ではなくて、脳の全体的活動に基づく高度の認知能力に支えられた心的現象である。ＳＥＬＦシステムにおける原始的情動が気付きに上るためには志向性の弧の活動が不可欠であり、その直接的な起点は海馬にある。つまり、大脳皮質の働きである知性・能動理性に人間の本質を見出すならば、デカルトの「コギト」は、「我志向す、故に我あり I intend, therefore I am.」と言い換えられなければならない。このように、「志向性」の発生源に関する考えが、フリーマン理論とパンクセップ理論において若干食い違うことについて、我々はどのように考えるべきであろうか。

志向性の孤は旧哺乳類脳と新哺乳類脳とを繋ぐ脳回路であり、一方、情動システムは爬虫類脳と新旧の哺乳類脳とを繋ぐ脳回路である。これら全てが現生人類の脳における不可欠の構成要素なのであるから、いずれがより重要かと問うことは無意味であろう。いずれを志向性の起点とするかは、人間の心的／身体的側面のいずれを強調するかによる。

図11は、現代脳神経科学の代表的教科書である『Principles of Neural Science』(137) に載せられている図に、著者が若干の改変を加えたものである。原図は、情動に関与する脳回路として、Ｊ・パーペッツとＰ・マクリーンが夫々提唱した回路を合体させたものであり、有名な「パーペッツの回路」が点線で示されている。パーペッツは、この回路が情動に関わると考えたのであるが、現在では、それはむしろ認知的な記憶貯蔵に中心的な役割を果たすとされている。おそらくはこの回路が、我々の記憶を常に情動と結び付けているのであろう。一方、大脳辺縁系（海馬体・扁桃体・帯状回）と視床下部・視床・大脳皮質を結ぶ回路は、マクリーンが情動回路として提唱したものである。本図ではそれにパンクセップ理論を加味して、中脳被蓋部の傍中脳水道灰白

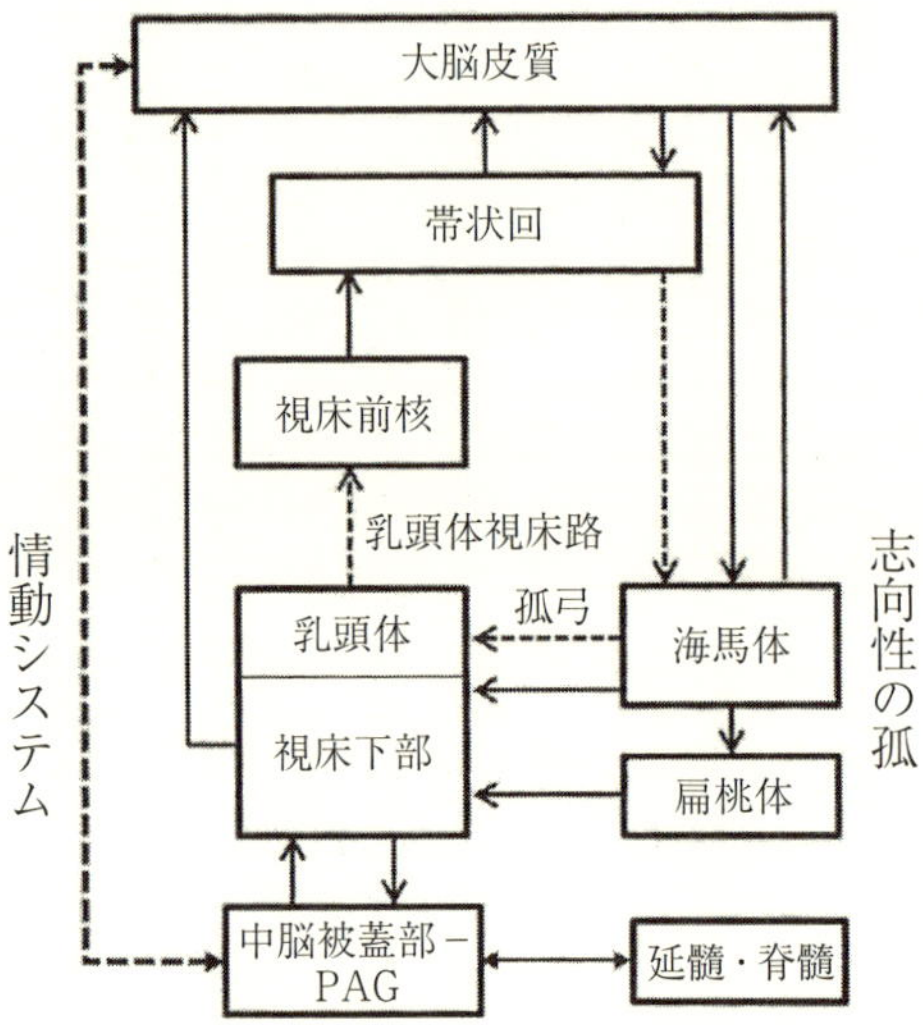

図 11　情動システムと志向性の孤に関わる脳回路

質（ＰＡＧ）を付け加えた。ＰＡＧが大脳皮質に送っている上行性網様体賦活系（ＡＲＡＳ）、モノアミン・ニューロン・システム、グルタメート作動性回路、また多様なニューロペプチド・システム等の上行性回路、および図10に示した大脳皮質からの下行性回路を図左側の両端矢印（太い破線）として示した。したがって、図の左半分と右半分は夫々、情動システムと志向性の孤に対応するが、これらが大脳辺縁系と大脳皮質の様々な領域において重なり合い、相互作用していることが極めて重要な点である。このように、フリーマン理論とパンクセップ理論は脳の働きを全体的に理解する上で相補的な理論である。それらを一つの理論として統合することによって、五位百法を脳の働きに基づいて理解することが可能となるのである。

図11に示したような志向性の孤と情動システムの脳回路の重なり合いから、理性と情動の不可分な関係が生じる。海馬体は志向性の孤と情動システム双方の起点である。一方ＰＡＧは情動システムの起点であるが、海馬体とは直接の線維連絡を有していない。したがって、情動

のみを考えるならば、ＰＡＧがその源であるということは言い得るのであるが、現象的な心が常に志向性に導かれた理性と情動の混合物であるということを考えれば、志向性の源は海馬であると言うべきであろう。しかし理性と情動は、これらの脳回路を介して循環的因果関係によって、結ばれているから、そのいずれか一方が他方に対して常に優位であるということはあり得ない。理性と情動の関係についてフリーマンは、次のように述べている。「意識は理性の軌道を形成するだけではなく、カオス的変動が相互作用を介して円滑に生じるための大域的な連関を生み出すので、行動は極めて情動的でありながら、（理性によって）厳しく制約されているということが起こり得る」。つまり理性は、情動によって強く影響されるが、決してその奴隷ではないのである。とは言っても、非常に強い情動が、一時的に理性を圧倒することはあり得るのであって、それをどのように制御していくのかが、人間存在にからむ最大の問題である。次章では、以上に述べた脳科学的知見を踏まえて、理性と情動の関係について考察する。

第5章　現代における仏教思想の意義

1　理性と情動の関係

喜怒哀楽とは、理性と情動の不断の相克が生み出す主観的な感情であり、通常我々は、それに従って生きることが人生であると考えている。しかしブッダは、感情を生じる心のメカニズムについての客観的な知識を有することにより、人間の動物的本性を超越し、真に人間的な生き方ができるようになると考えた。一方、脳を物として探究してきた現代脳科学は、フリーマン理論とパンクセップ理論において、脳の働きを心の働きとして見ることができるまでに発展した。そうして発見された心のモデルは、唯識仏教が瞑想における内省によって構築したそれとよく類似している。パンクセップは、己の理論に基づき、理性と情動の関係と、それが人間の生き方に及ぼす影響について考察しているが⑺、それは脳科学に立脚した人間観という意味において現代思想の一面を代表するものであるから、以下にその大略を示して仏教思想との比較に供することとしたい。

図11に示したように、情動プロセスと認知プロセスは、前頭葉・側頭葉皮質などの高位脳領域において分かちがたく結び付いているために、心的な出来事が時間と空間の中に定位され、情動を伴った出来事の記憶とし

て保存される。情動システムからの刺激によって、種々の脳高次機能が活性化される。したがって、もし情動システムの働きが停止したとすれば、心理情動的空間は空虚となり、それを見る高位脳の「観察者」は効果的に働くことができなくなる。このような認知と情動の相互作用が各人の生活の細部を構成しているのであり、我々は個々の出来事を、その時生じた感情の強さとしてではなく、情動的なエピソードとして思い出すのである。前頭葉は出来事を予想し、世界についての期待と予見を生み出す。「世界内存在」である我々が経験する「生活世界」の大部分は、情動に彩られ、それによって駆動される。

ＳＥＬＦが神経回路に生じさせる弱い反響的活動はいくつかの経路を通って拡がるので、それが原初的な情動システムを完全に目覚めさせた場合には情動が全面的に展開されるが、それは脳内神経回路の最小抵抗線に沿った自動的な反応である。というのは、多くのムードに共鳴する記憶プロセスが情動のすべての炎に燃料を供給するからである。しかし認知の焦点が他処に移った場合、この反響が急速に鎮静化する可能性も存在する。そのことが、自己訓練（self-discipline）――認知行動療法のように誰かに補助してもらう形式を含む――の主たる目的である。このように、成熟したヒトの認知プロセスは、その時生じている情動ダイナミクスと絡み合いながらも、神経学的な大渦巻きに巻き込まれないでいることができる。情動に対する自己調整能力は、我々の脳が有する重要な機能である。我々が持っているシンボル・システムは、このような激しい変動と折り合いを付ける上で極めて効果的に働く。言葉は、自分の情動を自分で制御することを可能ならしめる。

とはいえ、理性と情動が、新・旧哺乳類脳・爬虫類脳という異なるシステムの働きの反映である以上、それらの活動にしばしば不調和が生じることは当然である。情動システムの命令は、認知システムのそれよりも自己中心的であり、いかなる場合も情動的である。それに対して認知プロセスは、情動よりも巧妙で微妙な問題解決の方法を見出すように進化してきた。このように理性と情動の関係は、理性による下位への制御作用と情動による上位への影響のいずれがより強力か、という問題として考えることができる。パンクセップによると、神経解剖学・神経化学・電気生理学の領域には、下位の脳構造から上位のそれへの影響がその逆よりも圧倒的に強いことを示す証拠が豊富に存在する。したがって、もし生物学的過去がありのままの姿を現すならば、それが支配的な力を振るうことは確実である。原始的情動が支配的となる時、認知装置は抑圧的な観念作用の狭い溝のなかにはまり込んで、身動きができなくなってしまう。では、情動神経科学における知見は、社会的・経済的・政治的な思想における諸問題に対して、新たな解明の糸口を与えることができるのだろうか？　この問題に関してパンクセップは、「我々は動物あるいはヒトの心理学的反応における真の生命の流れを統御している脳回路間の複雑な相互作用を理解するには程遠い所にいるが、我々が現在有している知識は、自然主義的誤謬のわなに陥ることなしに、新たな思想の道筋を見出すことを可能ならしめる」と述べている。

〔註43〕自然主義的誤謬

「自然主義的誤謬 naturalistic fallacy」(138)とは、ヒュームによって定義され、後に英国の分析哲学者であり、「善とは定義不可能な、直覚的に知られる感覚的性質である」としたジョージ・エドワード・ムアによって詳しく分析された観念である。ヒュームの言葉によれば、それは自然的なものは道徳的であると論じること、「である is」から「であるべき ought」を演繹することである。脳科学的知見をそのまま心の領域に持ち込むことはその最たるものである。例えば、下位情動中枢から大脳皮質に向かう神経線維の数が、その逆に向かう神経線維の数よりも遥かに多いという神経解剖学的事実に基づいて「理性は情動の奴隷である」と結論することは、典型的な自然主義的誤謬である。近年、新たな脳科学的知見に基づいた脳機能改善を売り物とする記事・番組が巷にあふれているが、そのほとんどは自然主義的誤謬であると言っても過言ではない。

米国の著名な心理学者であるスティーブン・ピンカーは、その著『空白の石版』(73)において、映画『アフリカの女王』の主人公であるキャサリン・ヘップバーンの台詞「私たちは自然を超越するためにこの世界に置かれたのです」を引用している。それは、少なくとも部分的には自然を支配している人間が、全面的に自然を支配すべきであるとする自然主義的誤謬である。それが誤謬であることは、彼女の最愛の息子がペットとして飼っていた毒蛇に噛まれて死ぬという出来事において暴かれるが、それでも彼女は自分の信念を曲げようとはしない。「鉄の女」とも呼ばれる英国の女性首相を髣髴させる話である。

一方、逆自然主義的誤謬というものも存在する。それは「であるべき」から「である」を演繹することであり、例えば、人間の本性は文化・プロパガンダ・権力等によって作り換えることが出来るとする政治的信条・イデオロギーがその例である。自然主義的誤謬と逆自然主義的誤謬は、いずれも「何が善であるか」、あるいは「何が正しい行為であるか」という問題に絡んで発生する。ムアは、倫理学がこの両者のいずれにも陥らないためには、善が「自然主義的あるいは形而上学的な性質によっては完全には分析可能でない」とすることとしかないと考えた。

脳の情動システムと社会構造との関係について、パンクセップは次のように述べている。脳の皮質下領域には、我々のムード（気分）や価値を決定する多数の情動システムが存在する。しかし我々の大脳皮質は、諸々の社会制度の構築に関しては、辺縁系よりもはるかに大きな役割を果たしてきた。人間主義的・科学的・経済学的観念など、世界についての複雑な思想の構築を可能とし、「ヒト」を「人間」であらしめている新皮質の大部分は、我々の内的感情を生み出すシステムではなく、外界についての感覚から情報を獲得する知覚・注意システムから進化したものである。マクリーンが示したように、ヒトにおける新皮質の発達は、同時期における旧哺乳類脳（＝海馬・視床下部など）の発達を遥かに凌駕している。相互の共感を深め、思いやり（caring）と与える心（giving）を育むような社会的情動システムが高い内在的価値を有することに、我々の大多数は同意するであろう。しかし現実において、それらのシステムが強い内在的な力を持っているとは思えない。これらの社会的情動システムが、我々の社会の内部でより広汎に、また現実的に認識されることによって、その力を徐々に増していくことは考えられるが、それらが有する内在的価値によって情動のメカニズムが変化するわけではない。ヒトの脳回路の内部において、同情や共感は、権力と貪欲へと我々を向かわせる衝迫と、精々同じ程度の力しか持っていない。しかし、基本的な情動システムの役割を一応概念化し得た現在において、我々にとって可能な選択の幅が従来よりも拡大していることは確かである。そこでパンクセップは、次のような方策を提案している。

その第一は、男性優位主義と物質主義の代わりに、女性が有するいたわりの心と積極的な利他心を活用することである。その第二は、個人の貪欲さに法律の枠をはめること、またそれをより効果的とするために、我々の心の衝迫を創造的表現へと解放することである。芸術、ヒューマニスティックな活動、また社会奉仕活動等の分野においてすでに為されているように、自己表現のための補償的活動への門戸を拡大しなければならない。それらは、哺乳類脳の進化の方向に合致する心理生物学的オプションである。情動システムについての理解がさらに進めば、このような方策にとって代わるような、新しくより良い社会制度を考え出し創造していくためのアイデアが生まれるかもしれない。しかし、我々の原始的情動回路は未来について考えることができない。新皮質は、その豊かな認知能力によって、外的世界の表面的な主人として振る舞い続けるであろうが、情動は我々の内的生活の支配者であり続けるのである。我々の心の最深部における個人的価値と行動基準の基盤を成すこれらの原始的神経システムは、社会に関しては、好き・嫌いというような選択のオプションを示すだけで、その具体的な中身については何も教えてくれない。

大脳皮質が宿す人間の本性を理解することは、皮質下の情動システムを理解するよりもはるかに困難である。

人間本性の頂点には、マキャベリ的欺瞞へと我々を導く強力な内在的傾向が存在する。「トカゲ」の脳は、今なお、その利己的メッセージを脳全体へと送り込んでいる。人間本性は何重もの層を有しており、それは現代の社会生物学者や進化心理学者が、包括的適応度やゲーム理論などの概念的道具を用いて、ようやく解読を始めたばかりのものである。大脳皮質では様々な進化的適応のための戦略が繰り広げられているが、そのいくつかは、楽観や慰めを許さないほどに下劣なものである。我々の同情・共感の感覚が、報復の感覚よりも先天的に弱いのかもしれないということは、実に嘆かわしいことである。協調的で利他的な行動に何の興味も示さない残酷で自己中心的な人間は少なからず存在し、巨大なまでに成長したヒト脳の新皮質は、人間精神がそのような方向へと発達することを可能ならしめている。ヒト脳が有する社会的感情は、そういう人間が生まれ、またヒトがそういう方向に進化することを防御する機構を何ら有していない。何とも恐ろしいことに、そのような人間は、高い政治的・経済的地位を得ることに特に強く動機付けられており、しかもその野望を実現するための能力を十分に備えているかもしれないのである。

平和な未来を築くためには、我々は、堅実で正直で協調的な戦略を実行し推進しようとする望みや能力を欠如している人間をいち早く発見し、その欲望を妥当な方法によって抑制し、権力から遠ざけることを学ばなければならない。そのような人間のある者は、その基本的情動システムの反応性が正常ではないためにそのような人生行路を歩み、また他の者は個人的な選択によってそうしているのかもしれない。このような先天的な傾向を、より進歩した脳機能測定技術によって青少年期の内に発見することが可能となるかもしれないが、それはいかにも厄介な問題を引き起こしそうな企てである。人間の基本的権利と自由を侵害することなしに、個人の情動的傾向を測定し、人為的に改変することはおそらく不可能であろう。ヒト脳の価値構造の内に、「やられたらやりかえす tit-for-tat strategy」戦略のようなフェア・プレイの感覚がある程度組み込まれていることは喜ばしいことであるが、現代の匿名的な（anonimous）巨大社会において、「己の欲するところを人に施せDo unto others as you would have them do unto you.」という古代からの行動規範は、次第に力を失いつつあるのかもしれない。伝統的社会契約に対する忠誠度が、長期にわたる人間関係が失われると共に弱まっていくことは当然である。

我々の悪への傾向を早期からの情操教育によって抑制することは、おそらく可能であろう。しかしそのためには、我々の学校教育システムが、基本的な生の情動のすべての性質と、それらの重要性を十分に認識することが不可欠である。我々は、将来を担う世代に対して、脳の原始的構造に宿る情動の力の本性を、明確に、また紛らわしいところの無いように教えなければならない。テレビ・映画・大衆音楽などの公共的メディアに対しては、浅薄な辺縁系的・爬虫類的娯楽へと我々を落とし込むのではなく、精神の向上を目標とするように仕向けなければならない。パンクセップは、「我々は脳全体を情動的に教育しなければならないが、それを成し遂げるためには、人間の心の生物学的源泉とうまく折り合いをつけることを学ばなければならない」という言葉で上掲書を結んでいる。

2　「人間の本性」を巡る現代思想と仏教

さて読者は、人間の本性に関する楽観的見方と悲観的見方が入り混じったパンクセップの結論を読んで、どのようにお感じになったであろうか？　彼の考察は、理性と情動の関係という古くからの問題を、大脳皮質と皮質下の情動システムとの関係として捉え直すことから始まる。両者の関係を神経解剖学的・神経化学的・電気生理学的側面において比較する限り、皮質下の情動システムが大脳皮質に対して圧倒的な優位を占めていることは明らかである。さらに、情動システムはその分身を大脳皮質の各所に送り込んでいるので、自分自身では理性的判断であると信じていることが実は情動的な判断であるということが起き得る。極端な場合、意識（大脳皮質）における明晰な判断とは、実は、意識下の（皮質下の）情動システムが先に下した判断の理由付けをしているにすぎないのかもしれない。しかしパンクセップは、脳の構造・機能上の特性を、そのまま人間の精神活動に当てはめることが自然主義的誤謬であることをよく心得ているから、ヒュームの「理性は情動の奴隷である」という断定的な言葉に全面的に賛成することはせず、むしろ理性・意識が有する力を正当に評価しようとしている。しかし結局のところ、彼は理性の優位性を信じることができないようである。彼が見るところ、理性にとって可能なことは、情動的価値判断システムが提示するオプションの内から何かを選択し、その理由付けをすることだけである。その価値付けでさえ、個々人の生得的傾向に左右されているのである。

「我々は、将来を担う世代に対して、脳の原始的構造に宿る情動の力の本性を、明確に、また紛らわしいところの無いように教えなければならない」というパンクセップの提言は、煩悩から脱却するためには、その働き方についての理解が不可欠であるとする仏教の基本思想（十二支縁起）と合致する。一般的に、道徳教育の中心的課題は社会規範や善を教え込むことであり、人間本性の悪や醜さは脇に置かれている。特に日本においては、悪や罪について語ることを宗教的偏向と見なす傾向が強い。そのために、「人を殺すことが何故悪いことなのか？」という質問にさえ答えられない青少年が急増している。自分自身がいかなる悪をも犯し得ることを自覚しているのでなければ、自分の行動を客観的に判断し、正しい行いをするよう意識的に努力しようとする意欲は起きないであろう。したがって、現代情動神経科学の基本的な知見を科学的・普遍的な人間学として教えるべきであるというパンクセップの提言は、現在の日本においてその必要性が叫ばれている道徳教育においても極めて現実的で、高い重要性を持っていると考えられる。

パンクセップは、自己変革の必要性についても述べているが、それよりはむしろ外的・社会的な様々な方策によって、理性の力を増大させるべきであると考えている。それは、女性の生得的能力の活用、情動エネルギーの社会的に好ましい方向への解放、学校教育、特に情操教育の充実、社会的不適合者の早期発見と治療（現時点ではそのための適切な方法は見出されていないが）、公共的メディアの改善等々である。人間同士の共感、思いやり、与える心を発現するような社会的情動システムが存在し、それが高い内在的価値を有することは認めているが、それは多くの人々がそう考えているからそうなのだ、という自信の無い言い方をしている。彼は、慈悲のような社会的情動システムは育児本能から発達したと推測しているが、そのシステムが現生人類において強い内在的な力を獲得したとは考えていない。それはヒト脳回路の内部においては、権力欲や貪欲さと、精々同程度の力しか持っていない。そのような価値が、神経生物学的な心の内在的・情動的なメカニズムの内部に浸透していくこと、換言すれば、それが社会と共進化していくことを保証する科学的エビデンスは何も得られていないのである。

彼はあくまで脳科学者としての冷徹な目で人間の情動を観察し、それを人類の歴史、特に近・現代における西欧の現実を踏まえながら評価しようとしている。したがって、人間の本性、特に慈悲心（利他心）に対する彼の見方がかなり悲観的であることはよく理解し得る。彼は、近代以後の西欧文化・社会の底流を成す思想を正面切って批判しようとしているわけではないが、その情動理論に従って西欧現代社会の現状を考えれば、彼の思考は勢いそういう方向、つまり性悪説へと傾かざるを得ない。彼の論調には、「自然状態では人間は万人の万人に対する闘いの状態にある」とした、トーマス・ホッブスの哲学を髣髴させるところがある。

近代以後における西欧文化発展の原動力はルネサンスにおいて勃興した人間中心主義であり、それは「自我の拡大」を人生の究極的な価値あるいは目的と見なす思想であった。そのような近代西欧精神の根底を成すものを、ニーチェは「権力への意志[42]」と呼んだのであるが、パンクセップは、そのようなニーチェの哲学を念頭に置いていると思われる。パンクセップにとって、「権力への意志」とは、探索システムに駆動されたSELFが志向する「自我の拡大」[139]である。ニーチェが言うところの「アポローン的」なるものと「ディオニュソス的」なるものとの悲劇的対立とは、ヒト脳における大脳皮質と情動システムの機能的不調和にほかならない。個人の能力を最大限に発揮することが、近代以後の西欧における科学・技術・文化の目覚ましい発達を促し、人類の福祉に大いに貢献してきたことは事実である。しかし、自我の拡大が個人的・集団的欲求の充足という方向に傾いた場合、それは単なるエゴイズム、あるいは国家主義・民族主義と化してしまう。自我の限りない拡大は「神」さえもその内に取り込んでしまい、そうしていかなる残虐な行為をも正当化する「大義」が成立する。このように拡大されたエゴイズムが、個人・集団・地域社会・国家・民族という様々なレベルにおいて様々な形態をとって発現し恐ろしい災厄を引き起こすことは、世界の歴史が示すところである。

このような、自我の拡大を目指す理性の暴走こそ、パンクセップが最も恐れているものである。理性の途方もない発達は、自然そのものを急速に破壊しつつある。科学の発達がもたらした核戦争・自然破壊・地球温暖化等々は、すでに現実的な危機となっている。ここで、理性が作り出した地球の危機に対しては理性で対処するしかないと考えることが、西欧的理性の顕著な特質である。エドワード・O・ウィルソンが社会生物学的な見地に立脚して、世界が直面する諸問題に対する対処方法について論じた『知の挑戦――科学的知性と文化的知性の統合』[140]も、ほぼそのような論調で貫かれている。一方、自我の野放図な拡大が生み出す社会の混乱に対しては、監視と処罰で対処するしかない。

ミシェル・フーコーが『監獄の誕生――監視と処罰』[141]で指摘しているように、現代西欧社会における規律（ディシプリン discipline）の観念は、功利主義の祖であるジェレミー・ベンサムが考案した「パノプティコン」（円環状の建物の独房に収容された囚人の姿が中央の塔から監視されるような監獄）の発想と結び付いている。それを刑務所から一般社会へと拡大したものが、現在急速に普及している衆人監視システムであるが、その必要性が増大していることの根本的な原因は、西欧社会が「超越者」である「神」を失ったために、自我の拡大に対する歯止めが失われてしまったことにある。一旦エゴイズムにとりつかれて走り出した個人や集団を、理性の力によって、あるいは外在的な力によって引き止めることが不可能なことを、人類はまざまざと思い知った。そのために、巨大なコンピュータに接続されたパノプティコンによって人々の生活を監視し制御するというSF的な世界が現出したのである。しかし、監視と処罰のみによって、社会・世界をコントロールすることができないことは既に明白である。

西欧における世俗的文化の本質である「自我の拡大」は、今やグローバリゼーションの波に乗って世界中を覆い尽している。多くの人々が警鐘を鳴らしているにもかかわらず、その動きは加速するばかりである。しかし、このウルトラマクロな動きが、例えば大津波のような、個人の力では制御することができないものと考えることが、ニヒリズムあるいはその裏返しである暴力的なラディカリズムを現代社会にはびこらせている真の原因なのである。世界の歴史は、いかに強固に見える支配体制といえども、その内部において生じる改革の動きに対しては比較的脆弱であることを教えている。現在のグローバリゼーションの波の正体は、結局のところ広く共有されたメタ大域的アトラクターにほかならないのであるから、それは個々人の脳の自律的な働きを完全に抑制するほどの力を有しているわけではない。したがって、個々人が人間の本性についての認識を深め、理性と情動の調和を求める努力を続けるならば、それが次第に新たな波となって世界中に拡がっていくことは十分に期待し得ることである。その新たな波は、人々が現時点における現実の超克を可能ならしめるような理念を見出し、それを共有することによって作り出される。

では一体何が、世界の未来を変えるような新しい波を作り出すことができるのであろうか？　理性が作り出した危機は理性で解決するしかないという西欧的な考え方は、勿論、十分な理由と説得力を有しているのであるが、結局のところ、それは監視と処罰によって人間の行動を外的に規制する方向へと向かわざるを得ない。しかしそのような方策は、強化に次ぐ強化を重ねなければならないのであって、それが最終的に自縄自縛に陥ることは容易に推測されるところである。このジレンマを解決し得る道は、「自我の拡大」が向かうべき方向を、ブッダの「慈悲」やキリストの「愛」などの超越的理念へと転換することしかない。しかしパンクセップが「自我の拡大」が向かうべき方向として慈悲・愛を強調していないことが示すように、西欧人は簡単にはそうすることができないのである。西欧において、「愛」は神から人間に与えられるものであるから、神の存在を否定する者は、それについて語ることができない。パンクセップは、あらゆる脊椎動物の情動システムの構造・機能に本質的な差異があることを認めないのであるから、おそらく無神論者であろう。そういう彼が、慈悲や愛のような崇高な情動がヒトに宿ると主張できないことは当然である。

仏教が非キリスト教的な近・現代の西欧思想と対照的であるのは、まさにこの点においてである。西欧精神の中核を成す「自我の拡大」とは、仏教がそこからの脱却を目指す「渇愛縁起」そのものにほかならない。西欧人に「自我を捨てよ」と説くことは、ライオンに「肉を食うな」と言うようなことかもしれない。しかし「自我」が幻想にすぎないことは、今や何人も否定し得ない脳科学的事実なのである。自我を実体視せずに、無常なる「自己」として理解し直すことは、西欧的実存思想の観点においても十分に可能なことであろう。

ブッダ本来の教えに立脚するならば、「慈悲心」は人間にとって至高の価値であり、社会を導く超越的な理念である。このような仏教思想が西欧思想と対照的であるに止まらず、その弱点を補うものであることは明らかであり、そこに仏教の現代的意義が存すると考えられる。だからといって仏教を手放しで礼賛することもできないということが、これからの著者の考察の出発点である。仏教は、そのような役割を果たす前に解決しなければならない問題を抱えている。それは、ブッダの教えの本質に関わる問題、即ち煩悩にまみれ、決して超越的ではあり得ない人間が、どうして慈悲という超越的な心情を持ち得るのか、という問題である。その問題に答えることができなければ、仏教は人間本性の理解において楽天的過ぎるという批判を避けることはできないであろう。先に述べたように、唯識はその問題を三性説という教理として論理的に説明している。しかし竹村牧男氏によると、唯識は人間が慈悲心を持つことを事実として認めるだけで、その深い理由についての説明を放棄しているという。[108]もしそうだとすれば、仏教が言うところの「慈悲心」とは、単なる期待的願望あるいは宗教的ドグマに過ぎないものとなる。では、この難問に対しては、どのようなアプローチが可能なのであろうか？

著者の見地において、「慈悲」とは、最高次のメタ大域的アトラクターにほかならないのであるが、それは「心」を生み出す一般的な脳のメカニズムについて言っているだけで、心において「慈悲心」が芽生える理由を示すものではない。ここで我々は、神経生物学的言説と哲学的・宗教的言説とを隔てる壁に突き当たるのである。しかし、「慈悲・愛」が大域的アトラクターであるということは、それが神仏から与えられたものではなく、脳という基体から自然的なメカニズムによって生み出されることを意味している。このことを足がかりとすれば、慈悲・愛が有する意味とその由来を、科学的に解明することができるかもしれない。「科学的」という言葉が反発を買う恐れもあるが、ここで言う科学とは、生命有機体を主たる対象とする複雑系の科学であり、その哲学的基盤は、「諸行無常・諸法無我」を旗印とする仏教のそれと同じプロセスの存在論である。さらに我々は、科学的思考がそれなりの限界を有することも弁えている。現代科学の言葉・概念を用いて「慈悲心」について探究することは、難解な術語に蔽い隠されてきた仏教思想の真の姿を暴露することに繋がるかもしれない。しかし、普遍的宗教あるいは合理的人間学として世界に受け入れられるためには、仏教はそのようなアプローチによる分析を受け入れ、そしてそれにもかかわらず確固とした意味を保持し得ることを示さなければならないのである。

3 「智の因」と生得的利他心

仏教において、慈悲心とは人間にとっての絶対的な内在的価値である。それは西欧におけるように、社会の維持のためというような外在的な理由によって価値を有するのではない。『スッタニパータ』に記されたブッダの次の言葉は、人類が持ち得る究極的な慈悲心を示すものである。

「いかなる生き物生類であっても、怯えているものでも強剛なものでも、悉く、長いものでも、大きなものでも、中くらいのものでも、短いものでも、微細なものでも、粗大なものでも、目に見えるものでも、見えないものでも、遠くに住む者でも、近くに住むものでも、すでに生まれた者でも、これから生まれようとする者でも、一切の生きとし生きる者は幸せであれ(94)」。

この言葉は、究極にまで浄化され、無条件に高い価値を感じさせる情動の言葉であり、その故に、強く我々の心に訴えるのである。しかし、どれほど尊いものであろうと、それが単なる情動の動きに終わるのでは意味がない。その情動が、われわれをどのような行為へと導くのかが問題なのである。ブッダの時代において、それは自分が持つもの全てを相手に与えること（布施）を意味したが、それでは自分が施しを受ける立場となるだけで、世の中全体を良くすることにはならない。古代社会では、慈悲の実践は個人的なやりとりだけで済んだのかもしれないが、社会の仕組みが複雑になればなるほど、それはより高度な理性の働きを必要とするようになる。つまり慈悲心は、理性と情動が現実的な目標を持つ一つの志向へと統合されることによって、はじめて実践へと移行するのである。

ブッダは理性と情動の完全な結合（perfect combination）を見出したと言われる[90]。しかしそのことを仏教教義として確立することは容易ではなく、ブッダ没後約一千年間にわたり、その問題を巡って仏教諸派の間で議論が続けられた。いわゆる小乗仏教においては、己事究明による解脱、すなわち個人における理性と情動の統一のみが究極の目的とされ、慈悲心をいかに社会的実践に結び付けるかという問題はほとんど顧みられなかった。このような小乗仏教のあり方を批判した大乗仏教は、慈悲の実践が社会的善のみならず個人の本性の向上にも寄与するとして、それを「菩薩道」と呼んで奨励した。人間の無意識的情動から発した慈悲心は、そこに理性の働きが加わることによって具体的な目標を見出し、実践的行動へと移される。その行動を通じてその人の本性が向上し、覚りへと近づいていく。覚りが深まるにつれて慈悲心も高まる。すなわち菩薩道とは、慈悲心とその実践との相互作用が、社会的善をもたらすと同時に修行者の本性を覚りへと向上させていく循環的プロセスである（したがってそれは、「自利利他の菩薩行」と呼ばれる）。このような心のプロセスを介して我々の「自己」が向上へと向かうことが、すなわち我々の「生きる意味」であり、同時に「人間とは何か」という問題に対する仏教の答えである。

仏教思想における「無我」すなわち自我の否定と、西欧思想における自我の拡大は、一見、正反対の概念であるように見える。しかし次に述べるように、その対立は表面的なものにすぎない。先ず、唯識仏教は、自我の全面的否定を説くのではない。先に述べたように、滅却されるべきは、「倶生起の我執」ではなくて「分別起の我執」、すなわち後天的に大脳皮質に刷り込まれた「自我」に対する執着である。さらに唯識は、菩薩行を通じて到達された「円成実性」の境地においては、八識が大円鏡智・平等性智・妙観察智・成所作智の「四智」に転ずるとする。つまり唯識は、ブッダにおいて成就された情動と理性の完全な調和を、自己実現における究極の理想として掲げているのである。一方西欧においても、自我の拡大は、それが社会に貢献する場合においてのみ「価値」あるいは「善」として認められているのであり、自我の無軌道な拡大が礼賛されているわけではない（一九世紀の西欧で花開いたロマンチシズムやニーチェの哲学において多少そういう傾向があったにしても）。すなわち仏教と西欧思想は、自己実現はそれが社会的善へと向かう場合においてのみ「生きる意味」となると考える点においては何ら異ならないのである。それは、幸福とはよい人間となって「よく生きる」こと自体にあり、人間としての徳（アレテー）に従って活動する現実態（エネルゲイア）である、と説いたアリストテレスの考えとも合致する。[142]

一旦は歴史の中に埋没したかに見えた唯識仏教が近年再び注目されているのは、それが合理的な人間学であることが再発見されたことによる。それはブッダの十二因縁に基づいて、人間の心を隈なく解剖し、白日の下に曝け出す。こうして露わにされた「虚妄分別」―「依他起性」―は、すなわち「人間の本性」であり、それは暗い（染汚された）面と明るい（清浄な）面を持っている。唯識は、人間の本性である「依他起性」を「円成実性」へと転換することが可能であり、またそうすべきであると主張する。この「円成実性＝覚り＝無分別智」とは何かと言えば、それはすなわち「慈悲心」である。『阿含経・長部』に記されている「四無量心」、『法句経』に記された「七仏通戒偈」、また『スッタニパータ』に記されている、「一切の生きとし生けるものは、幸福であれ、安穏であれ、安楽であれ」という単純直截なブッダの言葉は、いかなる教理よりも強く我々の心を打ち、己の汚れた心を振り棄てて清浄な心を強めたいという欲求を生じさせる。

これらの言葉は、一体いかなる心の働きによって我々の情動を揺り動かし、理性をも刺激して向上の道を歩むように仕向けるのであろうか？　それに感応する第六意識の働きが「慧」の心所であるが、唯識において心王・心所の因は種子であるとされるから、心作用として「慧」に含まれ、特に覚りに導く心的能力としてその中心的な意味を担う「智・プラジュナー」も何らかの種子によるのでなければならない。しかし唯識教義上、種子というものは現実の経験（業）がアーラヤ識に薫重されて形成されるものであり、我々人間は、無始以来、無明に縛られていて、かつて智を発したことがないとされるのであるから、智の種子は形成されようがないのである。この問題に関して、竹村牧男氏は次のように述べられている[108]。

「これには様々な考え方があるが、護法（ダルマパーラ：唯識十大論師のひとりであり、彼が完成させた唯識説が玄奘に伝えられた）の立場からいうと、〈本有《ほんぬ》〉であるという。つまり法爾に、おのずから、我々には智の因である無漏種子が備わっているというのである。唯識の理論は、すみずみまで極めて合理的、整合的であるが、こと智の因に関しては、このように法爾ということで切り抜けざるを得なかった。唯識は、無為と有為の相雑をあくまでも許さない理性的立場からの教学形成をめざすのだが、その限界が、ひとえにこの智の因に集約されて顕れていると評せよう。ちなみに、この法爾本有の無漏種子が、我々の聞・思・修の善修行によって増益されて、やがて智が開くのである。初発の智が開けたあとは、その現行する智の薫習によって、ますます智の種子の勢力が増大していくのである。（中略）しかし前にもいうように、法爾という説明は論理の放棄であり、アーラヤ識に依附するというのは、いかにもこじつけのようで、危く頼りない。このようにして、智をどう捉えるにせよ、その因に関する議論には非常な困難が付きまとっている。この問題は、正しく仏教教理の隘路ともいうべきものであろう」。

このように、慈悲を発する智の因についての説明が〈本有《ほんぬ》〉あるいは〈法爾〉であることを、竹村氏は仏教教理の隘路であると断言されている。「法爾」という観念は、唯識が「刹那滅」と同様に、説明不可能な事実――公理――として認めたものである。しかし、十二支縁起や刹那滅が脳において実際に生じている現象であり、そのメカニズムもパンクセップ理論やフリーマン理論に基づいて理解することができることを、すでに我々は知っている。煩悩のメカニズムもパンクセップ理論で十分に説明することができる。それと同様に、唯識自体では説明不可能とされる「智の因」についても、合理的・科学的な説明が可能なのではないだろうか？　それをフリーマンやパンクセップの理論に基づいて説明することはできないと思われるが、「智の因」とは如来蔵経で言うところの「自性清浄心」、あるいは「仏性」にほかならない。したがって、五蘊を「プロセス」という語に置き換えたと同様に、「智の因」という語を、現代進化心理学における「生得的利他心 innate altruism」という語に置き換えることは可能と思われ、それによって現代思想との対比が可能となるかもしれない。そのためには、先ず進化心理学における「生得的利他心」という概念について詳しく知ることが必要である。

4　生得的利他心とは何か

生得的利他心の探究は、二〇世紀における進化論と遺伝学を中心とする生物学及び脳神経科学の多面的な発展の一分野として開始された。「脳のモジュール」とはヒトゲノムにおける特定の遺伝子（単数あるいは複数）の発現型であり、遺伝子は生物界における進化の産物である。動物がフォン・ユクスキュルが言うところの「環境緊縛性」を有していることから、[143] 動物の行動と社会構造を、遺伝子の進化と関連付けて解析することが可能となった。エドワード・O・ウィルソンはアリ社会の研究から出発して動物全般の社会構造の探究へと進み、社会生物学（Sociobiology）と呼ばれる研究領域を開拓した。[144] 彼は昆虫や動物の、外部から観察される生得的な行動と、それに基づいて構築される社会のパターンを遺伝理論に基づいて説明することが可能であることを廃大な資料に基づいて証明した。しかしヒトは動物とは異なる非常に複雑な「心」を持っているので、それと同じ考え方を人間の行動と社会に当てはめることはできない。

英国の生物学者であるリチャード・ドーキンスは、人間の行動は動物と同じく、「利己的な」遺伝子によって支配されているという学説を唱え、世界的に大きな反響を巻き起こした[145]。その発想の根拠は、チャールズ・ダーウィンの自然選択説を個体レベルから遺伝子のレベルへと移し換えたことにある（「新ダーウィニズム」と呼ばれる）。社会において淘汰されるのは遺伝子の表現型である個体の性質であるが、生存上有利な性質を有する個体がより多くの子孫を残すことによって、それを担う遺伝子の集団内における存在比率が高くなっていく。遺伝学的見地において、個体とは数多くの雑多な遺伝子の寄せ集めによって形成されたものであり、その集合の仕方は生殖のたびに大きく変化する。つまり世代を超えて持続するのは、遺伝子の一度きりの集合（ゲノム）である個人・個体ではなく、特定の性質（表現型）を担う個々の遺伝子なのである。個体とは、それぞれの遺伝子が世代ごとに乗り換えていく船（乗り物 vehicle）のようなものである。世代を超えて、生き延びるという観点においては、進化のプロセスにおける主役は遺伝子である。遺伝子間でも生存競争が繰り広げられるが、そこで勝利を収めるのは、最も高い適応度（簡単に言えば、ある個体が残し得る子孫の数）を個体に付与する遺伝子である。このような遺伝理論は、常識的な「利己主義」の概念とはかけ離れたものであるが、ドーキンスは集団遺伝学的な観点を導入することによって両者を結び付けた。

単なる化学物質にすぎない遺伝子に利己主義も利他主義もないが、進化生物学的見地において、ある個体が自らの適応度を増大させ同時に他の個体の適応度を減少させるような行動は利己的（selfish）であり、自らの適応度を減少させると同時に他者の適応度を増大させるような行動は利他的（altruistic）であると定義される。つまり、前者は自己保存的な、後者は自己犠牲的な行動である。このような行動のパターンは、動物が生得的に有している脳のモジュールの働きに基づいており、またそれらの脳モジュールの発生は動物のゲノムにおける単一あるいは複数の遺伝子に依存している。したがって、ある動物集団において利己的あるいは利他的な行動パターンを生得的に有する個体がどのような適応度を有するか、つまりその子孫を増やしていくのか否かは、それぞれの行動パターンを発現させる遺伝子の集団内での存在頻度が高くなるのか低くなるのかという集団遺伝学的な問題として捉えることができる。

利己的な遺伝子（利己的な行動パターンを発現させる遺伝子という意味であり、遺伝子自体が利己的であるという意味ではない）を持つ個体が利他的な遺伝子を持つ個体よりも生存上有利であることは直観的に明らかであり、また理論的解析によっても裏付けられている。したがって利他的遺伝子を持つ個体は、閉鎖的な集団内ではいずれ全滅すると予測される。逆に、もし集団内のすべての個体が利己的な行動をとるとしたら、その集団はトーマス・ホッブスが「万人が万人にとっての敵である」と述べたような社会となり、それはお互いの殺し合いによって自滅の道を辿るしかない。つまり利己的遺伝子は、利他的行動をとる個体が比較的多数を占めるような社会でなければ本来の強みを発揮することができないのである。実際、動物社会においても利他的行動が幅広く観察されているので、利他的遺伝子が世代を超えて存続することを可能とする何らかのメカニズムが存在する筈である。ある集団の一つの世代内においては明らかに不利な利他的遺伝子が、多くの世代を通じてどうして存続し、さらには進化することができるのであろうか？　この問題に対する答えとして提起されたのが、血縁的利他主義（kin altruism）および互恵的利他主義（reciprocal altruism）という考え方である。

英国の進化生物学者であるウィリアム・ドナルド・ハミルトンは、血縁間における遺伝子の拡散という観点から、「包括的適応度」（inclusive fitness）という概念を提唱した。[146] 従来の適応度という概念は個体の存続を問題としていたのに対して、包括的適応度は個体の特質を担う遺伝子がその子孫にどの程度の割合で伝達されるかに焦点を当てる。例えば、子は親の遺伝子（ゲノム）の二分の一を、孫はその四分の一を受け継ぐ。孫が一人当たりに受け継ぐ割合は低いが、その数は多い。親が子や孫などの血縁者を非血縁者よりも大事にするのは、自分の遺伝子を拡散させるためである。つまり包括的適応度とは、ある個体の遺伝子が世代ごとに組み合わせを変えながらも自己複製していくチャンスの大きさを示す指標である。個体は一世代で死ぬが、その個体の包括的適応度を増大させるような遺伝子は、世代ごとに宿主を変えながら複製されていく。したがって血縁間の利他的行動は、ある個体がその遺伝子の幾分かでも子孫に残すという意味で、「利己的」な行動である。「血は水よりも濃い」のである。昆虫・動物レベルの社会構造のほとんどはハミルトンの学説によって説明することができる。しかし人間および動物の社会において、利他的行動が非血縁者に対しても向けられることが決して稀ではないという事実はどのように説明できるのであろうか？

この問題を説明する一つのシナリオとして、英国の人類学者であるロバート・トリヴァースは「互恵的利他主義 reciprocal altruism」という考えを提起した。(147) その理論の骨子は、ある個体が他個体に対して利他的行動をとるときにはある程度の適応度上の損失をこうむるが、その個体が将来、同じ相手から利的他行動をしてもらうならばその損失が埋め合わされる。そのような互恵的関係が繰り返されれば、長期的には両者の適応度がともに上昇する。つまり「情けは人のためならず」ということであるが、そのような互恵的関係は、利他的行動の受益者が他の集団に移ってしまう、あるいは好意にただ乗りする忘恩の徒が存在することなどによって容易に崩壊してしまう。したがって動物社会、特に人間社会においては、互恵的関係に対する裏切りを厳しく摘発し処罰するシステムが発達してきた。

他の諸国と同様日本においても、「鶴の恩返し」や「因幡の白ウサギ」などの伝承説話を通じて、受けた「恩」は返さなければならないこと、相手をだますとひどい仕返しを受けることが子供に教え込まれている。成人においても、「一宿一飯の恩義」を忘れないことは円滑な人間関係を維持する上で不可欠のモラルである。その一方で、利他的行動を与えようとする相手に裏切られないよう注意することも必要であり、そのためには相手の「人柄」をよく見極めなければならない。人間の知的能力は、相手が信頼に足る人物であるか否かを即座に判断するために発達したと考えられる。さらに、即時的且つ無自覚に作動する「裏切り者検知機構」が、社会的な感情を介する心理メカニズムとして発達してきた[148]。特に日本のような閉鎖的な社会では、「一にも人柄、二にも人柄」と言うように、相互間の信頼関係を即座に作り上げるような性格が重視される。山本七平氏が言われるところの、日本の現代史を常に支配してきた「その場の空気」という超論理的存在[149]とは、日本独自の閉鎖的空間に圧縮された互恵的利他主義にほかならない。

トリヴァースは、友情や好き・嫌いの感情、道義的な攻撃、感謝や同情などの感情システムも、互恵的利他行動から進化したと述べている。「利己的な進化のプロセス」という言葉は、個体がその包括的適応度の増大のみを目的として行動すること、またそれが選択圧として作用することを意味する。社会の発達に伴って、人間は個体が単独で行動するよりも相互に協調し組織的に行動するほうが、より大きな利益を上げられることに気が付いた。つまり、互恵的利他主義は個体と社会との複雑な関係から生じたものであり、それが脳と社会の共進化の過程に組み込まれることによって、社会的道徳規範が成立し発展してきたのである。フランス啓蒙思想における、「自由・平等・友愛（同胞愛 fraternity）」という社会理念はその最たるものであるが、それに基づくフランス革命がもろくも瓦解し、ナポレオンの登場を招いたことは、互恵的利他主義という理念の性質と限界を示している。

ここまでの説明から、血縁的および互恵的利他主義が人間社会に対して有する意義は明白である。血縁的利他主義は原始時代から現代に至るまで大きな力を保ち続けている。また互恵的利他主義を維持する上で不可欠な裏切り者の検知と処罰が社会契約の生物学的基盤であり、それが人間社会における道徳規範や法体系の発達を可能ならしめたという考えは、自由主義的民主主義社会に生きる我々が社会構造一般について有している常識的理解と合致する。現代社会を支える自由・平等・公平・公正などの理念は互恵的利他主義から発達したものであるから、「give and take」こそが、現実社会における人間関係のすべてを律する鉄則である。それは苛烈な競争社会において自らの生存を全うするために不可欠な行動原理である。近親的および互恵的利他主義は、個々人が、その生存・繁栄という外在的な目的を達成できるような社会を維持するための基盤であり、それはジェレミー・ベンサムが功利主義（utilitarianism）として確立し、ジョン・スチュアート・ミルが社会倫理説として完成させた思想である。功利主義が説く「最大多数の最大幸福」という理念は、現代においてもその有効性を失ってはいない（ここでの「幸福」とは、快があることと苦がないことを意味する）。しかし、ここで忘れてはならない事実がある。それは、血縁間にせよ非血縁間にせよ、これらのメカニズムによる利他的行動は、包括的適応度の増大という進化生物学的な概念に依拠するものであって、そのパターンに従う人間の行動の本質は、己の利益をあくまでも守ろうとする利己主義、あるいは個人主義にほかならないということである。西欧社会における、人間の本性についてのこのような認識が、より厳しい監視社会への移行を促進しているのである。

進化論の生みの親であるダーウィンは、『The Descent of Man, and Selection in Relation to Sex』(150)において、「個人とその子たちが、高い水準の道徳性を有することによって同じ種族の他の人間よりも有利となることはほとんどないが、恵まれた資質を有する人々の増加と道徳水準の向上を果たした種族が、他の種族よりも遥かに大きな強みを持つことは確かである」、と述べている。ここで明確に主張されているのは、あるグループ（群）内における個体選択においては利己主義が有利に働くが、複数のグループ間におけるグループ選択においては利他主義が優位となるということであり、このようなダーウィンの考えは、一九六〇年頃までは広く信奉されていた。しかしその後、群淘汰（group selection）のプロセスが改めて理論的に検討された結果、集団が進化の単位となることはあり得ないという考えが圧倒的な優位を占めるに至った。一九七六年に出版されたロバート・ボイド『利己的な遺伝子』(145)は、そのような遺伝学の動向を踏まえたものであり、一九九七年に出版された『利己的な行動を選択する』の教科書(151)や、二〇〇〇年に出版された長谷川寿一氏らの『進化と人間行動』(152)でも、「利己的な行動を選択する個体淘汰（individual selection）は群淘汰（group selection）を上回り、群淘汰は自然界における利他主義を生み出すものではない」、と明記されている。ドーキンスは、このような進化生物学研究の流れを背景として、「人間は本来利己的な動物である」という冷徹な人間観を売り物とする上掲書を著したのである。

しかし一九七〇年代以降、群淘汰を否定する学説に対する理論的反撃が開始され、それが進化のプロセスにおいて重要な役割を果たすことを支持する実証的および理論的な根拠が蓄積されてきた。米国の代表的心理学者の一人であるスティーブン・ピンカーは上掲書(73)において、ロックの「空白の石版 blank slate」説（人間の心は生まれた時には何も書きこまれていない白紙であるとする説）を否定すると同時に、人間は道徳的感覚や共感の能力を生得的に有するという学説を展開している。彼の考えを端的に表す一文を次に引用する。

「価値観の源泉としての宗教的理論に代わるものは、私たちは進化によって道徳的感覚を与えられ、長い歴史のなかで、理性（自己の利益と他者の利益との論理的な互換性を把握すること）や、知識（長期的に見た協同の利点を学ぶこと）や、共感（ほかの人びとの苦痛を感じられるような体験をすること）を通して、その適用範囲を拡大してきたという考えである」。

ピンカーは、このような考えが、プリンストン大学哲学教授であるピーター・シンガーの「一貫した道徳の進歩は固定した道徳感覚から生じる」という主張[153]に依拠することを明らかにしている。シンガーと同様にピンカーは、心を進化によって形成された複雑なシステムとして捉える。生得的直観は脳の働きの自己組織化から生じるものであり、利己的な進化のプロセスと複雑なシステムの法則との相互作用が、この「道徳の輪」を拡大させる原動力である。

米国の哲学者であるエリオット・ソーバーと遺伝生物学者であるディヴィッド・スローン・ウィルソンは、共著『Unto Others. The Evolution and Psychology of Unselfish Behavior』[154]において、群淘汰のプロセスは存在しないとするドーキンスらの主張を明確に否定し、群淘汰が進化において大きな役割を果たすこと、したがってある集団内における個体選択ではなく集団間における選択のレベル（multilevel selection）において、純粋な利他的行動が利己的行動よりも優位となることを支持する根拠が十分に存在することを示した。彼らは利他主義を、人間の心における意識的および無意識的な行動の動機としての利他主義を動物行動のレベルにおける利他主義から区別するために、近親的・互恵的利他主義に対応する進化的利他主義（evolutionary altruism）と、人間の心のレベルにおける心理的利他主義（psychological altruism）の二つに分けた。我々が、時たま自ら犠牲を払って他人の適応度を高めるように行動することは事実である。また稀ではあるにしても、その動機がお返しへの期待ではなく純粋に他人のためを思う心に基づいていることもあり得る。人間は、利己的な動機と共に純粋に利他的な動機を生得的に有しているとする考え方を彼らは多元論（pluralism）と呼び、その重要性を訴えている。

このようなソーバーらの学説が、宗教・形而上学・ミスティシズムなどに頼ることなく、科学的探究に基づいて生得的利他心の存在を立証することによって、閉塞状況に陥っている現代文化に一筋の活路を切り開いたことは確かである。しかし彼らは、群淘汰を介して涵養された利他主義が、群間の争いの激化という新たな問題を生む可能性も指摘している。つまり群淘汰に根ざす利他主義は、やはり生物学的利他主義の一種であって、それは民族主義や国家主義を鼓吹することによって民族・国家間の争いを激化させる、という好ましくない一面を有している。ナポレオンは、自由・平等・博愛を旗印とするフランス啓蒙主義の申し子だったのである。生物学的利他主義であるところの愛国心や民族主義は、心理的利他主義であるところの普遍的・全人類的な利他心と対立する。ナポレオンが皇帝に即位したというニュースを聞いたベートーベンが、彼への第三交響曲の献呈を取りやめたという有名な逸話は、彼のモラルに対する嗅覚の鋭敏さを物語っている。生物学的利他心に対して心理的利他心をいかに位置付けていくのかが、今後の現代思想における、おそらく最も重要な問題となるであろう。ソーバーらは上掲書[154]の末尾で、「社会的行動についての進化理論、心理的動機付けについての理論、そして我々自身と我々を取り囲む世界についての考えに大きな影響を及ぼす厖大な文化的伝統のために、多元論の完成が待望される」と述べており、彼らの理論が、さらなる実証的裏付けと理論的発展を必要とすることを認めている。

ドーキンスとソーバーの理論を巡って激しい論争が行われているが、米国の哲学者であるネーデルホーファーらは、二〇一〇年に出版された『Moral Psychology. Historical and Contemporary Readings』[155]において、「人間本性の探究において、ソーバーとウィルソンは豊かで洞察に富む土台を築いた」と、ソーバーらの理論を肯定的に評価している。一方、ソーバーに直接師事した松本俊吉氏は、ソーバの著書翻訳書である『進化論の射程——生物学の哲学入門』[156]のあとがき「進化論はなぜ哲学の問題になるのか」において、次のように述べておられる。

「簡単に現在の論争状況を概観しておくと、ウィリアムズ（個体選択の理論で有名な生物学者）＝ドーキンス流の素朴な遺伝子選択主義をそのまま現在でも奉じている者はほとんどいない。他方でソーバーやD・S・ウィルソンが擁護した集団選択を選択の独立のメカニズムとして認めるべきか、それともそれは広義の個体選択として解釈可能か、という問題が一つの焦点となってきている」。

また松本氏は別書『進化論はなぜ哲学の問題になるのか──生物学の哲学の現在（いま）』[157]において、「この論争もまた、根深い科学観や哲学的世界観の相違に根ざすものであり、何らかの〈決定的〉実験や観察によって実証的に決着を見ることができるような一筋縄のものではないということを、肝に銘じておく必要がある」とも述べておられる。心理的利他主義とは、その根を脳に有するにせよ、本来的には心の領域における出来事である。心が「もの」としての脳を超えた何かを有しているのでない限り、心理的利他主義は単なる理想、あるいは幻想に止まってしまう。すなわちこの議論が「一筋縄のものではない」と言われる理由には、現代脳科学における心と脳の関係についての見解の不一致も含まれているのである。

5　智の因と道徳的判断

もし人類が本当に、「利他心」に代表される「徳」を生得的に有しているとすれば、それは人類のあらゆる文化遺産に広く記録されている筈である。米国の心理学者であるクリス・ピーターソンとマーティン・セリグマンは、主要な宗教の聖典からボーイ・スカウトの宣誓書まで手に入る限りの徳のリストを全て調査し、智慧・勇気・人間性・正義・節制・超越性という六つの大きな徳、ないしそれに関連している一群の徳がほとんど全てのリストに載っていることを確かめた[158]。つまり、利他的行動や慈悲心を含む様々な「徳 virtue」は、多くの異なる民族の間で、古代から現代を通じて共有されている。しかし、それが生得的な脳の働きであると言うためには、先ず徳に関わる脳の構造・機能と遺伝子との関係を解明しなければならない。利己的・利他的な動機や道徳的判断が脳の各所に器質的モジュールとして局在していることを示すエビデンスは既にかなりの程度蓄積されているが[159-162]、このような研究の先行きは必ずしも楽観できるものではない。米国の哲学者であるパトリシア・チャーチランドは、徳の観念が諸民族に普遍的に認められるからといって、それが生得的な心あるいは脳の遺伝的性質であるとは限らないとして、次のように述べている[62]。

「行動の生得性に関する全ての理論につきものの問題は、遺伝子とそれが関わる脳回路との関係を支持する証拠の欠落がこれらの理論を先に進める上で大きな障碍となっている、ということである。基本的な道徳に関わる行動が生得的であるとする主張は途方もなく大きな壁に突き当たっている。したがって、現時点におけるそのような主張は、論点先取の誤りを犯している」。

人間が生得的利他心を有するのか否かは、今や生物学・心理学・哲学領域における最もホットなトピックであり、それを巡る議論はまさに百家争鳴とも言うべき状況にある。チャーチランドが言うように、この問題が近い将来解決される見込みはほとんどないにもかかわらず、徳（virtue）、特に生得的利他心についての研究がこれほどの活況を呈しているのは何故なのか？　それは近代以降の西欧社会の安定性を維持することに貢献してきた功利主義・個人主義とキリスト教的倫理とのバランスがすでに崩壊してしまったことに対する彼らの心の焦りを表しているようにも見える。

進化心理学や道徳心理学は、ヒト脳が近親的・互恵的利他主義等の進化的利他主義を、生得的モジュールとして有していることを、少なくとも理論的なレベルにおいて明らかとした。したがって、「善の種子」が「法爾」であるとする唯識の考えは、現代科学によって一応の合理的証明を与えられたわけである。「一応の」と言う理由は、これらの生得的利他心についての証明は、現在のところ進化心理学領域においてのみ示されたものであり、それが最終的な証明に至るためには、脳科学や遺伝生物学の領域における、さらなるエビデンスの集積が必要とされているからである。とはいえ、慈悲の心が、全ての動物が有するところの、親の子に対する気配りと愛情から発達したことは明白である。それらの生物学的（進化的）利他主義は、「善の種子」そのものではないとしても、その苗床ではある。その小さな「種子」が、ブッダにおいて（またイエス・キリストにおいて）、全人類的な愛・慈悲という、考えられる限り最も大きなアトラクター、すなわち心理学的利他主義へと成長したこと、またそれが人類の歴史において、無数の人々に共有されてきたことも事実である。

この至高のアトラクターである「慈悲の心・道徳の輪」を人類の脳が生み出してからまだ二五〇〇年ほどしか経っていないのであるから、それが生得的なモジュールとしてヒト脳に定着しているということは先ずあり得ない。しかしヒトは、生得的ではない知識・感情を、学んで身につけることができ、またそれを文化として受け継ぎ、発展させることが出来る。人類は自らが作り出した文化と共に進化する。フリーマンが言うように、大域的アトラクターの成長を促す原理は、命令・強制ではなくて協調への勧誘である。このアトラクター、すなわちシンガーが言うところの「道徳の輪　The moral circle」は、言葉と行動を通じて人から人へと伝達される。こうして脳に同化された知識としての道徳を、主体的判断を介して実践（行動）へと移していく脳内プロセスが道徳的判断である。

米国の道徳心理学者であるジョナサン・ハイトは、「The Emotional Dog and Its Rational Tail:A Social Intuitionist Approach to Moral Judgment」という論文(163)において、道徳的判断とは何かという問題に対する新たな切り口を示した。彼によると、道徳的判断とは、「ある人の行為あるいは性格の善悪を、その文化の下で従うべきと見なされている徳のセットに照らし合わせて評価すること」である。別の言い方をすれば、道徳的判断とは、道徳的内容を持つ情報を、自己の持つ善悪の基準に照らして総体的に処理し、その結果を意識に上らせる脳の働きである。道徳的判断は、情動的な直観システムと理性的な推論システムの二つに分けられる。

この論文のタイトルは、ヒュームが『人性論』[68]で述べた言葉を踏まえている。ヒュームは、「理性は情動の奴隷であり、またそうでなければならない」のであるから、善悪に関する道徳的判断は人が内在的に有する道徳的感覚に従って行われなければならない」、したがって道徳的判断が理性的判断であると考えることは、「尻尾がイヌを振る The tail waggs the dog」ようなこと、つまり本末転倒であると述べた。このようなヒュームの見解に対してイマニュエル・カントは猛然と反発し、道徳的判断は理性的判断でなければならないとする「理性主義モデル」を打ち立てた。このカントの理性主義がその後の倫理学を長い間支配してきたのであるが、一九世紀におけるフロイトの精神分析学や、行動主義心理学の台頭の後に、再びヒューム的な考えが復活してきた。近年の脳（認知）科学およびパンクセップ理論の見地において、理性は主に大脳皮質（特に前頭前野）の、情動は主に皮質下の諸構造（特にSELFを中心とする情動システム）の働きであるが、ハイトは道徳的判断においては、理性（推論システム）よりも情動（直観システム）が優位であるとする「社会的直観モデル（social intuinist model）を提唱したのである。道徳的判断の主体は情動であり、理性はその尻尾でしかない。直観／推論システムは、夫々次の表に示すような特徴を有する（表4）。

社会的直観モデルとは、道徳的判断が、社会的・文化的影響の下に迅速且つ自動的に評価されること、すなわち物事の善悪が、吟味するまでも無く直観的に了解されるような脳の直観システムの働きを意味する。このような道徳的直観システムは、主に情動システムに依存する脳の全体的な働きであるから、脳という基体を離

表４　直観／推論システムの一般的特徴

直観システム	推論システム
迅速且つ効果的。	緩徐で努力を要する。
非意図的（unintentional）で、自動的なプロセス。	意図的で、意識的にコントロールできる。
意識は判断のプロセスにアクセスできず、その結果のみが気付きに上る。	意識は、推論プロセスにアクセスできる。
注意を集中させるための条件を必要としない。	注意を集中させるために若干の条件を必要とする。
並行分散的プロセッシング。	直列的プロセッシング。
パターン・マッチング；暗喩的；統合的。	シンボル操作；記憶的；分析的。
全ての哺乳類に共通。	２歳以上のヒト、おそらくは若干の類人猿。
文脈依存的。	文脈非依存的。
プラットフォーム（脳・身体等の基体）に依存する。	プラットフォームに依存しない（一定の推論方式を持つ生命有機体あるいはコンピュータ）。

れては存在し得ない。一方推論システムは、最初に直観的判断が下された後に、それを理性的に吟味する大脳皮質の働きであり、その大部分は生後に学習や経験を通じて獲得されたものに依拠している。推論的な働きは、コンピュータでも可能なものである。なお、ハイトが言うところの道徳的判断は、仏教の言葉では、「正しい目覚めに対して心を起こす」、すなわち「発心」に相当する。覚りにおいて獲得される「無分別智」が直観システムの働きであることは明らかであり、その後に推論システムが発する分析的な智が「後得智」と言われる。

ここまでの考察から、現象的な心についての唯識教義の多くが、現代脳（認知）科学・進化心理学・道徳心理学などの現代科学における知見によってよく説明されることが明らかとなった。しかも、唯識では説明不可能な公理とされた様々な心の現象に関しても、現代脳科学は明快な説明を与えている。とすれば、唯識思想は既にその歴史的役割を終えており、善の種子が法爾であるか否かも、現代の道徳心理学・進化心理学における探究に任せるべきであると考えることも可能であろう。唯識は、元来合理的・論理的な教義であるから、そこに現代脳科学の知見を取り入れることは、何ら唯識の価値を損ねることにはならない。唯識において、心と脳の働きについての客観的知識を得ることは、覚りに至るための前段階にすぎない。仏教としての唯識は、知識の地平を超えた何かを目指しているのであり、その現代的意義はまさにそこに存するのである。

6 唯識仏教の現代における意義

仏教（唯識）が現代的意義を失ったのではないかという懸念は、次に述べる理由から払拭することができる。ブッダの教えは直観システムが生み出した道徳的直観を核心としている。それは情動と理性が統合された最高次の大域的アトラクターであるところの認知的感情であり、至高の純粋さ、清らかさ、そして美しさを兼ね備えている。道徳的直観から発出する言葉は、情動と共感のシステムを通じて強い感動を呼び起こす。それに対して、現代科学思想は推論システムが生み出した思想である。先に述べたように、現代科学は現象的な心のメカニズムを部分的には詳しく説明し得るとしても、唯識におけるような統一には至っていない。推論システムの言葉は、人間の美的感情を呼び起こすことはあっても、情動を直接的に刺激することはない。

ブッダ没後に発展した仏教思想は、ブッダの道徳的直観を基にして脳の推論システムが作り出したものである。唯識が目指したのは、全ての推論システムの働きを、ブッダの道徳的直観へと導くように統一することであった。このような統一性が、唯識仏教の道徳性・倫理性を形作っているのである。一方現代諸科学は、その核心に道徳的直観を有していないので、道徳・倫理や「生きる意味・価値」を示すことができない。脳科学がこのような限界を有していることは、理性と情動の関係に関するパンクセップの哲学的考察がよく示すところである。このように唯識思想は、現代科学思想と強い親和性を有するにしても、それと全面的に置き換えることはできないものである。ブッダの道徳的直観の核心が「慈悲」であり、唯識教義の全ては、「無分別心」であるところの「慈悲心」へと人を導くように構成されている。したがって、ブッダが言うところの「慈悲心」を現代の言葉で理解することが、（唯識）仏教の現代的意義を明らかにすることにほかならない。

原始仏典に記されたブッダの言葉が、「慈悲心」とは何かを最も直接的に示しているのであるが、後世の解釈として最も有名なのは龍樹による解釈である。中村元氏の『慈悲』[95]によると、龍樹は慈悲心を、「衆生縁」（衆生を縁とするもの）・「法縁」（法を縁とするもの）・「無縁」（対象が無いもの）の三つに分け、最後の「無縁の慈悲」に最上の意義を認めた。その考えは全ての大乗仏教に継承されているが、『大パリニルヴァーナ経』における解釈を次に示す。

「世尊よ。慈の所縁は一切の衆生なり。父母妻子親属を縁ずるがごとし。この義を以ての故に名付けて衆生を縁とする〈慈〉という。法を縁とする〈慈〉とは、父母妻子親属を見ず、一切法は皆縁より生ずと見る、これを法を縁とする〈慈〉と名付く。無縁の〈慈〉とは法相および衆生相に住せず、これを無縁と名付く」。

現代進化心理学の言葉で表現するならば、「衆生縁」は血縁的利他主義、「法縁」は互恵的利他主義であり、それらはソーバーが言うところの「進化的利他心」に対応する。したがって、慈悲が血縁的・互恵的利他主義に限られるとすれば、その「智の因」は、現代進化心理学によって既に解明されていることになる。南伝（小乗）仏教において、「慈」は父の愛に、「悲」は母の愛に喩えられるが、ブッダの「慈悲」は「大慈大悲」と呼ばれ、それらを超越するものである。史実に即して言えば、ブッダは、己の妻子・家族を捨てて出家し、後にはコーサラ国の将軍ヴィドゥーダバ（瑠璃王）がシャカ族を滅ぼすことを傍観した。ブッダがこのような行動をとった理由に関しては様々な推測がなされているが(93)、ブッダは血縁・地縁の枠を超えた利他心、すなわち「無縁の慈悲」というものが存在することを、己の行動によって示したのだと思われる。「生きとし生けるものは全て幸せであれ」という言葉に象徴されるブッダの慈悲心は、進化的利他心の域を遥かに超え、時にはそれと抵触さえするものであるが、龍樹はそこに最高の意義を認めたのである。では「無縁の慈悲」とは、何から生じるものなのであろうか？

中村氏の解説(95)によれば、「無縁の慈悲」とは諸法実相である「空＝如来」から生じる慈悲であり、全ての慈悲の内で最大の意義を持つものである。「空」とは万物の関係性からあらゆる具体性を捨象した抽象的概念であるのに対して、慈悲とは本来情動的なものであり、人を行動へと駆り立てる情熱である。中村氏は、「慈悲行は個我のはからいではなくて、個我を超えた絶対者から現れ出るものなのである」とも述べられているが、ここで中村氏は、「絶対者」という言葉をどのような意味で用いられているのであろうか？　中村氏は、「西洋の宗教では、神の愛を通じて人間を愛するのであるが、少なくとも最初期の仏教の立場ではかかる絶対者の媒介を考えていない」とも述べられている。したがって、ここでの「絶対者」とは神とか仏のような超自然的な存在ではなくて、「空」を意味しているのであろう。しからば、「空」は何故に慈悲を生み出すのか？　中村氏は、この問題について過去の仏教者が示した答えを並列的に示された上で、次のようなご自身の見解を述べられている。

「慈悲は自己を捨てて全面的に他の個的存在のために奉仕することである。それは現実の人間にとっては容易に或いは永久に実現され難いことであるが、しかも人間の行為に対する至上の命法として実行が要請される。他の個的存在のための全面的帰投ということは、自己と他者との対立が撫無される方向においてのみ可能である。そうしてそのことは自己と他者との対立が、実は究極においては否定に裏付けられているということを前提としてのみ成立し得る。対立は空なのであり、空においてのみ対立が成立する」。

この一文は、「空」における自我の滅却による自他の対立の無化から慈悲心が生じることを意味している。つまり「無縁の慈悲」とは、「空」という高度な抽象的観念を媒介とする利他心である。中村氏によれば、「空」とは万物の「関係性」を意味し、「関係性」とはあらゆる具体的な関係性を捨象した抽象的観念である。唯識は、その「空」が「八識＝虚妄分別」にほかならないとすることによって、[130]「空観」が陥りがちなニヒリズムからの脱却を図ったのであった。過去における日本の哲学界においては、龍樹の「空」の観念を、「矛盾的自己同一と定式化される場所的論理」[112]、「絶対無」[115]、「存在の絶対無分節態」[116]などという高度に抽象的な言葉を用いて哲学的に深化することが試みられてきたが、そのような方向の思弁は、仏教思想の現実からの遊離を一層進めただけのように著者には思われる。科学による宇宙・世界の統一的理解が可能となった現代において、「空」を科学的な「関係性」という科学的概念に置き換えることは可能であり、また必要であると著者は考える。ニューロダイナミクスの言葉で表現するならば、「無縁の慈悲」とは、宇宙―地球―自然―社会―脳―心という循環的因果関係において、脳と心（＝八識）が生み出した究極的なメタ大域的アトラクターである。では、このような「無縁の慈悲」は、現実世界とどのように関わり合うことができるのであろうか？

既に述べたように、脳内で成立した大域的アトラクターは、我々の思考・感情・行動に直接的な影響を及ぼすと同時に、相互作用を介する循環的因果関係によって、脳と文化・社会の共進化をもたらす。文化人類学の領域においては、脳の働きの偶然的な所産である道具や言葉が、その使用を介して脳の進化を促進してきたことが既に立証されている。[11]ピーター・シンガーの「拡大する輪 The expanding circle」[153]という言葉は、それと同様な循環的因果関係が、脳と社会規範・道徳との間にも存在することを表している。「衆生縁」や「法縁」である進化的利他心は、ホモ・サピエンスが社会生活を営むようになって以来の数百万年の間に徐々に発達し、生得的機能として脳の構造に定着するに至った。一方、「無縁の慈悲」である心理的利他心は、脳の言語機能と、それを用いた抽象的思考能力が現生人類のレベルにまで発達した枢軸時代において、ようやくブッダの慈悲やキリストの愛として創発したものである。それは進化的利他心よりも高い次元の、全人類的な普遍性を有するメタ大域的アトラクターであるが、それを生み出した脳のモジュールは、未だすべての人間の脳に遺伝的に定着するには至っていない。つまりそれは、人類の心と社会の将来あるべき姿を先取りするものとして、我々に示されているのである。

稲垣久和氏は、そのような精神――スピリチュアリティ――の領域が、ポパーの「世界3」の上位に位置するとして、それに「世界4」という新たな名称を与えられている。[164] その理念は宗教のみならず、音楽・芸術・絵画・文学等の諸芸術において表現され、我々の心に深い感動を呼び起こす。大域的アトラクターは、フリーマンが言うように全ての脳内ニューロンに対する「協調への勧誘」であるから、絶対的な命令や強制ではなく、「すべき ought」という道徳的要請である。それは理性によるいかなる批判をも許容すると同時に、より強い情動システムの働きによる崩壊の危険に常に曝されている。であるからこそ我々は、そのような理想・超越的理念を掲げ、その実現に向けて我執・法執にとらわれることなく努力することに、人生の究極的な目的と意味を見出すのである。

龍樹の「空から慈悲が生じる」というテーゼは、ブッダの道徳的直観を推論システムによって確立しようとする明確な目的を持っていた。しかし、仏教が実体的思考を徹底的に否定してきたことが、仏教と現実社会との接触を失わせ、慈悲心の実践的性格を弱体化させてきたことは否めない。仏教が「己事究明」を目的とすること自体は現実的であり、我々にとって必要不可欠なことである。しかし、龍樹の「空の思想」のみに頼って自己の無化を徹底することは困難であり（それがいかに困難であるかは、唯識の修道論に詳しく述べられている）、そのことが仏教と社会との断絶を来す最大の要因となっているのである。仏教教団の現状を、中村元氏は次のように厳しく批判されている。(95)

「宗教による社会活動の要請されることが、今日ほど痛切な時代はない。それにも拘わらずかかる活動は決して十分に具現されていない。仏教では慈悲の理想は説くけれども、それをいかに実践すべきかと言うことについて、仏教教団あるいは仏教学は適切な指示を与えていない。これは今日の仏教の致命的な弱点である。宗教教団と言うものは、結局社会活動の機能を次第に喪失するものなのであろうか。仏教は所詮社会改革とは無縁なのであろうか。もし社会的な問題に全く目をつぶるならば、仏教は早晩亡びてしまうであろう。それでよいのかもしれない。ただいわゆる社会改革運動がややもすれば凶暴な暴力の支配に委ねられる傾向がある以上、この凶暴化をせき止めるためにはどうしても宗教的な心情を必要とする」。

「仏教は早晩滅びてしまうであろうが、それでよいのかもしれない」とは、生涯を仏教研究に捧げられてきた中村氏が、まさに血を吐くような思いで言われた言葉に違いない。また社会改革運動が凶暴な暴力の支配に委ねられるということも、氏が生きて来られた時代の社会的現実を踏まえた言葉である。そこで氏は、仏教（あるいは他の宗教）の現代における存在理由として、社会改革運動の凶暴化を防止するという効果を挙げておられる。近代以前の日本においては、仏教が「和の精神」において、そのような役割を少なからず果たしてきたことは事実である。また諸外国においては、宗教的な心情をシンボルとして掲げた広汎な運動が、武力衝突なしに問題を解決に導いた例がいくつもある。したがって仏教が、氏が挙げられたような存在理由を有することは確かである。しかしそのような実践的な「慈悲心」が、「空」という形而上学的観念から発したものでないことも、また明らかである。マハトマ・ガンジーは「不害・アヒンサー」を、ネルソン・マンデラは「許しと宥和」という単純直截な理念を掲げることによって歴史に残る偉大な仕事をなし遂げた。慈悲の実践に必要なのは単純且つ強力な道徳的直観であり、それに関わる高度な哲学的思考は、不要というよりもむしろ有害である。形而上学的観念に基づく「慈悲心」の強要は、容易に全体主義に奉仕するものとなる。

氏が上掲書を著された後の数十年間に、世界は大きく変化した。地域的な紛争はまだあちこちで生じてはいるものの、現代の国際関係においては、人類の歴史ではかつてなかったほど、平和の理念が尊重されている。一方、現在の日本は、新たな国際的緊張に曝されてはいるものの、他国に類を見ないほどの平和と社会的安定が謳歌されており、社会改革運動が暴力化する兆しもない。つまり、中村氏が示されたような仏教の存在理由は、現在の日本においてはほとんど説得力を有していない。一方、近年の日本において頻発している自然災害においては、「思いやりの精神」に根差す自然発生的な国民的運動が展開されており、それは全ての日本人にとって切実にして心温まる社会現象である。また、やなせたかし氏の漫画・『アンパンマン』が、日本の広い年代層にわたって支持されていることも歓迎すべき社会現象である。その主人公である「アンパンマン」は、優しい心の持ち主であり、腹を空かせた人に自分の顔（アンパン）をちぎって与えるのであるが、それはブッダの前生譚である『ジャータカ物語』の「捨身飼虎」や「月のウサギ」からヒントを得たものと思われる。それを「気持ち悪い」と感じる人はむしろ少数であり、同感する人の方が圧倒的に多いことは、ブッダの「慈悲心」が、今も日本人の心に根強く残っていることを物語っている。ここで敢えて「空」の観念を説くことは場違いであり、無用の心理的抵抗を引き起こすだけであろう。「慈悲心」の本質は情動であり、理屈ではないからである。

その反面、「慈悲心」は、その場限りの直接的な情動から、人類愛という普遍的理念に至るまでの幅広いスペクトラムを有している。対象がより拡大し複雑化するにつれて、「慈悲」はより理性的なものとならざるを得ない。したがって、「無縁の慈悲」を「空」という抽象的観念と結び付け、そこに理性と情動の純粋な調和（＝スピリチュアリティ）を見出した仏教思想は、現代世界においても十分な普遍性と説得力を有すると考えられる。ただし、それが現代人に容易に受容されるためには、「空」という観念を、我々の脳と心という「基体」から切り離して考えないことが不可欠であると著者は考える。実際、「身心一如」という思想は、ブッダ以来の仏教思想の、西欧思想と比較して最も際立った特質であり続けたのである。

このような唯識仏教の特質は、科学と宗教の関係についての、西欧とは異なる観点からの認識を可能ならしめる。科学と宗教との関係は、それらの対立において語られることが多いのであるが、それはつまるところ物質的世界観と宗教的・超越的世界観との対立を意味する。それが現代思想における最も重要な問題の一つであることに間違いはない。したがって、その問題に関して何らか独自の見解を示し得るならば、そこに唯識仏教の現代的意義が存すると言うことができるであろう。この問題についての管見を示すことを持って、本書の結論としたい。

7　科学と宗教

精神医学者である木村敏氏は、科学と宗教の関係が日本と西欧において全く異なることについて、次のように述べられている[165]。

「宗教に関していえば、〈神の死〉の到来によるニヒリズムの完成を、それとともに〈一切価値の転倒〉を高らかに宣言したのは、いうまでもなくヨーロッパ人のニーチェであった。そして、キリスト教とそのモラルの束縛から脱した個人の決断と自由を宣揚することによって、ニーチェは同時に実存思想の先駆者ともなった。存在とその真理の価値を否定するニヒリズムと、個人の主体性に至上の価値を置く実存思想は、実にキリスト教的ヨーロッパの歴史の中で、一卵性双生児として誕生したものなのである。かつて〈生きた神〉の――というよりも超越的立法者一般の――桎梏をほとんど体験したことのない日本思想が、そして日本人であるわれわれがこの問題と対決しようとするとき、われわれはおのずとヨーロッパ人とは違った立場と発想を要求されるのではないか。科学という点では、われわれはヨーロッパ人とさほど違った境位に立ってはいないように見える。〈科学には国境がない〉からである。しかし、はたしてそう言い切れるかどうか。〈自然〉の語がnatureの訳語として採用されたのはたかだか百年ほど前のことにすぎない。それまでの日本語には、自然界を一つのまとまった対象として名指す概念がなかつた。ということは、われわれのほんの三、四世代前の先祖ですら、自然を統一的な法則原理に則ったものとして捉えるという意識を、まだ持ち合わせていなかったということである。これをただ、当時の日本人の後進性・非科学性というだけで片付けてよいものかどうか、一度考え直してみる必要はないだろうか。〈自然〉を〈科学〉してその合法則的な〈真理〉を探究するというヨーロッパ近代の姿勢とは本質的に違った精神構造が、われわれ一人ひとりの中にもまだ生き続けているとすればどうだろう。そうだとすれば、真理やニヒリズムに関するわれわれの自己理解も、ヨーロッパ人のそれとはまた違ったものにならざるをえないのではないだろうか」。

「〈自然〉を〈科学〉してその合法則的な〈真理〉を探究するというヨーロッパ近代の姿勢とは本質的に違った精神構造が、われわれ一人ひとりの中にもまだ生き続けているとすればどうだろう」、という木村氏の指摘は誠に的を射たものと思われる。

明治以来、日本人は「和魂洋才」をスローガンとして掲げてきたが、それに対する違和感は誰もが抱いていると思われる。この大問題が等閑視されてきた最大の理由は、「和魂」というものの本体が不分明であることに加えて、その核心を成している筈の仏教についても、鎌倉期以後の浄土真宗や禅宗のみが取り上げられ、仏教思想の大本であるインド古代仏教、特に唯識についての認識が不足していたことにある。科学も宗教も、現生人類の脳が生み出したものである。したがって、ブッダの時代（枢軸時代）にまで遡ることによって、それらを生み出した脳の働きとその心への反映を、それらが後世における地域的・歴史的変化によって蔽い隠される前の生の姿において捉えることができるに違いない。そのようにして捉えられた人間の心は、「人間の本性」として時代と場所を超越した共通性を有している筈であり、本書はまさにそのことを、古代インド仏教と現代脳科学における心の理解の共通性として示すことができたのである。そのような目で見れば、科学と宗教の関係は、ヒト脳における理性と情動の関係が時代的・地域的に装いを変えて現出したものであるから、一見、日本と西欧において全く異なるように見えるそれらの関係にも、何らかの共通点を見出すことができる筈である。

英国の科学史・科学哲学研究者であるジョン・H・ブルックは、名著の誉れ高い『科学と宗教―合理的自然観のパラドックス』(166)において、一七世紀以後の科学と宗教（キリスト教）の関係を、ガリレイ、ニュートン、ダーウィンなど代表的な科学者の心の内面から描きだしている。彼らの心における科学的探究心と信仰心との葛藤から浮かび上がるのは、キリスト教と科学が、西欧の歴史・文化・思想・社会の重層的構造の中で、対立的・闘争的関係よりはむしろ互恵的関係を保ちながら、相互作用を通じて発展してきたという事実である。中世西欧において自然探究を推進した原動力は、キリスト教がプラトンの「実体」の思想を採り入れて、万物は神が創造したものであるから恒久不変であるとしたことであった。したがって科学は、その始まりにおいては「自然神学」と呼ばれ、その目的は、自然が人智の及ばぬ精妙さに満ちていることの発見を通じて神の偉業を誉め称えることにあった。その傾向は、人間機械論やニュートンの天文学が現れた一八世紀においても衰えることなく、それらの発見は神による自然の設計の見事さを示すものとして広く受け入れられたのである。

しかし、自然の探究がより精緻となるにつれて、自然はそれ自体の力によって生成・変化するものであって、そこに神の関与を考える必要はないとする考え方が有力となってきた。特にダーウィンの進化論は、あらゆる生物種が神の創造物として恒久不変なのではなく、突然変異と適者生存という自然の原理によって漸進的に枝分かれし進化してきたものであることを示すものであった。その後の広範な領域における重要な発見の積み重ねによって、少なくとも自然に関する限り、聖書に書かれた言葉の多くが間違いであることが確立されるに至った。外的自然からの神の分離を決定的ならしめたのが、有機的且つ不確実な実在モデルを許容する量子力学によって、「モノ」のプラトン的実体性が完全に否定されたことである。しかし、それによって「神」の概念が完全に崩壊し、その存在が否定されてしまったわけではない。

一九世紀中頃にT・H・ハックスリーが提唱した「不可知論 agnosticism」は、認識の範囲を、理性が語り得、近代科学の力が及ぶ所に限ったものであって、その意味では自然科学に忠実なものである。それは現代に至るまで多くの人々に支持されている見解であるが、その帰結として、経験的事実を超えるものは存在しないと考える方向と、そうしたものは語り得ないが故に黙しているだけであるとする方向があり、それらの間には大きな違いがある。聖書の記述を科学的事実に基づいて否定することは可能であるが、自然は人智を超える部分を常に含んでいるのであるから、理性的推論によっては、自然を超越するものと定義される「神」の存在を、肯定することも否定することもできない。

一方、ルネサンス期および近代初期においては、医化学的な知識を基にした錬金術的医学が流行した。その根本思想は、大宇宙としての自然と小宇宙としての人間が照応し一体であると見なす世界観であり、それは当時の西欧におけるウパニシャッド哲学の発見と流行とも連関している。一九世紀前半において、ドイツ自然哲学を代表するシェリングは、その根本原理を、近代科学の物心二元論の立場に立つ機械論原理ではなく、それに対立する生命原理・有機体原理に置いた(167)。ホワイトヘッドはその流れを受け継ぎ、自然現象の還元論的な解釈は、ホーリスティックな見方によって補完されなければならないとする「有機体の哲学(98)(168)」を提唱した。ブルックは、フリッチョフ・カプラの『ターニング・ポイント(169)』や『タオ自然学(4)』等の著作に言及し、「意識に関する科学的な見方と神秘的な見方とが一体化し得る」、また「現代科学は東洋神秘主義における自然と人間との関係への洞察、すなわちホーリスティックなビジョンの叡智を取り入れるべきである」というカプラの主張に半ば同調しながらも、現代科学と東洋的神秘主義との一致点を誇張することに警鐘を鳴らしている。また彼は、エドワード・O・ウィルソンの『社会生物学(144)』（初版一九七五年）にも言及し、その書を、科学だけが利他的行動の起源と人間的価値観の「意味」を研究し得る、ということを主張するものとして理解している。

ブルックは、宗教的な行動を生物学的に解釈しようとする試みを一概に否定しているわけではないが、それが科学にとって究極的な難題であることを指摘し、「あらゆる人生に崇高な価値があると言う信念を保ち、理想のために活動することが超越者について語ることなくできるかどうか、この問いには今後も決着がつきそうにないのである」、という言葉で上掲書を締めくくっている。既に述べたように、ブルックの上掲書が出版されて後の二〇数年間に、社会生物学は進化心理学・道徳心理学へと発展し、利他心の生物学的起源の解明が、脳科学・生物学・心理学・哲学等の広汎な研究領域における喫緊の課題となっているが、キリスト教を基盤とする西欧の文化・社会が、「超越者」を失うことによって崩壊するかもしれないという危惧はなお根強く残っている。西欧科学は、単にキリスト教のみならず、西欧の文化・社会、ひいては世界全体に対して大きな責任を有しているのであり、その意味において、ブルックの言葉はますます重みを増しているのである。

一方、東洋、特に日本における仏教と科学の関係は、西欧における科学とキリスト教との関係とは、多くの面で異なっている。第一に、仏教は、織田信長による徹底的な弾圧以来、政治（したがって、檀家制度を除く諸々の社会制度）への関与を止めてしまった。第二に、すべての仏教の大本である古代インド仏教は、ブルックが言うような「東洋的神秘主義」ではなく、合理的な心の現象学である。「神秘主義」というレッテルは、むしろ「神による世界の創造」や「奇蹟」という観念を中心教義とするキリスト教（およびバラモン教や中国・日本の仏教）に相応しいものである。第三に、仏教の無常観（プロセスの存在論）において、「モノ」とは変化して止まないものであるから、その探究は、現実的な効用を生み出すというプラグマティックな観点においてのみ意味を有する。仏教においては、現象的な事物（「事 events」）間の因果関係は「縁起」として一纏めに捉えられ、それが「空」という形而上学的観念の内に閉じ込められてしまった。そのために、「モノ」の実体的関係の分析としての科学的思考は芽生えようがなかったのである。その反面、古代インド人の合理的、内省的精神は、心の探究へと向けられ西欧には類を見ない見事な成果を生み出した。

現代において、唯識がフリーマン理論やパンクセップ理論と大きな親和性を有する最大の理由は、それが神という超越的存在を措定することなしに、「心」についての還元論的解釈とホーリスティックな見方を結合し得たことにある。このような唯識の考え方は、全体を構成する部分間の関係を、原因的エージェントを措定することなしに記述することは可能であるとするニューロダイナミクスの考え方と合致する。西欧科学はプラトン以来の「実体の存在論」を哲学的基盤とすることによって発展してきたのであるが、ブッダ以来東洋思想の主流を成してきたのは「プロセスの存在論」であった。それは自然の本質を直覚的に捉えてはいたものの、事物の運動の精密な分析に基づく科学を生み出すことはできなかった。一方現代科学は、「実体」の追究の果てに、遂にその観念を放棄し、新たな「プロセスの存在論」である統一的宇宙観を打ち立てるに至った。それは少なくとも人間、特にその身心の関係に関する限り、古代東洋における直覚的な「プロセスの存在論」の正しさを裏付けている。そのことを、人間存在の原点――すなわち脳と心の自然的な関係――への現代科学の回帰と見ることも可能であろう。

プロセスの存在論に立脚する「空＝縁起＝関係性」という観念は、現代科学の成果のすべてを包含し得るものであるから、仏教と科学の間に対立関係は存在しない。人間の苦しみを減らす上で実際的な効用を有する科学研究は、「慈悲」の実践である「菩薩行」として位置付けられる。ブッダの「中道の思想」とは、苦集滅道の「四諦」に象徴されるプラグマティズムに他ならない。唯識仏教は、人間の心・精神の内部における超越的なものを認め、そこに少しでも近づこうと努力することに人間存在の意味を認める。その「超越的なもの」とは、ブッダ自らが体現した「法による、自らに拠る」という思想、および慈悲喜捨の四無量心に象徴される「慈悲心」である。それは「神」という超自然的な存在から与えられるものではなく、あくまでも人間の心が自律的な変容（＝転依）によって獲得した「崇高性」（スピリチュアリティあるいは霊性）である。仏教ではそれを「清浄」と呼ぶが、心身が清浄であるとは、理性が全ての煩悩から解き放たれて自由活発に活動している状態を意味する。そのような理性の活動において、浄化された情動である無限の慈悲心が発現するのである。

さて、本書が目指したのは、メルロ＝ポンティの現象学、フリーマンのニューロダイナミクス、パンクセップの情動理論などを踏まえて、唯識教義を現代的に理解することであった。この見地において解釈された唯識仏教は、ブルックが科学に突き付けた問題に対して、理論的且つ実際的な見地における十分な答えを提供しており、唯識仏教は、まさにその点に最大の現代的意義を有すると著者は考える。唯識仏教は、人間が超自然的な創造神について語ることなしに、崇高で超越的な精神（＝スピリチュアリティ）を持ち得ることを示しており、それは無神論者も不可知論者も受け入れることができる思想である。ブッダの寛容の精神に基づく仏教は、それぞれに異なる神を信じる他の宗教を排斥するのではなく、それらとの共通点を慈悲・愛の精神に見出そうとするものである。したがって仏教は、個人の生き方の確立を通じて、社会の安定と発展をもたらすのみならず、現代世界において対立を続ける諸宗教間の仲介役としての役割を果たすこともできるであろう。著者は一人の日本人として、このような仏教思想が世界に広まっていくことを切望するものであるが、そのためには、先ず日本人一人一人が唯識仏教を再発見し、そこに己のアイデンティティ（＝自己）を確立することによって日本の科学・文化・経済を発展させると同時に、世界平和に貢献していくことが不可欠であると思われる。

謝辞

本書の構想は、前著『脳はいかにして心を創るのか』の翻訳に際して、その著者であるウォルター・J・フリーマン教授と頻繁に文通している間に芽生えたものである。フリーマン教授は、本年八八歳となられるが、Department of Molecular & Cell Biology, Division of Neurobiology, University of California at Berkeley において、今も精力的に研究を続けられている。フリーマン教授の東西文化についての深いご学識と、著者の企図に対するお励ましが無ければ、本書が誕生することはなかったであろう。本書における複雑系理論に関する記述は、前著『脳はいかにして心を創るのか』[2]と同様に、北海道大学電子科学研究所数理科学研究部門複雑系数理研究分野・津田一郎教授にご校閲をいただいた。さらに、著者の唯識に関する知識の大部分は、現東洋大学学長であられる竹村牧男氏の数々のご著作から学ばせていただいたものである。特に、竹村氏が作成された五位百法の相応関係を示す貴重な図を、著者が勝手に改変して本書に転載することを快く認めてくださったことは望外の喜びであった。ここに、ウォルター・フリーマン、津田一郎、竹村牧男の三氏に対して、深い尊敬と感謝の意を表する次第である。

文献

（1）渡辺照宏『日本の仏教』、岩波新書、一九五八
（2）J・W・フリーマン『脳はいかにして心を創るのか』、浅野孝雄訳・津田一郎校閲、産業図書、二〇一一
（3）竹村牧男『仏教は本当に意味があるのか』、大東出版社、一九九七
（4）F・カプラ『タオ自然学』、吉福伸逸、田中三彦、島田裕巳、中山直子訳、工作舎、一九七九
（5）山折哲雄『仏教とは何か――ブッダ誕生から現代宗教まで』、中公新書、一九九三
（6）袴谷憲昭『本覚思想批判』、大蔵出版、一九八九
（7）Panksepp, J.『Affective Neuroscience. The Foundations of Human and Animal Emotions. Oxford University Press, 1998
（8）浅野孝雄・藤田哲也『プシューケーの脳科学』、産業図書、二〇一〇
（9）中村元『龍樹』、講談社学術文庫、二〇〇二
（10）Gombrich, R. F.『How Buddhism Began. The conditioned genesis of the early teachings. The 2nd Edition』, Routledge, London & New York, 2011.
（11）S・ミズン『心の先史時代』、松浦俊輔・牧野美佐緒訳、青土社、一九九八

(12) J＝P・シャンジュー、P・リクール『脳と心』、合田正人・三浦直希訳、みすず書房、二〇〇八
(13) J・キム『物理世界のなかの心　心身問題と心的因果』、太田雅子訳、勁草書房、二〇〇六
(14) J・グリック『カオス』、上田睆亮監修、大貫昌子訳、新潮文庫、一九九一
(15) 津田一郎『カオス』、岩波哲学・思想辞典、二〇一〇
(16) 津田一郎『複雑系』、岩波哲学・思想辞典、二〇一〇
(17) 金子邦彦・津田一郎『複雑系のカオス的シナリオ』、朝倉書店、一九九六
(18) H・ハーケン『自然の造形と社会の秩序』、高木隆司訳、東海大学出版会、一九八五
(19) I・プリゴジン、I・スタンジェール『混沌からの秩序』、伏見康治、伏見譲、松枝秀明訳、みすず書房、一九八七
(20) 津田一郎『カオス的脳観——脳の新しいモデルをめざして』、サイエンス社、一九九〇
(21) 津田一郎『ダイナミックな脳——カオス的解釈』、岩波書店、二〇〇二
(22) 金子邦彦『生命とは何か——複雑系生命論序説』、東京大学出版会、二〇〇三
(23) 大澤真幸「自己組織化」、『岩波哲学・思想辞典』、岩波書店、一九九八
(24) S・カウフマン『自己組織化と進化の論理』、米沢富美子監訳、日本経済新聞社、一九九九
(25) 都甲潔・江崎秀・林健司・上田哲男・西澤松彦著『自己組織化とは何か（第二版）——自分で自分を作り上げる驚異の現象とその応用』、講談社ブルーバックス、二〇〇九
(26) T・アクィナス『人間論　Treatise on Human Nature』、英訳：Freddoso AJ, St. Augustine, s Press, 2010
(27) Freeman, J. W.『Neurodynamics. An Exploration in Mesoscopic Brain Dynamics』, Springer-Verlag, 2000
(28) J・エル＝ハイ『ロボトミスト』、岩坂彰訳、ランダムハウス講談社、二〇〇九
(29) J・C・エクルズ、K・R・ポパー『自我と脳』、大村裕・西脇与作・澤田允茂訳、新思索社、二〇〇五

（30）G・ライル『心の概念』、坂本百大・井上治子・服部裕幸訳、みすず書房、一九八七
（31）Edelman, G. M.：Naturalizing consciousness：A theoretical framework. Proc Natl Acad Sci USA 100：5520-5524, 2003
（32）Edelman, G. M., Gally J. A., Baars B. J.：Biology of consciousness. Frontiers in Psychology, Vol. 2：p1-7, 2011
（33）G・M・エーデルマン『脳は空より広いか――「私」という現象を考える』、冬樹純子訳、豊嶋良一監修、草思社、二〇〇六
（34）E・J・ギブソン『アフォーダンスの発見』、佐々木正人・高橋綾訳、岩波書店、二〇〇六
（35）T・J・ロンバード『ギブソンの生態学的心理学――その哲学的・科学史的背景』、古崎敬・境敦史・河野哲也共訳、勁草書房、二〇〇〇
（36）Dreyfus, H. L.：Why Heideggerian AI failed and how fixing it would require making it more Heideggerian. Artificial Intelligence 171; 1137-1160, 2007
（37）M・ハイデガー『存在と時間Ⅰ・Ⅱ・Ⅲ』、原佑・渡邊二郎訳、中公クラシックス、二〇〇三
（38）H・ドレイファス『世界内存在――〈存在と時間〉における日常性の解釈学』、門脇俊介監訳・榊原哲也・貫成人・森一郎・轟孝夫訳、産業図書、二〇〇〇
（39）J・R・サール『ディスカバー・マインド！――哲学の挑戦』、宮原勇訳、筑摩書房、二〇〇八
（40）Freeman, J. W.：Nonlinear brain dynamics and intention according to Aquinas. Mind & Matter 6(2)：207-234, 二〇〇八.
（41）A・ショーペンハウアー『意志と表象としての世界』、西尾幹二訳、中央公論新社、二〇〇七
（42）F・ニーチェ『権力への意志』、原佑訳、ちくま学芸文庫、二〇〇六
（43）H・ベルグソン『創造的進化』、真方敬道訳、岩波文庫、一九七九
（44）Freeman, J. W.『Societies of Brains. A Study in The Neuroscience of Love and Hate』, Lawrence Erlbaum

Associates, Publishers, 1995
(45) Ingber, D.：Tensegrity：The architectural basis of cellular mechanotransduction. Annu Rev Physiol 59：575-599, 1997
(46) Maclean, P. D.『The Triune Brain in Evolution』, Plenum Press. New York, 1990
(47) M・メルロ＝ポンティ『知覚の現象学』、竹内芳郎・小林貞孝訳、みすず書房、一九六七
(48) Hebb, D. O.：The Organization of Behavior, John Wiley & Sons, New York, 1949
(49) Edelman, G. M：Neural Darwinism：selection and reentrant signaling in higher brain function. Neuron 10(2)：115-125, 1993
(50) N・ハンフリー『ソウルダスト――〈意識〉という魅惑の幻想』、柴田裕之訳、紀伊國屋書店、二〇一二
(51) Volterra, A., Magistretti, P. J, Haydon P. G, eds.『The Tripartite Synapse. Glia in Synaptic Transmission』, Oxford University Press, 2002
(52) Bittar, E. E., ed『Non-neuronal Cells of The Nervous system：Function and Dysfunction. Vol. I-III』, Elsevier, 2004
(53) Haydon, P. G., Carmignoto, G.：Astrocyte control of synaptic transmission and neurovascular coupling. Physiol Rev 86：1009-1031, 2006
(54) Kettenmann, H., Ransom, B. R, eds：『Neuroglia』, Oxford University Press, 一九九五
(55) Halassa, M. M., Haydon, P. G.：Integrated brain circuits: Astrocytic networks modulate neuronal activity and behavior. Annu Rev Physiol 72：335-355, 2010
(56) 浅野孝雄・藤田哲也『脳科学のコスモロジー――幹細胞・ニューロン・グリア』、医学書院、二〇〇九
(57) T・ヴァン・ゲルダー「認知は計算でないとすれば、何だろうか」、中村雅之訳、門脇俊介・信原幸弘編『ハイデガーと認知科学』、産業図書、二〇〇二

(58) Rizzolatti, G, Craghero, L.：The mirror-neuron system, Ann Rev Neurosci 27: 169-92, 2004
(59) Gallese, V.：The roots of empathy：the shared manifold hypothesis and the neural basis of intersubjectivity. Psychopathology 36：171-180, 2003
(60) S・オッペンハイマー『人類の足跡10万年全史』、仲村明子、草思社、二〇〇七
(61) N・ウェイド『5万年前――この時人類の壮大な旅が始まった』、安田喜憲監修・沼尻由紀子訳、イースト・プレス、二〇〇七
(62) Churchland, P.：『Braintrust. What Neuroscience Tells Us about Morality』, Princeton University Press, 2011
(63) W・ジェームズ『プラグマティズム』、桝田啓三郎訳、岩波文庫、一九五七
(64) M・ブキャナン『複雑な世界、単純な法則――ネットワーク科学の最前線』、坂本芳久訳、草思社、二〇〇五
(65) M・ガザニガ『人間らしさとは何か?』、柴田裕之訳、インターシフト、二〇一〇
(66) James, W.：The Stream of Thought. In『The Writings of William James. A Comprehensive Edition』, McDermott J. J., ed. The University of Chicago Press, 1977
(67) アリストテレス『形而上学』、出隆訳、岩波書店、一九五九
(68) D・ヒューム『人性論』、土岐邦夫・小西嘉四郎訳、中公クラシックス、中央公論新社、二〇一〇
(69) I・カント『純粋理性批判・上／下巻』、篠田英雄訳、岩波書店、一九六一／一九六二
(70) M・メルロ＝ポンティ『眼と精神』、滝浦静雄、木田元訳、みすず書房、一九六六
(71) B・リベット『マインド・タイム――脳と意識の時間』、下條信輔訳、岩波書店、二〇〇五
(72) James, W.『Are we automata?』, Mind 4, 1-21, 1879
(73) S・ピンカー『人間の本性を考える――心は「空白の石版」か』、山下篤子訳、NHKブックス、二〇〇四
(74) 伊藤邦武「自由」『事典・哲学の木』、講談社、二〇〇二
(75) J・ゴンダ『インド思想史』、鎧淳訳、岩波文庫、二〇〇二

(76) 中村元『古代インド』、講談社学術文庫、二〇〇四
(77) 辻直四郎『インド文明の曙——ヴェーダとウパニシャッド』、岩波新書、一九六七
(78) 中村元『古代思想——世界思想史〈I〉。(決定版) 中村元選集別巻1』、春秋社、一九七四
(79) 中村元『ウパニシャッドの思想、中村元選集〔決定版〕、第9巻』、春秋社、一九九〇
(80) 前田専學『インド哲学へのいざない——ヴェーダとウパニシャッド』、NHKライブラリー、二〇〇〇
(81) 服部正明『古代インドの神秘思想——初期ウパニシャッドの世界』、講談社学術文庫、二〇〇五
(82) J・G・フレーザー『金枝篇』、吉川信訳、ちくま学芸文庫、二〇〇三
(83) L・レヴィ＝ブリュル『原始神話学』、古野清人訳、弘文堂、一九七〇
(84) D・アリエリー『予想どおりに不合理——行動経済学が明かす〈あなたがそれを選ぶわけ〉』、熊谷淳子訳、早川書房、二〇一〇
(85) D・スペルベル『表象は感染する——文化への自然主義的アプローチ』、菅野盾樹訳、二〇〇一
(86) J・A・フォーダー『精神のモジュール形式』、伊藤笏康・信原幸弘訳、産業図書、一九八五
(87) アリストテレス『心とは何か〈ペリ・プシュケー〉』、桑子敏雄訳、講談社学術文庫、一九九九
(88) 中村元『自己の探究』、青土社、二〇〇〇
(89) R・W・エマソン『精神について』、入江勇起男訳、日本教文社、一九九七
(90) Gombrich, R.『What The Buddha Thought』, Equinox, 2009
(91) 中村元『原始仏典』、ちくま学芸文庫、二〇一一
(92) 並川孝儀『スッタニパータ——仏教最古の世界』、岩波書店、二〇〇八
(93) 中村元『ゴータマ・ブッダⅠ、Ⅱ』、春秋社、一九九二
(94) 中村元『「仏教の真髄」を語る』、麗澤大学出版会、二〇〇一
(95) 中村元『慈悲』、講談社学術文庫、二〇一〇

(96) Lusthaus, D.『Buddhist Phenomenology. A Philosophical Investigation of Yogacara Buddhism and the Cheng Wei-shih Lun』, RoutledgeCurzon, 2002
(97) B・ラッセル『西洋哲学史』、市井三郎訳、みすず書房、一九六〇。
(98) 田中裕『ホワイトヘッド――有機体の哲学』、講談社、一九九八
(99) 中村元・福永光司・田村芳朗・今野達、末木文美士編『岩波仏教辞典 第二版』、岩波書店、二〇〇二
(100) 横山紘一『やさしい唯識――心の秘密を解く』、ＮＨＫライブラリー、二〇〇二
(101) De Silva. P.『Buddhist and Freudian Psychology』, Singapore University Press, 1994
(102) M・ウェーバー『古代ユダヤ教』、内田芳明訳、みすず書房、一九六二
(103) T・ケイヒル『ユダヤ人の贈り物――文明をつくりだした砂漠の遊牧民』、関口篤訳、青土社、一九九九
(104) 中村元訳『ブッダのことば――スッタニパータ』、岩波文庫、一九八四
(105) Tani, J.: An interpretation of the ˋself, from the dynamical systems perspective. A constructive approach. J Consiciousness Studies. 5 : 516-542, 1998
(106) 高崎直道『唯識入門』、春秋社、二〇〇三
(107) 竹村牧男『唯識の探究――「唯識三十頌」を読む』、春秋社、二〇〇一
(108) 竹村牧男『唯識の構造』、春秋社、二〇〇一
(109) 横山紘一『仏教思想へのいざない――釈尊からアビダルマ・般若・唯識まで』、大法輪閣、二〇〇八
(110) Jurewicz, J.: Playing with fire: the pratitya-samutpada from the perspective of Vedic thought. Journal of the Pali Text Society 26 : 77-103, 2000.
(111) 井筒俊彦：東洋哲学覚書。意識の形而上学――「大乗起信論」の哲学』、中公文庫、二〇〇一
(112) 西田幾多郎『西田幾多郎哲学論集Ⅲ』、上田閑照編、岩波文庫、二〇〇〇、第6刷。

(113) Keiji Nishitani『Religion and Nothingness』, Translated with an Introduction by Bragt, J. V., University of California Press, 1982

(114) 竹村牧男『西田幾多郎と仏教——善と真宗の根底を究める』、大東出版社、二〇〇二

(115) 永井均『西田幾多郎。「絶対無」とは何か』、ＮＨＫ出版、二〇〇六

(116) 井筒俊彦『意識と本質——精神的東洋を索めて』、岩波文庫、一九九一

(117) 袴谷憲昭『批判仏教』、大蔵出版、一九九〇

(118) 松本史朗『縁起と空——如来思想批判』、大蔵出版、一九八九

(119) 高崎直道『如来蔵思想の形成Ⅰ、Ⅱ』、春秋社、二〇〇九

(120) 竹村牧男「大乗起信論」、廣松渉・他編、『岩波哲学・思想辞典』、岩波書店、一九九八

(121) 中村元『日本思想史』、東方出版、一九八八

(122) 中村元『比較思想から見た仏教』、東方出版、一九八七

(123) 山本七平・小室直樹『日本教の社会学』、講談社、一九八一

(124) 山本七平『日本人とは何か』、祥伝社、一九九六

(125) 中村元『大乗仏教の思想——中村元選集（決定版）、第21巻』、春秋社、一九九五

(126) 山部能宣「アーラヤ識論」、高崎直道監修、『唯識と瑜伽行』、春秋社、二〇一二

(127) Skarda, C. A. : The perceptual form of life. J Consciousness Studies 6, 11-12 : 79-93, 1999

(128) Walter J. Freeman : Vortices in brain activity : Their mechanism and significance for perception. Neural Networks 22 : 491-501, 2009

(129) Ｓ・Ｗ・ホーキング『ホーキング、宇宙を語る——ビッグバンからブラックホールまで』、林一訳、早川書房、一九八九

(130) 竹村牧男『成唯識論を読む』、春秋社、二〇〇九

（131）上田閑照・柳田聖山『十牛図——自己の現象学』、ちくま学芸文庫、一九九二

（132）Freeman, W. J.：Mass Action in The Nervous System. http://soma.berkeley.edu/

（133）Panksepp, J., Biven, L.『The Archaeology of Mind. Neuroevolutionary Origins of Human Emotions』, W.W. Norton & Company, 2012

（134）Ikemoto, S.：Brain reward circuitry beyond the mesolimbic dopamine system. A neurobiological theory. Neuroscience and Biobehavioral Reviews 35：129–150, 2010

（135）A・ダマシオ『無意識の脳・自己意識の脳——身体と情動と感情の神秘』、田中三彦訳、講談社、二〇〇三

（136）Damasio, A.『SELF Comes To Mind. Constructing the Conscious Brain』, Vintage Books, 2010

（137）Iversen S, Kupfermann I, Kandel ER：Emotional States and Feelings. In：『Principles of Neural Science, Fourth Edition』, Kandel ER, Schwartz JH, Jessell TM, eds., McGraw-Hill, New York, 2000

（138）G・E・ムア『倫理学原理』、泉谷周三郎・寺中平治・星野勉訳、三和書籍、二〇一〇

（139）F・ニーチェ『悲劇の誕生』、秋山英夫訳、岩波文庫、一九六六

（140）E・O・ウィルソン『知の挑戦——科学的知性と文化的知性の統合』、山下篤子訳、角川書店、二〇〇二

（141）M・フーコー『監獄の誕生——監視と処罰』、田村俶訳、新潮社、一九七七

（142）アリストテレス『ニコマコス倫理学』、高田三郎訳、岩波文庫、1971

（143）J・フォン・ユクスキュル『生物から見た世界』、日高敏隆・羽田節子訳、岩波文庫、二〇〇五

（144）E・O・ウィルソン『社会生物学』、日本語版監修・伊藤嘉昭、新思索社、一九九九

（145）R・ドーキンス『利己的な遺伝子』、日高敏隆・岸由二・羽田節子・垂水雄二訳、紀伊國屋書店、一九九一

（146）Hamilton, W. D.：The genetical evolution of social behavior. J Theoret Biol 7：1–52, 1964

（147）Triverse, R. L.：The Evolution of Reciprocal Altruism. Quarterly Review of Biology 46：35–57, 1971

（148）Cosmides, L., Tooby, J.：Cognitive Adaptations for Social Exchange. In Barkow J, Cosmides L, Tooby J, eds., The Adapted Mind, pp. 163–225. Academic Press, New York, 1992

(149) 山本七平『空気の研究』、文藝春秋、一九九七
(150) Darwin, C.『The Descent of Man, and Selection in Relation to Sex』, First published in 一八七一、Penguin Books, 2004
(151) R・ボイド、J・B・シルク『ヒトはどのように進化してきたか』、松本晶子・小田亮監訳、ミネルヴァ書房、二〇一一
(152) 長谷川寿一・長谷川眞理子『進化と人間行動』、東京大学出版会、二〇〇〇
(153) Singer, P.『The expanding Circle. Ethics, Evolution, and Moral Progress』, Princeton University Press, 1981
(154) Sober, E., Wilson, D. S.『Unto Others. The Evolution and Psychology of Unselfish Behavior』, Harvard University Press, 1998
(155) Nadelhoffer, T., Nahmias, E., Nichols, S., eds：『Moral Psychology. Historical and Contemporary Readings』, Wiley-Blackwell, 2010
(156) E・ソーバー『進化論の射程――生物学の哲学入門』、松本俊吉・網谷祐一・森元良太訳、春秋社、二〇〇九
(157) 松本俊吉編著『進化論はなぜ哲学の問題になるのか――生物学の哲学の現在（いま）』、勁草書房、二〇一〇
(158) Peterson, C., Seligman MEP：Character strengths and virtues：A handbook and classification. American Psycological Association and Oxford University Press, 2004
(159) J・ハイト『しあわせ仮説――古代の智恵と現代の智恵』、藤沢隆史・藤沢玲子訳、新曜社、二〇一一
(160) Greene, J., Haidt, J.：How (and where) does moral judgment work? Trends in Cognitive Sciences. Vol. 6, No. 12：517-523, 2002
(161) Walter, Sinnott-Armstrong『Moral Psychology: The Neuroscience of Morality：Emotion, Brain Disorders, and Development, The MIT Press, 2007

(162) Illes, J., et al., eds『The Oxford Handbook of Neuroethics』, Oxford University Press, 2011
(163) Haidt, J.: The emotional dog and its rational tail: A social intuitionist approach to moral judgment. Psychological Reviews: 108: 814-834, 2001
(164) 稲垣久和『宗教と公共哲学——生活世界のスピリチュアリティ』、東京大学出版会、二〇〇四.
(165) 木村敏『真理・ニヒリズム・主体』、河合隼雄他編集、『宗教と自然科学』、岩波書店、一九九二.
(166) J・H・ブルック『科学と宗教——合理的自然観のパラドクス』、田中靖夫訳、工作舎、二〇〇五.
(167) F・W・J・シェリング『シェリング自然哲学への誘い』、松山壽一・加國尚志編著、晃洋書房、二〇〇四.
(168) A・N・ホワイトヘッド『科学と近代世界』、上田泰治・村上至孝 訳、松籟社、一九八一.
(169) F・カプラ『ターニング・ポイント——科学と経済・社会、心と身体、フェミニズムの将来』、吉福伸逸訳、工作舎、一九八四.

ま

み

む

へ

ほ

ひ

ふ

ぬ

ね

の

は

て

と

な

に

索　引

こ

さ

く

け

か

き

う

え

お

索　引

〈著者略歴〉
浅野孝雄（あさの・たかお）
1943年北海道生まれ。1968年東京大学医学部卒業後、東大病院脳神経外科入局。国内関連病院および米国コネチカット州ハートフォード病院、スイス・チューリヒ州立病院などを経て、1973年東大病院脳神経外科助手、1978年同講師。1986年埼玉医科大学総合医療センター脳神経外科教授。現在、埼玉医科大学名誉教授、小川赤十字病院名誉院長。脳血管障害の病態生理学と治療法の研究により、東京都医師会医学賞、美原賞を受賞。

古代インド仏教と現代脳科学における
心の発見
—複雑系理論に基づく先端的意識理論と仏教教義の共通性—

2014年10月17日　初　版
2017年12月1日　第3刷

著　者　浅野孝雄
発行者　飯塚尚彦
発行所　産業図書株式会社
〒102-0072 東京都千代田区飯田橋2-11-3
電 話 03(3261)7821（代）
FAX 03(3239)2178
http://www.san-to.co.jp
装　幀　遠藤修司

印刷・製本　平河工業社
ISBN978-4-7828-0178-9　C1010

脳はいかにして心を創るのか

神経回路網のカオスが生み出す志向性・意味・自由意志

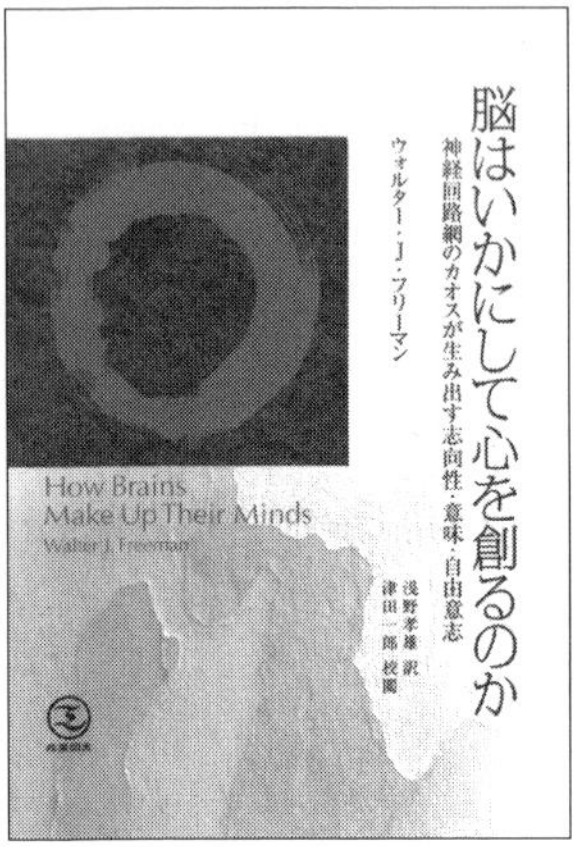

ウォルター・J・フリーマン
浅野孝雄 訳
津田一郎 校閲

A5 判・上製・294 頁
本体 3400 円＋税
ISBN978-4-7828-0171-0

フリーマンは、トマス・アクィナスやメルロ＝ポンティの哲学に立脚し、生体脳におけるニューロン活動のカオス理論に基づく解析を長年続けてきた、独創的にして卓越した脳科学者である。彼の脳理論は現代脳科学と複雑系理論と哲学が融合し結晶化した包括的一元論であり、本書ではその精髄が、数式によらず平明な言葉を用いて示されている。

プシューケーの脳科学

心はグリア・ニューロンのカオスから生まれる

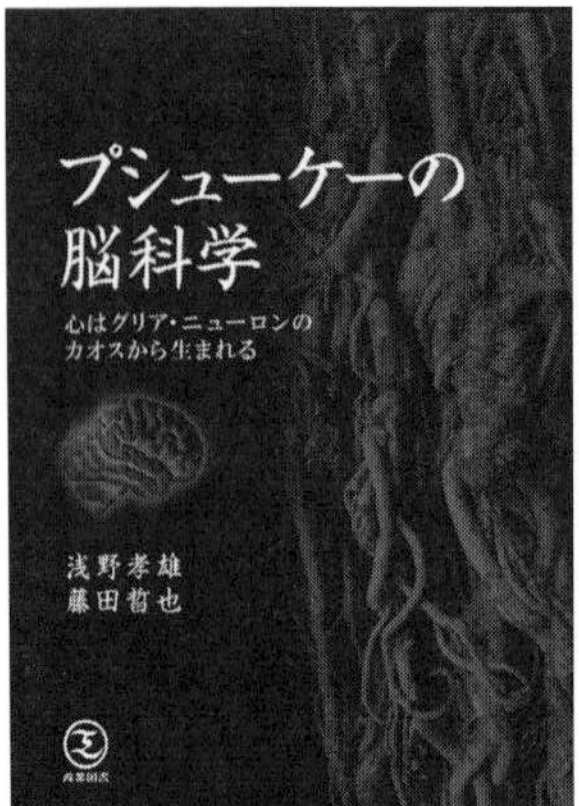

浅野孝雄・藤田哲也

A5 判・上製・366 頁
本体 3600 円＋税
ISBN978-4-7828-8011-1

マックス・ウェーバーが「精神のない専門人、心情のない享楽人」と呼んだ現代人は、今や「人間であること」さえも忘れ去ろうとしている。その責任の一端は、脳の半分を占めるに過ぎないニューロンの研究に偏していた脳科学にあるが、脳の「他の半分」を占めるグリア細胞についての研究も急速な発展を遂げつつある。「脳科学の革命」とさえ呼ばれている新しいグリア学は、「心：プシューケー」が、ニューロンとグリア細胞が織りなすカオスから生まれるという新たな認識をもたらした。